Akupressur und Shiatsu

Birgit Frohn · Dr. med. Christiane Lentz

Akupressur und Shiatsu

Alltagsbeschwerden, Schmerzen und Krankheiten selbst behandeln

CORMORAN

Inhalt

Die Wurzeln der chinesischen Heilkunst reichen 5000 Jahre zurück – in eine Zeit, in der Europa noch in der Steinzeit verharrte.

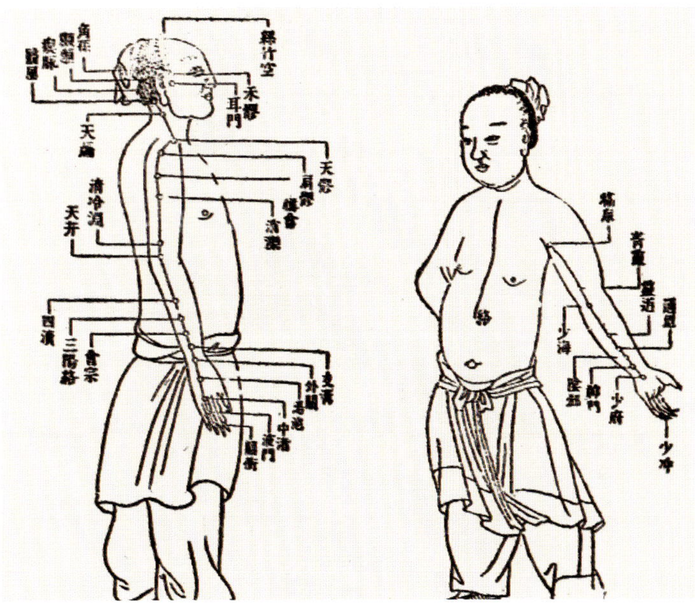

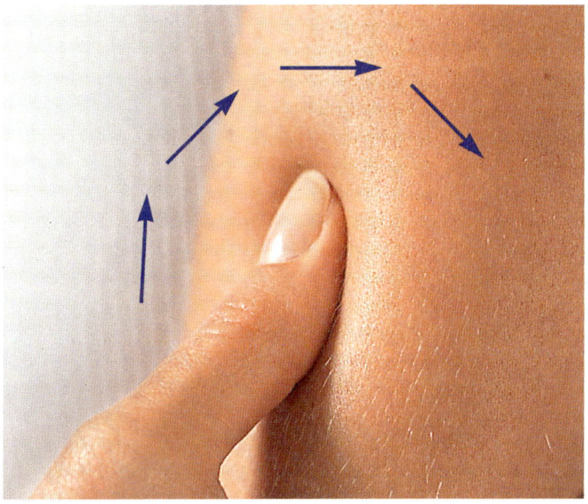

Mit anschaulichen Grafiken wird erklärt, wie Sie sich selbst behandeln können.

Akupressur, Shiatsu und Fußreflexzonenmassage

Sanfte Heilmethoden zur Bewahrung der Gesundheit

Wussten Sie, dass im alten China nicht jene Ärzte als die besten galten, die am meisten Patienten hatten? Im Gegenteil: Diejenigen Heilkundigen, welche die meisten gesunden Menschen betreuten, waren am angesehensten – und am wohlhabendsten. Ein Arzt erhielt damals im »Reich der Mitte« nur solange sein Honorar, solange sein Patient im vollen Besitz seiner Gesundheit blieb. Wurde der Patient krank, wurde dem zuständigen Heilkundigen das Geld gestrichen.

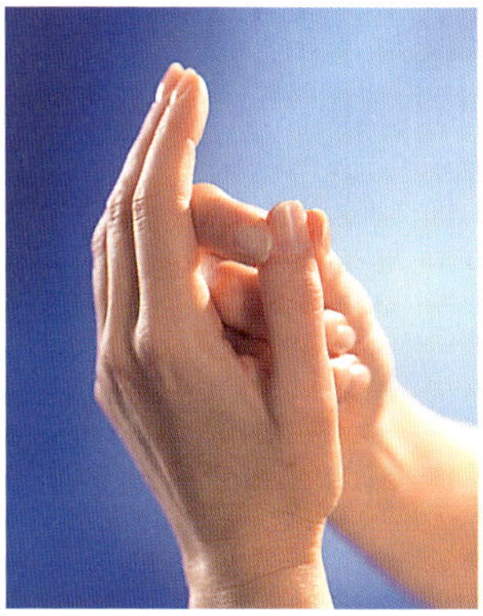

Ihr wichtigstes Heilmittel: die eigenen Hände.

Ärztehonorare für die Erhaltung der Gesundheit und nicht für die Behandlung von Krankheiten: ein effizientes marktwirtschaftliches Mittel aus dem alten China, um die Qualität der ärztlichen Arbeit zu sichern.

Dieses Honorarsystem der Ärzte im alten China wünscht man sich manchmal auch in heutiger Zeit – angesichts der astronomischen Kostenexplosion im Gesundheitswesen und der dabei doch nicht besser werdenden ärztlichen Versorgung. Das Anliegen der Heilmethoden in der traditionellen chinesischen Medizin tritt hier deutlich hervor: Ziel des ärztlichen Handelns war es stets, den Patienten vor Krankheit zu bewahren.

Die Gesundheit erhalten

Auch andere Heilsysteme aus alten Kulturen des Fernen Ostens und des Orients messen der Erhaltung von Gesundheit und Wohlbefinden mehr Bedeutung bei als ihrer bloßen Wiederherstellung – etwa der Ayurveda, die jahrtausendealte Gesundheits- und Lebenslehre Indiens, oder die tibetanische Medizin, um nur einige zu nennen. Sehr bezeichnend in diesem Zusammenhang ist folgende kurze Passage aus einem alten chinesischen Heilbuch: »Eine Krankheit zu heilen, die schon existiert, ist, als ob man einen Brunnen gräbt, nachdem man Durst bekommen hat.«

Das genau ist der Grund, warum man in der traditionellen Medizin Chinas so viel Wert auf die Harmonisierung der Lebensenergien zur Erhaltung der Gesundheit legte. Diese Harmonisierung bildet die Basis von Akupressur, aber auch von Akupunktur sowie von Shiatsu, dem japanischen Pendant und »Enkel« der chinesischen Druckpunktmassage. Auch die Fußreflexzonenmassage, die erst zu Beginn des 20. Jahrhunderts zur fundierten Heilmethode heranreifte, basiert in ihren wesentlichen

Grundzügen auf der alten chinesischen Energielehre und verfolgt mehr das Ziel der Gesundheitsvorsorge denn des Kurierens einer Krankheit.

Der vorbeugende Aspekt der traditionellen Heilweisen des Fernen Ostens – einerlei ob Akupressur, Akupunktur, Qi Gong, Reiki, Tai Chi Chuan oder Shiatsu – bedeutet jedoch nicht, dass diese medizinischen Künste einzig und allein der Verhütung von Krankheiten dienen: Mit den genannten Heilmethoden lassen sich zahlreiche Beschwerden im körperlichen, geistigen und seelischen Bereich wirksam lindern und in den meisten Fällen sogar vollkommen heilen. Dies gilt insbesondere für jene Störungen, die aus einer Disharmonie der Lebenskräfte, der Energien eines Menschen, entstehen. Die vielen Behandlungserfolge, oftmals bei schulmedizinisch schlecht- oder gar unheilbaren Krankheiten, legen ein eindrucksvolles Zeugnis der umfassenden Heilwirkungen ab.

Was dieses Buch für Sie leistet

Das vorliegende Buch hat das Anliegen, Ihnen Wesen und Wirkung von Akupressur und Shiatsu nahe zu bringen. Bei all diesen Methoden wird durch Stimulieren bestimmter Punkte auf den Meridianen der Energiefluss angeregt, um harmonisches Gleichgewicht und damit Gesundheit zu erhalten.

Um diese Heilweisen besser zu verstehen, sollten Sie sich zunächst in die faszinierende traditionelle Medizin Chinas mit ihren grundlegenden Prinzipien und ihrem Verständnis von Gesundheit und Krankheit entführen lassen. Sodann erfahren Sie alles über Wesen, Wirkung und praktische Durchführung der Akupressur, um die wohltuenden Wirkungen dieser Heilmethode genießen zu können.

Im Behandlungsteil erhalten Sie genaue Anleitung zur Selbsttherapie einfacher Alltagsbeschwerden. Diese Befindlichkeitsstörungen werden kurz in Krankheitsbild und Ursachen vorgestellt.

Ein weiteres Kapitel führt Sie in Grundlagen und Methoden von Shiatsu – das japanische Pendant der Akupressur – ein. Auch hier finden Sie viele Empfehlungen zur Selbstbehandlung. Im abschließenden Teil über die Fußreflexzonenmassage können Sie in die westliche Version des Heilens durch Berührung »hineinschnuppern«.

Alles, was Sie jetzt noch brauchen, sind Ihre Hände – zum Umblättern der folgenden Seiten, viel mehr jedoch zum Heilen – und die Bereitschaft, sich der Philosophie und Heilkunst des Fernen Ostens zu öffnen, um eigenverantwortlich zur Erhaltung Ihrer Gesundheit und Ihres Wohlbefindens beizutragen.

Eine Shiatsuübung für Leber- und Gallenblasenmeridian. Heilwirkung und Fitnesstraining gehen bei dieser Therapie Hand in Hand.

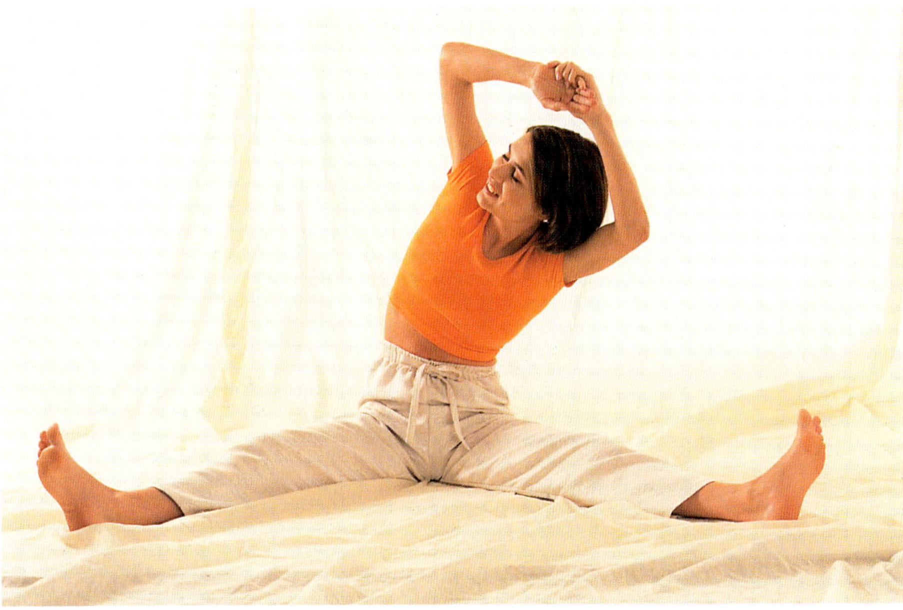

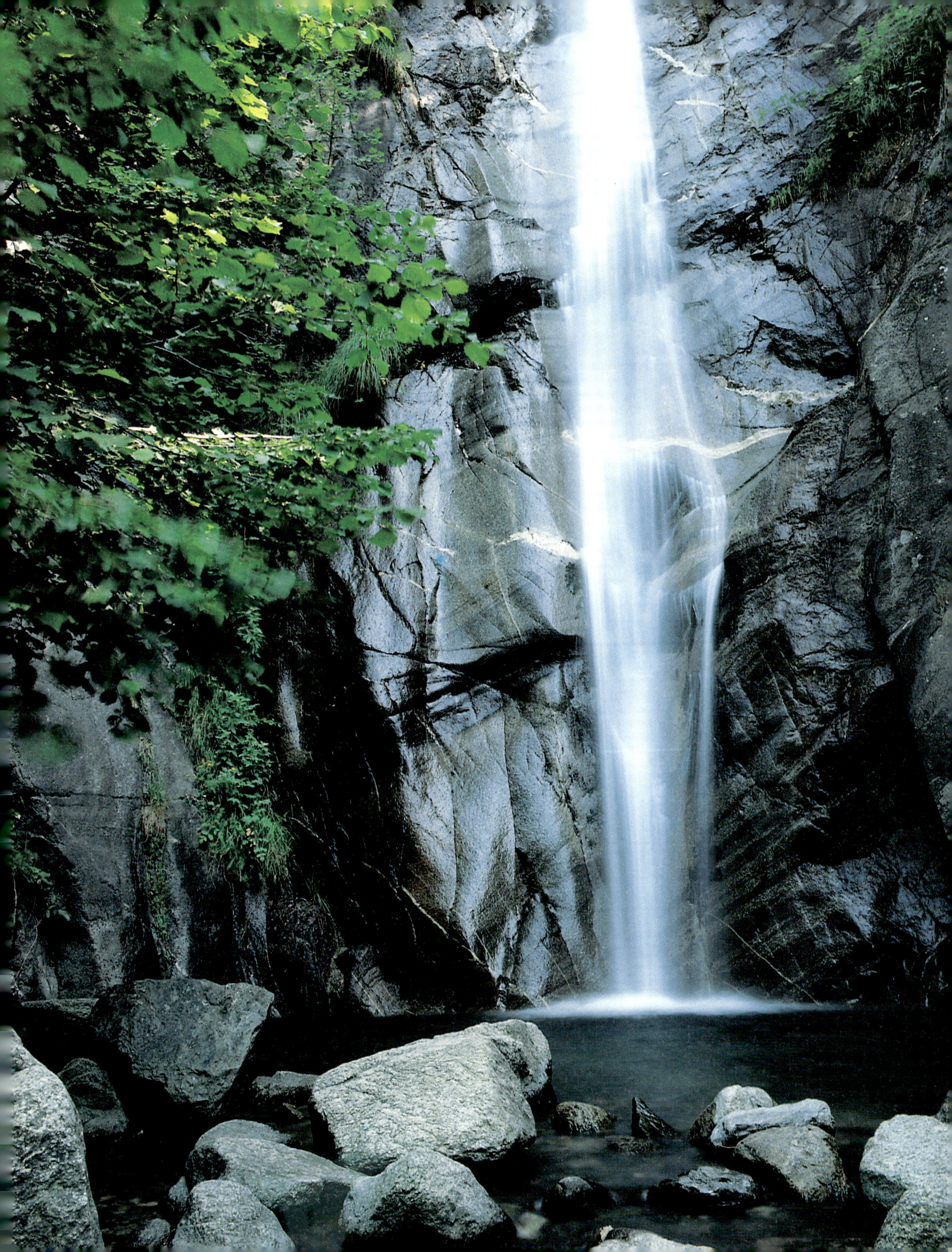

Heilkunst aus dem Reich der Mitte

Wenn man das Wesen der fernöstlichen Heilkunde begreifen will, muss man sich vom westlichen Begriff »Krankheit« freimachen. Während man sie hier zu Lande als Funktionsstörung eines bestimmten Organs oder Körperteils begreift, ist sie für die Chinesen – und die von ihnen beeinflussten Kulturen – eine Störung des empfindlichen Gleichgewichts, in dem sich alle körperlichen Funktionen im Idealfall befinden. Dies hat zur Folge, dass fernöstliche Heilmethoden nicht unbedingt an dem betroffenen Körpersystem ansetzen, sondern die Wiederherstellung des energetischen Gleichgewichts im Menschen zum Ziel haben. So ist es zu erklären, dass etwa Akne durch Druck auf bestimmte, an Händen und Fingern liegende Punkte behandelt werden kann.

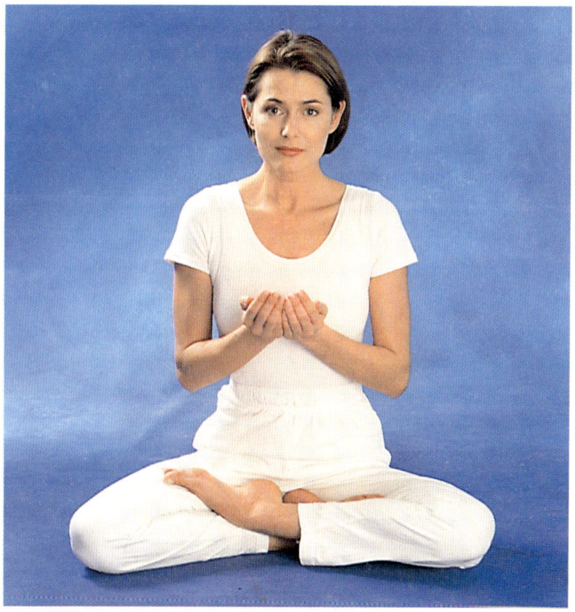

Links: Der Kreislauf des Wassers in der Natur steht für die chinesische Vorstellung, dass sich alles in fließendem Gleichgewicht befindet. Oben: Übungen wie Qi Gong helfen, die innere Ruhe zu finden.

Chinesische Medizin und Philosophie

5000 Jahre Forschung zu Heilzwecken

Die Technik der Akupressur basiert auf der alten Heilkunst und Philosophie der Chinesen. Um Wesen und Ziel dieser traditionellen Heilmethode aus dem Reich der Mitte besser nachvollziehen zu können, sollte man sich zunächst ein wenig mit den grundlegenden Prinzipien des chinesischen Weltbilds vertraut machen. Untrennbar mit dieser Medizin verbunden sind die Begriffe »Gesundheit« und »Krankheit«, die sich in vielen Bereichen von unserer westlichen Vorstellung unterscheiden. Denn nachdem der chinesischen Philosophie zufolge alle Lebewesen in die Gesetzmäßigkeiten und Regeln der Natur eingebunden sind, sieht man in China körperliche wie seelische Beschwerden und deren Ursachen in einem völlig anderen Licht, als wir es hier zu Lande gewohnt sind.

Archäologische Funde aus China belegen, dass Akupressur schon vor 5000 Jahren bekannt war. Als Volkmedizin zur Selbsthilfe ist die »Druckpunktmassage« noch heute jedem Chinesen vertraut.

Der folgende kleine Exkurs möchte Ihnen nicht nur das faszinierend andere Bewusstsein des Fernen Ostens und die Grundbegriffe der chinesischen Philosophie und Medizin – zumindest einen Hauch davon – nahe bringen. Er soll Ihnen auch dazu dienen, die Empfehlungen zur Selbstbehandlung einfacher Beschwerden, die im weiteren Verlauf des Buches vorgestellt werden (siehe Kapitel »Von Kopf bis Fuß gesund«), besser zu verstehen und Ihre Sinne zu schärfen für das, was Sie bei der Akupressur – auch bei Shiatsu und der Fußreflexzonenmassage – tun und welche wertvollen Möglichkeiten diese uralte Heilkunst für uns hier im Westen bereithält.

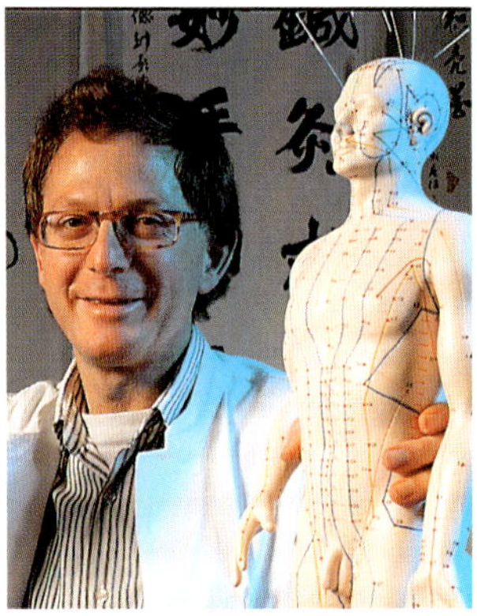

Seit Jahrhunderten in Gebrauch: Meridianfiguren.

Harmonie mit dem Kosmos

Der alten Heilkunst und Philosophie der Chinesen zufolge stellt der menschliche Organismus ein Spiegelbild des Kosmos dar: Alle Vorgänge in unserem Körper spiegeln die Abläufe, die im All und auf der ganzen Welt stattfinden, wider. Demzufolge sind alle Lebewesen in die Gesetzmäßigkeiten und Regeln der Natur eingebunden und leben nach ihnen. Grundlage dieser Weltanschauung ist die Vorstellung einer energetischen Einheit von Geist, Seele und Körper.

Diese natürliche Ordnung sollte von jedem Menschen angestrebt werden, denn wer sie verloren hat, befindet sich in einem Zustand der Disharmonie und des Ungleichgewichts. Krankheiten und Befindlichkeitsstörungen wird damit der Weg geebnet. Mit das wichtigste Ziel der Akupressur ist es, diese natürliche Ordnung zu fördern, indem sie die Lebensenergie, das Qi, im harmonischen Gleichgewicht hält und Störungen, die ihren freien Fluss blockieren, beseitigt. Auf Qi, jenen fundamentalen Begriff der chinesischen Philosophie, wird später noch genau eingegangen (siehe Seite 15).

WESTLICHES DENKEN – ÖSTLICHES DENKEN

Um das Wesen der traditionellen chinesischen Heilkunst und damit auch der Akupressur zumindest ansatzweise nachzuvollziehen, sollte man sich vor Augen führen, dass sich unser westliches Denken in vielen wichtigen Punkten sehr von jenem in Ostasien – nicht nur dem chinesischen – unterscheidet.

So steht in unserer abendländischen Kultur das logische, mathematische, analytische und abstrakte Denken im Vordergrund, während die fernöstliche Denkweise dem Konkreten, Intuitiven und Ganzheitlichen sowie der Erfassung von Gestalt und Raum den Vorzug gibt. Entsprechend möchte der westliche Mensch möglichst viel über seine Umwelt wissen und die Natur eher für sich nutzbar machen, als sich ihr anzupassen oder gar unterzuordnen. Ein Mensch Ostasiens hingegen ist vielmehr bestrebt, die notwendigen Abhängigkeiten zwischen Mensch und Natur anzuerkennen, zu achten und sich auf der Basis dessen den Umständen des Lebens anzupassen.

Das mechanistisch-analytische Weltbild des Westens versucht, die Dinge in immer kleinere Einzelteile zu zerlegen, um aus der Kenntnis von deren Funktion und Struktur das große Ganze zu verstehen. Dem steht das ganzheitliche Verständnis des Ostens gegenüber, das sich viel mehr mit den Reaktionen des Ganzen auf äußere Einflüsse und dem Zusammenspiel der Einzelteile untereinander befasst. Entsprechend weicht auch der Krankheitsbegriff der chinesischen Medizin von unseren Vorstellungen darüber ab, wann oder warum wir krank und wie wir wieder gesund werden.

»Die Menschen glauben nicht, dass sie ein Ding kennen, bevor sie sein Warum begriffen haben.«
ARISTOTELES (384–322 V. CHR.)

Zenmönche bei der Meditation. Das absolute Freimachen des Geistes von störenden Gedanken ist eine der Grundlagen fernöstlicher Mystik.

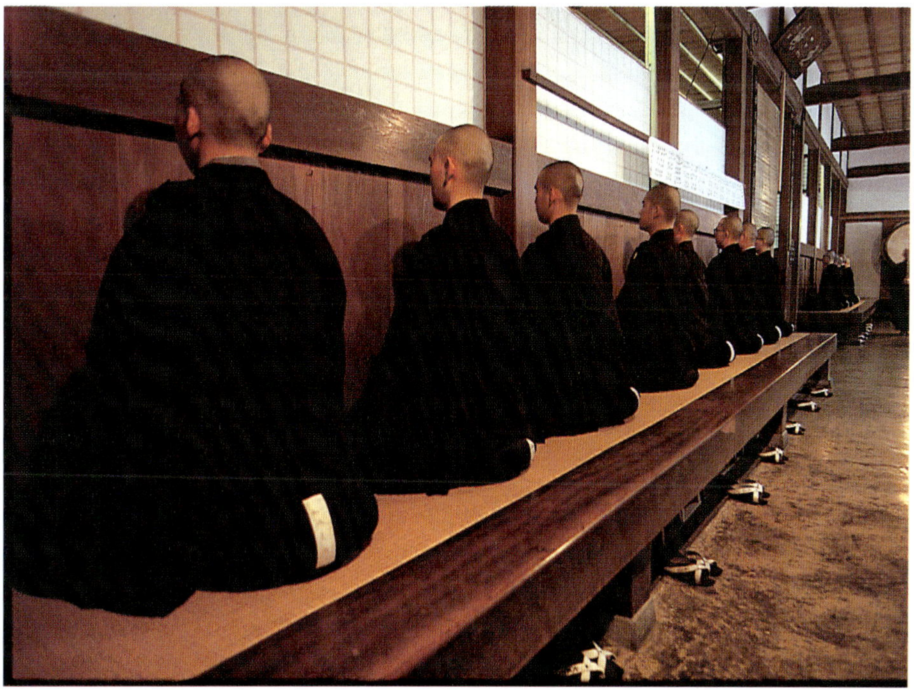

VON GESUNDHEIT UND KRANKHEIT

Unser westliches Weltbild kreist vor allem um die Vorstellung von Ursache und Wirkung: Einzelne, »handfeste« Faktoren, selbst wenn sie noch so klein sind wie Bakterien und Viren, gelten als Ursache von Krankheiten. Nach chinesischer Auffassung kann jedes Element nur in seiner Beziehung zum Ganzen verstanden werden, und entsprechend ist es gar nicht erforderlich, nach Einzelursachen zu suchen. Denn was hier zu Lande als Ursache einer Krankheit gilt, betrachtet man in der chinesischen Medizin nur als deren Symptom: Weil bereits eine Disharmonie besteht und ein bestimmtes Organ geschwächt ist, kann es sich nicht mehr gegen störende Einflüsse schützen und wird beispielsweise von Krankheitserregern befallen.

Yin und Yang sind die Grundkategorien der chinesischen Kosmologie. Sie symbolisieren die Zusammengehörigkeit und Durchdringung gegensätzlicher Größen wie Hell und Dunkel, Männlich und Weiblich, Gut und Böse.

Beseitigt man diese, etwa Bakterien, verschwinden zwar die Krankheitssymptome, doch da das Gleichgewicht noch nicht wiederhergestellt ist, ist auch das erkrankte Organ noch nicht geheilt. Ein der chinesischen Heiltradition verpflichteter Arzt richtet seine Aufmerksamkeit deshalb nicht auf einzelne Faktoren, sondern vielmehr auf den gesamten Organismus: Er sammelt alle Informationen, Symptome und individuellen Charakteristika seines Patienten, bis er das findet, was die Chinesen das »Muster der Disharmonie« nennen. Dieses Muster beschreibt einen Zustand des Ungleichgewichts, in dem sich ein Mensch befindet. Ebenso wie in der alten indischen Medizin, dem Ayurveda, geht man auch in China davon aus, dass eine Person, die sich im harmonischen Gleichgewicht befindet, gesund ist. Ist dieses jedoch gestört und sind Yin und Yang (siehe Randspalte) aus dem Lot geraten, ist der Organismus empfänglich für die Wirkung schädlicher Einflüsse. Deshalb ist es das Ziel der chinesischen Medizin, den Körper in Harmonie zu erhalten und diese, sobald sich die kleinsten Abweichungen zeigen, mittels geeigneter Behandlungen wiederherzustellen. Hierbei wird besonderer Wert auf frühzeitiges Eingreifen gelegt. Wie alle sanften Therapiemethoden sind Akupressur, Shiatsu und Fußreflexzonenmassage nur bedingt geeignet, schwere Krankheiten zu kurieren.

Eine der Methoden, das harmonische Gleichgewicht zu erhalten, ist die Akupressur, bei der durch das Drücken bestimmter Punkte auf den Meridianen (siehe Kapitel »Akupressur – der heilsame Druck«) der Energiefluss ausgeglichen wird.

Der verantwortungsbewusste Umgang mit der eigenen Gesundheit nimmt in der traditionellen Erziehung in Fernost einen hohen Stellenwert ein.

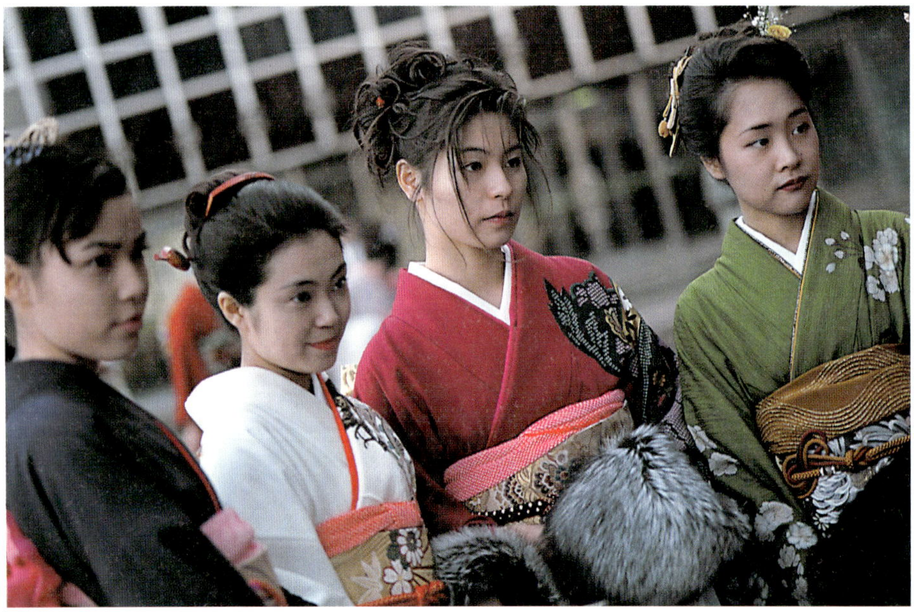

HEILFORMEN IM REICH DER MITTE

Die Medizin des alten China steht zunächst für Akupunktur und heilende Massagen wie die Akupressur – über 70 Prozent der Patienten werden heute wie früher auf diese Weise erfolgreich kuriert. Die chinesische Heilkunst bedient sich jedoch auch der Wirkung von Pflanzen. In knapp 20 Prozent der Behandlungsfälle kommen Kräuterzubereitungen zur Anwendung, darunter auch viele Pflanzen, die man eher in der Küche als beim Arzt vermutet. Doch der Übergang zwischen Nahrungsmitteln und Heilkräutern ist in China seit jeher fließend, da viele Pflanzen wie Ingwer oder Ginseng auf dem täglichen Speiseplan stehen.

Ihrer ganzheitlichen Philosophie zufolge verwendet die chinesische Heilpflanzentherapie ganze Pflanzen oder Pflanzenteile – gelegentlich auch verschiedene Teile derselben Pflanze mit unterschiedlichen Wirkungen –, niemals jedoch isolierte Wirkstoffe. Jede Rezeptur versucht man zudem individuell auf den Patienten zuzuschneiden, auch

Das Yin-Yang-Symbol: Weiß und Schwarz durchdringen sich, keines besteht ohne das andere.

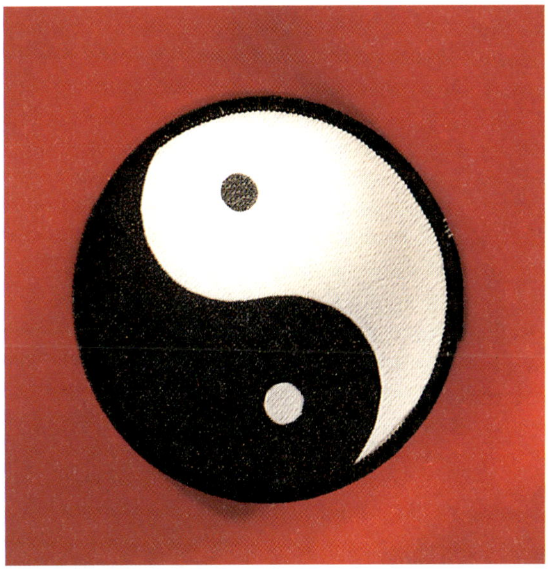

Chinesische Therapiemethoden

- Yin-Therapie (innere Therapie): Anwendung von pflanzlichen Arzneimitteln
- Yang-Therapie (äußere Therapie): Akupunktur, Akupressur
- Unspezifische Methoden: Heilgymnastik, Massagen, Diätetik, Wasseranwendungen u. a.

Der Arzt verordnet meist eine Kombination aus diesen Therapieformen.

die Zubereitungsmethoden variieren von Fall zu Fall, je nach Konstitution und Krankheitsbild.
Neben Akupressur, Akupunktur und Kräuterheilkunde gibt es noch eine Menge anderer Heilmethoden, derer man sich in China seit Jahrtausenden erfolgreich bedient. Da die chinesische Medizin nicht nur ganzheitlich, sondern vor allem präventiv ansetzt, gibt es auch viele Heilverfahren, die vorbeugend und ergänzend zu anderen Therapien eingesetzt werden. Dazu zählen beispielsweise eine ausgewogene und den jeweiligen Bedürfnissen angemessene Ernährung, Hygiene, Heilgymnastik wie Tai Chi Chuan, Atemtherapie und Hydrotherapie wie Inhalationen, Dampfbäder, feuchte Packungen und Thermalbäder.

YIN UND YANG – POLARE KRÄFTE

Zum Verständnis der chinesischen Medizin gehört auch die Kenntnis eines der fundamentalen Grundbegriffe dieser Philosophie. Die chinesische Weltanschauung basiert auf der Vorstellung, dass alle Energie vom göttlichen Prinzip des Tao ausgeht. Natur wird dabei als ständiger Energieaustausch zwischen Yin und Yang betrachtet. Yin bedeutet wörtlich übersetzt »Schatten«, Yang dagegen »Sonnenlicht«. Diese beiden Begriffe tauchen zum erstenmal im »I Ging«, dem berühmten Buch der Wandlungen, auf, dessen Haupttexte auf das 11. Jahrhundert v. Chr. datiert werden. Das Werk, bestehend aus

64 Hexagrammen, gehört zu den ältesten Büchern, die geschrieben wurden, und legte den Grundstein zur östlichen Lebensphilosophie.

Yin und Yang darf man sich weder als wirkende Kräfte noch als materielle Wesen vorstellen; sie dienen eher zur Beschreibung der Beziehung der Dinge untereinander und zum Kosmos. Sie symbolisieren Polarität und Gegensätze, bedingen und ergänzen einander: Keines ist in der Lage, ohne das andere zu existieren. Entsprechend kann ein Ding, ein Phänomen stets nur in seiner Beziehung zu anderen und als Teil des großen Ganzen verstanden werden. Dies veranschaulicht auch das bekannte Yin-Yang-Symbol: Der Kreis stellt das Tao, den Beginn und das Ende allen Seins dar. Yin und Yang füllen diesen Kreis aus und greifen dabei harmonisch ineinander. Im dunklen Teil des Yin steht ein kleiner heller Teil des Yang und umgekehrt – keine Dunkelheit ohne Licht, kein Ende ohne einen Neubeginn. »Es gehört zum Wesen sich ergänzender Pole, dass man sie nicht aufeinander zurückführen, sondern sie nur miteinander verbinden kann.«

»Sein und Nichtsein erzeugen einander. Schwer und Leicht vollenden einander. Lang und Kurz gestalten einander. Hoch und Tief verkehren einander. Stimme und Ton vermählen einander. Vorher und Nachher folgen einander.« **LAO-TSE (ENDE 4. BIS ANFANG 3. JAHRHUNDERT V. CHR.)**

Alles und jedes hat also stets zwei Aspekte: einmal Yin, einmal Yang. Auch unser Körper lässt sich so unterteilen. Die Vorderseite ist Yin, die Rückseite Yang; die äußeren Teile wie Haut und Haare sind mehr Yang, die inneren Organe dagegen mehr Yin. Das Gleiche gilt auch für Krankheiten. Jene Beschwerden, die sich in Schwäche, Langsamkeit und Frieren äußern, gelten als Yin; solche, die mit Fieber, Aktivität und Übertreibung einhergehen, zählen zum Yang.

ZUORDNUNG DER MERIDIANE

Yin	Yang
Herz	Dünndarm
Leber	Blase
Lunge	Dreifacher Erwärmer
Nieren	Gallenblase
Kreislauf/Sexualität	Dickdarm
Milz-Pankreas	Magen

AUCH DIE NAHRUNG IST YIN ODER YANG

Dementsprechend werden auch Nahrungsmittel nach den Energien eingeteilt, die sie freisetzen. Sind sie heiß oder warm, gehören sie zu Yang, neutrale, kühle und kalte Lebensmittel gehören dagegen zu Yin. Ausschlaggebend sind dabei neben anderen Merkmalen die Geschmacksrichtungen: Süß und scharf ist Yang, bitter und sauer Yin, salzig dagegen ist sowohl Yin als auch Yang. So gegensätzlich Yin und Yang sein mögen, getrennt werden können sie nicht. Denn sie schaffen einander, kontrollieren einander und verwandeln sich ineinander. Auch unsere Energiebahnen, die Meridiane (siehe Seite 27ff.), sind in Yin- und Yang-Meridiane unterteilt (siehe Kasten).

Das elementare Fünfergestirn

Nur kurz erwähnt werden soll hier die Fünf-Elemente-Theorie, die versucht, alle Phänomene fünf grundsätzlichen Prozessen zuzuordnen, die durch die Symbole Holz, Feuer, Erde, Metall und Wasser repräsentiert werden. In China bedient man sich dieser Theorie u. a. zur Einteilung der Jahreszeiten: Der Frühling ist dem Holz zugeordnet, der Sommer dem Feuer, der Spätsommer der Erde, der Herbst gehört zum Metall und der Winter zum Wasser. Auch einige Organe finden sich in diesem Reigen wieder: die Leber als Holz, die Milz als Erde, die Nieren als Wasser, das Herz als Feuer und die Lunge als Wasser.

DER FLUSS DES LEBENS: VON QI, SHEN, JING UND XUE

Der Begriff »Qi« steht im Chinesischen allgemein für Lebensenergie – in all ihren unterschiedlichen Ausprägungen. Doch damit nicht genug: Alles im Universum ist nach dieser Auffassung aus Qi zusammengesetzt und durch sein Qi definiert. Qi gilt als Yang Substanz, ein Qi-Mangel ist demnach ein Yin-Zustand. Es ist, für unser westliches Verständnis vereinfacht zusammengefasst, jene Kraft, die Materie bewegt und alle Funktionen des Organismus am Laufen hält. Alle chinesischen Therapien basieren auf der Vorstellung, dass das Qi, die Lebensenergie eines Menschen, durch ein eigenes System von Kanälen fließt, den Energiebahnen oder Meridianen. Akupressur hilft uns, unsere Lebensenergie wieder wahrzunehmen und ihren harmonischen Fluss – die Basis für Gesundheit und Wohlbefinden – aufrecht zu erhalten.

Organbereiche, die dem Yin (rot) bzw. dem Yang (blau) zugeordnet sind.

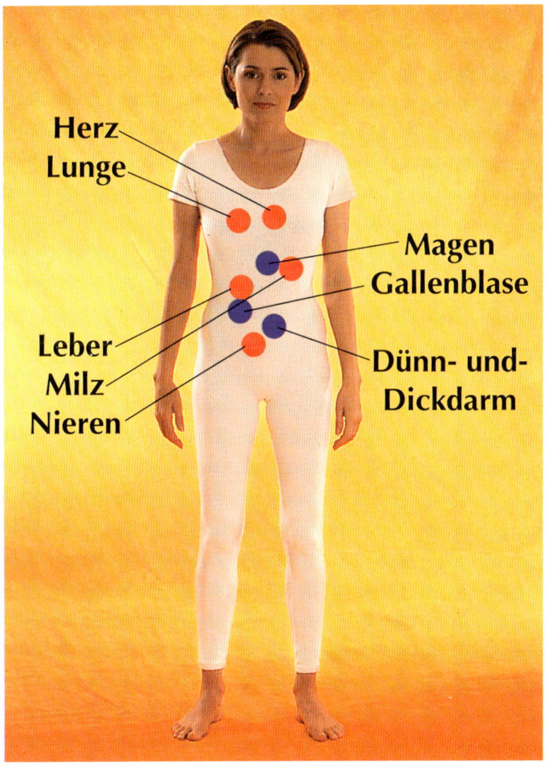

Die Hauptfunktionen des Qi

- Qi ist der Ursprung aller Bewegung im Körper und begleitet jede Bewegung.
- Qi sorgt für Atmung und Herzschlag, beeinflusst das vegetative Nervensystem.
- Qi schützt den Körper.
- Qi bewahrt Körpersubstanzen und Organe.
- Qi sorgt für harmonische Transformation (Umwandlungsprozesse) im Körper.
- Qi wärmt den Körper.

Darüber hinaus unterscheidet die chinesische Medizin noch weitere Grundsubstanzen. So das Xue, das in etwa für Blut stehen könnte, dessen Merkmale und Funktionen jedoch nicht ganz unserer westlichen Definition vom Saft des Lebens entsprechen. Xue, das zu den Yin-Substanzen gehört, sorgt in der Hauptsache für den Fortbestand der Zirkulation im Körper sowie für die Ernährung und Benetzung all seiner Bestandteile. Daneben spricht man in der chinesischen Medizin von Jing, was am besten mit »Essenz« übersetzt werden kann. Es liegt allem organischen Leben zugrunde und ist die Basis organischer Veränderung. Gilt Jing als die Quelle des organischen Lebens und Qi als Potential, das alles aktiviert und bewegt, steht Shen als Vitalität hinter diesen beiden. Es wird mit »Geist« übersetzt und verkörpert die menschliche Persönlichkeit, die Fähigkeit zu denken und zu differenzieren.

HARMONISCHES GANZES

Das Gleichgewicht zwischen Yin und Yang in unserem Körper, aber auch das ausgewogene Zusammenspiel der anderen Prinzipien Xue, Jing und Shen gilt in der chinesischen Medizin als Grundvoraussetzung für die Gesundheit von Körper, Geist und Seele. Ist diese Harmonie gestört, ist der freie Fluss des Qi blockiert, und es kann zu Krankheiten

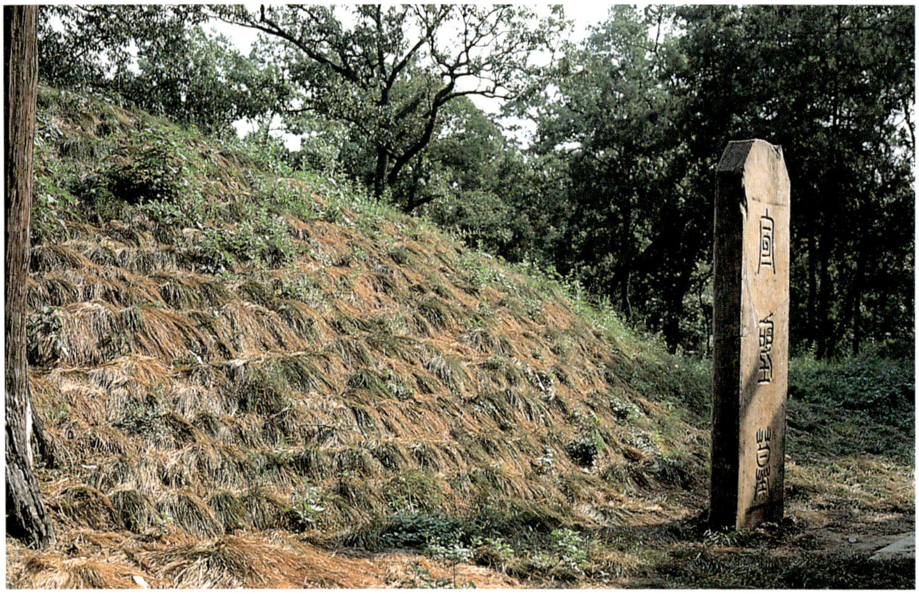

Konfuzius (551–479 v. Chr.) war einer der wichtigsten chinesischen Philosophen und Mystiker. Sein Grab liegt in seinem Geburtsort in der Provinz Shantung.

kommen. Denn so wie Tag und Nacht einander bedingen, sind auch Gesundheit und Krankheit keine isolierten Ereignisse, sondern wiederum Ausdruck des Zusammenspiels von Yin und Yang. Ziel der Akupressur ist es, das Verhältnis zwischen Yin und Yang immer wieder auszugleichen und so die Lebensenergie im fließenden, ungestörten Gleichgewicht zu halten.

Kurze Geschichte der chinesischen Medizin

Das Wissensgut der chinesischen Heilkunde wurde in zahlreichen amtlichen Arzneimittel- und klinischen Handbüchern bewahrt, die zum Teil bis auf die Han-Dynastie (3. Jahrhundert v. Chr.) zurückgehen. In diesen umfangreichen Werken sind medizinische Substanzen und ihr therapeutischer Nutzen bereits sehr ausführlich katalogisiert. So erscheint um 3000 v. Chr. das Pen Ts'ao des Kaisers Shen Hung, ein Almanach über mehr als 1000 Kräuter, mit genauen Anweisungen zu Ernte, Trocknung und Aufbewahrung. Im 2. Jahrhundert n. Chr. entsteht der klassische Text der konfuzianischen Heilkunde, der »Huang-ti nei-ching«.

Nicht unerwähnt bleiben soll hier auch der berühmte Arzt Hua T'o (110–207 n. Chr.), der erstaunliche Erfolge in Sachen Anästhesie für sich verbuchte. Er vernichtete jedoch kurz vor seiner Hinrichtung sein Lebenswerk und sorgte somit unglücklicherweise dafür, dass seine ungeheuren Kenntnisse über Narkosemittel und -verfahren der Nachwelt für immer verborgen bleiben werden. Ungeachtet dessen schritt die chinesische Medizin mit Sieben-Meilen-Stiefeln voran.

EIN FRÜHES STANDARDWERK

659 n. Chr. wurde das erste amtliche Arzneibuch veröffentlicht. Zur gleichen Zeit öffnete auch die erste offizielle Schule für ärztliche Ausbildung ihre Pforten. Das (bis heute!) bedeutendste Arzneibuch der Chinesen ist die Materia Medica des berühmten Arztes Li Shi-chen, das 1593 nach 27-jähriger Arbeitszeit gedruckt wurde. In seiner »Pen-ts'ao kang mu« finden sich 1892 natürliche Heilmittel, darunter 1173 Substanzen pflanzlicher, 444 tierischer und 275 mineralischer Herkunft. Li Shi-chen beschreibt die Wirkungsweise der verschiedenen Heilpflanzen, Mineralien und tierischen Stoffe und ordnet ihnen auch unterschiedliche Qualitäten zu, nach denen der Arzt seine Therapie ausrichten kann: Temperaturverhalten, Geschmacksrichtung, Wandlungsphase und Wirktendenz. Um 1612 wur-

de dieses umfangreiche Kompendium der chinesischen Medizin auch in Europa bekannt und in der Folge ins Lateinische, später auch ins Englische, Französische, Deutsche und Russische übersetzt.

Die Materia medica hat über die vergangenen vier Jahrhunderte nichts an Aktualität eingebüßt und dient auch heute noch weit über die Grenzen Chinas hinaus Ärzten und Wissenschaftlern als Grundlage ihrer Arbeit. Und das, obwohl die Jesuitenpater, die im 16. Jahrhundert von ihren Missionsreisen in China nach Europa zurückkehrten, alle Welt wissen ließen, dass es mit dem Heilwissen im Reich der Mitte nicht weit her sei. Dieses Urteil, wie auch Kritik in den eigenen Reihen trug mit dazu bei, dass die westliche Medizin in den folgenden 40 Jahrzehnten am gelben Fluss immer mehr Fuß fassen und die alteingesessene örtliche Heilkunst in den Hintergrund drängen konnte. Die spätere Verbreitung westlicher »Wundermedizinen« von Aspirin über Kortison bis Penizillin tat ihr Übriges.

EINE ÜBERFÄLLIGE RENAISSANCE

Erst seit den fünfziger Jahren besinnt man sich in China wieder langsam auf die eigenen, altbewährten Kenntnisse. Im Zuge dessen ging man u. a. daran, alte Rezepturen und Kräuterzubereitungen mit wissenschaftlichen Methoden zu erforschen und ihnen so ihre zumeist verdiente Legitimation als wirksames Heilmittel zukommen zu lassen. Mit dem Aufkommen der ersten Zweifel an der westlichen Schulmedizin und dem immer stärker werdenden Interesse an natürlichen Heilweisen, die den ganzen Menschen behandeln und ihn nicht nach seinen Symptomen einteilen, schaffte die chinesische Medizin den langen Weg in unsere Breiten und erobert sich hier nun zum zweiten Mal Stück für Stück ein neues Territorium.

Auf dem Weg zu einer neuen Medizin?

Eine Symbiose zwischen unserer westlichen und der traditionellen chinesischen Medizin mit ihren jeweiligen therapeutischen Stärken wäre wegweisend und überaus wünschenswert für die Heilkunde des kommenden Jahrtausends. Eine der wichtigsten Hürden, die es auf dem gemeinsamen Weg zu nehmen gilt, ist die Umstellung unserer westlichen Auffassung vom Körper und seinen Funktionen auf ein völlig anderes Gedankenmodell: Die Vorstellung, dass Gesundheit ein mehr als körperliches, nämlich ein ganzheitliches Phänomen ist, würde neuen Behandlungsformen den Weg ebnen und unsere Medizin nachhaltig verändern.

In ganz China (hier in Shanghai) trifft man auf Menschen, die freie Minuten zu Entspannungs- und Konzentrationsübungen wie dem Schattenboxen nutzen.

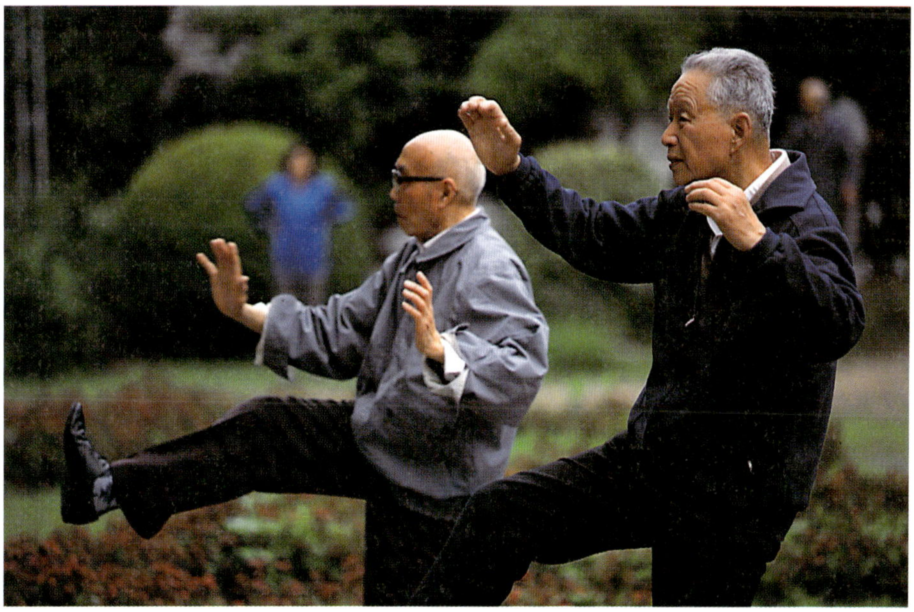

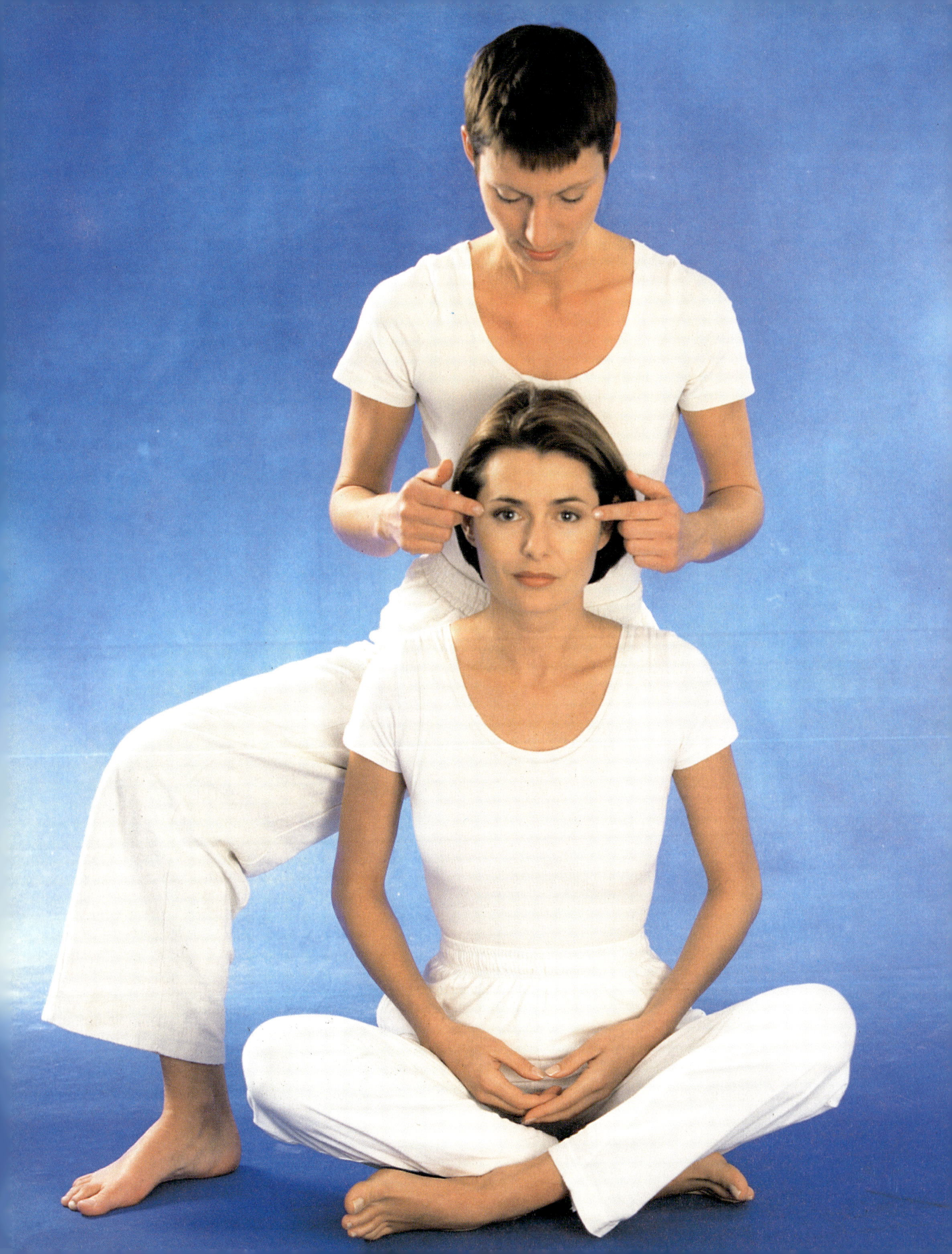

2 Akupressur – der heilsame Druck

Schon vor etlichen tausend Jahren hat die chinesische Heilkunde die Beobachtung gemacht, dass Menschen – aber auch Tiere – bei Schmerzen Druck auf bestimmte Körperstellen ausüben, um sich Linderung zu verschaffen. Die Tatsache, dass diese Stellen bisweilen ganz woanders liegen als der erkrankte Körperteil, führte zur Entdeckung der so genannten Meridiane: Energieleitbahnen, die den ganzen Körper von oben bis unten durchziehen und die verschiedensten Organe miteinander verbinden. Die Theorie von den Meridianen basiert auf der Vorstellung, dass Gesundheit im Vorhandensein eines energetischen Gleichgewichts bestehe, und es daher ganz normal sei, eine Beschwerde im Kopfbereich durch eine Behandlung am Fuß oder am Arm zu kurieren.

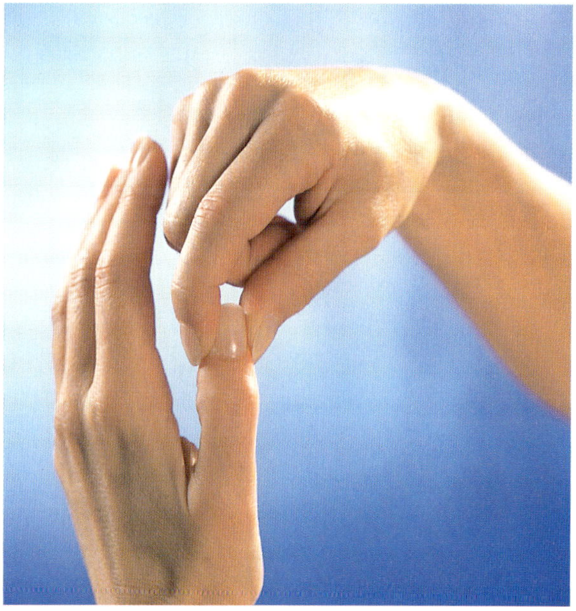

Links: Wenn eine Akupressurbehandlung vom Partner durchgeführt wird, kann sich der Behandelte besser entspannen. Oben: Das »Ziehen« ist eine der grundlegenden Anwendungstechniken.

Heilen durch Berührung

Medizin zwischen Tradition und Intuition

Damit Sie die sanfte Heilmethode Akupressur erfolgreich anwenden können, müssen Sie sich vor der Selbstbehandlung mit einigen praktischen Dingen vertraut machen. Dazu gehören vor allem:

- Das Wissen über die Wirkung der Akupressur
- Die Kenntnis der Meridiane
- Die richtigen Druck- und Grifftechniken
- Das Auffinden der für die jeweiligen Beschwerden geeigneten Behandlungspunkte

Nachdem Sie bereits einiges über die zugrunde liegenden Prinzipien und über die jahrtausendealte Tradition der Heilmethode der Akupressur erfahren haben, lernen Sie nunmehr, wie Sie »Heilen durch Berührung« bei sich selbst anwenden können.

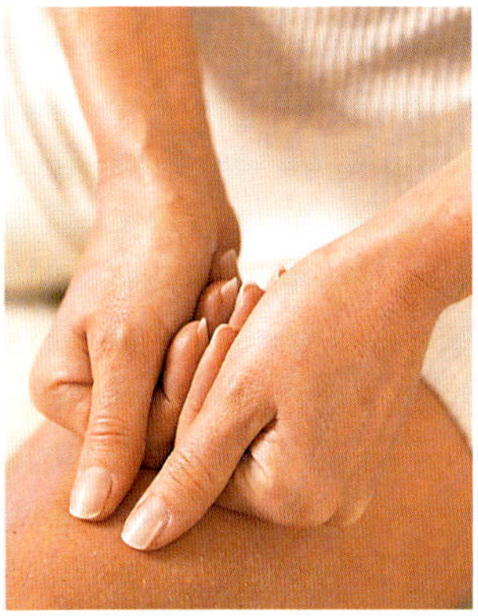

»Teilen«: Die Daumen liegen seitlich des Meridians.

Vom Wesen der Akupressur

Akupressur dient zur Aktivierung der Lebensenergie, indem bestimmte Körperpunkte gedrückt und gehalten werden: Energieaktivierung und Heilung durch Berührung.

Der Begriff »Akupressur« setzt sich zusammen aus den lateinischen Wörtern acus (Spitze, Nadel, Punkt) und pressum (drücken). Akupressur bedeutet also Punktdrücken.

Akupunktur – von pungere (stechen) – heißt hingegen Punkt- oder Nadelstechen. Bei der auf den gleichen Prinzipien basierenden Methode der Akupunktur werden dieselben Punkte durch Stechen mit Nadeln stimuliert, die bei der Akupressur gedrückt werden.

DIE STEUERUNG DES ENERGIEFLUSSES

Die chinesische Heilmassage basiert auf der Vorstellung, dass die menschliche Lebensenergie, das Qi, auf speziellen »Leitbahnen«, den Meridianen (siehe Seite 27ff.) durch den Körper zirkuliert. Akupressur hat generell das Anliegen, mit Hilfe bestimmter, festgelegter Druckpunkte spezifische körperliche, seelische und geistige Reaktionen hervorzurufen. Sie versucht, den Energiefluss über ganz spezifische, »klassische« Punkte anzuregen, zu dämpfen oder auszugleichen.

URFORMEN DER AKUPRESSUR

Die Vorläufer der Druckpunktbehandlungen, sei es Akupressur, Akupunktur, Shiatsu oder auch Reflexzonenmassage, sind so alt wie der instinktive Impuls, die Hände auf schmerzende Stellen des Körpers zu legen. Dieses Wissen, dass die Hand auf eine schmerzende Stelle gedrückt, spürbare Erleichterung bringt, findet sich in vielen Kulturen der Welt und sogar im Tierreich.

KULTURELLES ERBE DER MENSCHEN

Das Drücken bei Schmerzen als instinktive Selbsthilfe kann man beinahe als das kulturelle Erbe der Menschen bezeichnen, das wie eine Erbinformation in den Genen verankert ist. Dies belegen folgende Tatsachen:

- Weltweit lässt sich bei Kindern beobachten, dass sie bei Schmerzen spontan die Hand auf die betreffende Stelle legen. Die Kleinen drücken auch scheinbar wahllos auf andere Körperregionen, die mit der schmerzenden Stelle zunächst nicht in Zusammenhang stehen. Man hat herausgefunden, dass es sich dabei um das instinktive Behandeln, das Akupressieren, von Fernpunkten (siehe Seite 27) handelt.
- Von Bantustämmen ist überliefert, dass sie Krankheiten kurieren, indem sie an bestimmten Stellen des Körpers die Haut anritzen.
- Von den Eingeborenen im brasilianischen Dschungel weiß man, dass sie bei Kranken bestimmte Körperpartien mit vielen kleinen Pfeilen reizen, die mit einem Blasrohr in die Haut geschossen werden.
- Diese instinktive Form der Selbstbehandlung findet sich auch bei den höher entwickelten Tieren. So haben Forscher beobachtet, dass beispielsweise Braunbären und Affen – in diesem Fall Schimpansen und Orang-Utans – verletzte und schmerzende Körperstellen gegen etwas Hartes, etwa einen Baumstamm, pressen oder sich auf Steine legen, um Druck auszuüben.

INSTINKTIVES WISSEN

Auch die »zivilisierten« Menschen heute haben trotz der mehr und mehr durch die Technik bestimmten Lebensweise das alte Wissen um die heilsame Wirkung von Druck bei Schmerz nicht vergessen. Beobachten Sie einmal Ihre erste, spontane Reaktion, wenn Sie sich die Hand oder den Fuß angestoßen haben. Sie wird mit ziemlicher Sicherheit so aussehen, dass Sie das schmerzende Glied mit der Hand umfassen und drücken – wenn es sich um eine offene Wunde handelt, drücken Sie wahrscheinlich einen weiter entfernten Körperteil. Das Gleiche gilt für Kopfweh: Viele Menschen pressen dabei die Hände an ihre Schläfen. Die Liste solcher Beispiele ließe sich problemlos erweitern.

Eine der Akupunktur ähnliche Therapie: Ein Kind im westafrikanischen Staat Benin erhält Schnitte in die Haut, die es vor Krankheit schützen sollen.

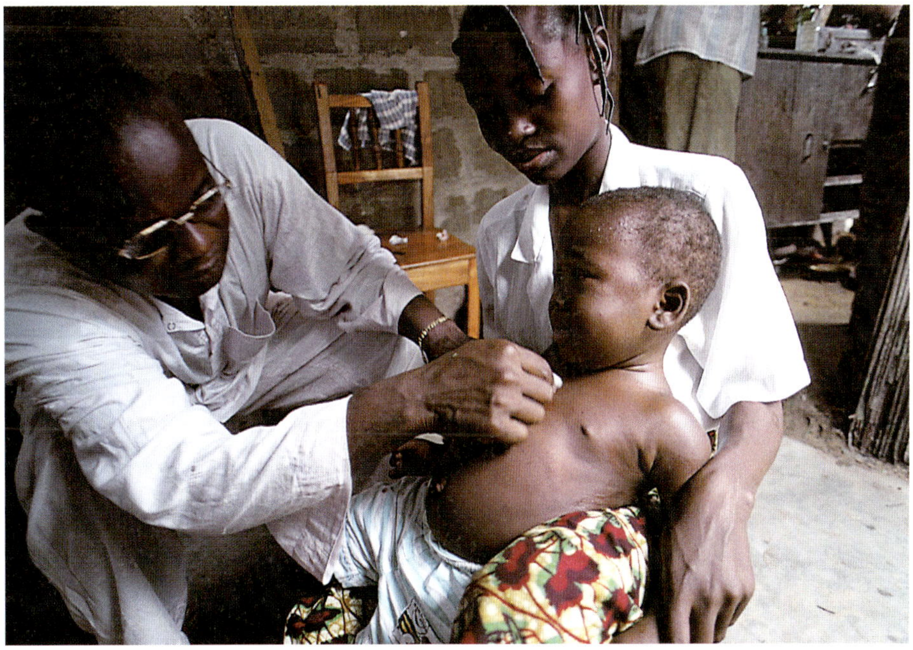

Instinktive Handlung oder Heilkunst

Die Geburtsstunde der wissenschaftlichen Akupressur schlug vor über 5000 Jahren, als chinesische Ärzte entdeckten, dass das Drücken bestimmter Körperstellen den Schmerz an der betreffenden Region zu lindern vermag. Doch damit nicht genug: Diese »Behandlung« wirkte sich auch positiv auf andere Körperstellen aus, die vom Schmerzort weiter entfernt lagen. Im Lauf der Zeit fanden neugierig gewordene Heilkundler auch Stellen am Körper, die nicht nur Schmerzen lindern, sondern auch die Funktion der inneren Organe beeinflussen konnten. Nach jahrhundertelangen sorgfältigen Beobachtungen entwickelten die Ärzte im Reich der Mitte basierend auf ihren Erkenntnissen und ihrem Wissen über den Energiefluss im Körper eine Methode zur Heilung von Beschwerden und zur Erhaltung des Wohlbefindens, bei dem bestimmte Punkte am Körper gedrückt werden: die Akupressur.

Ein guter Akupresseur besitzt die Fähigkeit und die Sensibilität, zu spüren, wo ein Mensch verspannt ist und daher Schmerzen hat.

DIE IDEALE LAIENTHERAPIE

Das instinktive Drücken von schmerzenden Stellen besitzt eine lange Tradition – auch im westlichen Kulturkreis. Diese Tatsache und die einfache Anwendung machen die Akupressur zur idealen Methode zur Selbsthilfe im Alltag. Außer Ihren Händen benötigen Sie keinerlei Hilfsmittel; außer der Kenntnis der Druckpunkte und -techniken keine spezielle Ausbildung. Als einfache Methode zur Selbsthilfe ist Akupressur bis heute jedem Chinesen vertraut: Im Reich der Mitte ist Akupressur in den meisten Schulen bereits in den unteren Klassen fester Bestandteil des Lehrplans. In Dorfgemeinschaften und Fabriken finden systematische Ausbildungen zur Selbsthilfe mit Akupressur statt.

Akupressur als Unterrichtsfach: Chinesische Jugendliche lernen bereits in der Schule die Grundlagen der Selbstbehandlung.

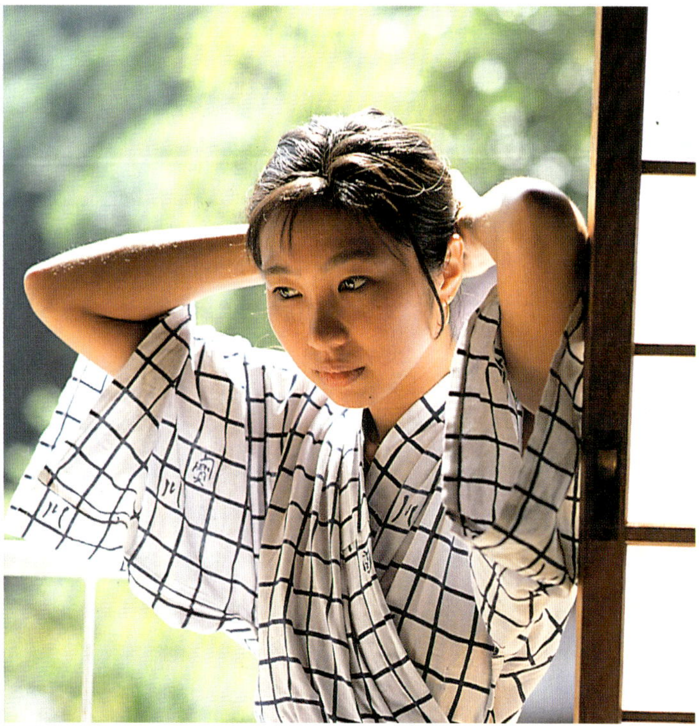

Die Frage, wie durch Drücken bestimmter Punkte am Körper Schmerzen vermindert werden und oftmals völlig verschwinden, haben sich schon viele Wissenschaftler und Praktizierende dieser Heilmethode gestellt.

Der Versuch, der Akupressur ihr Geheimnis zu entlocken, ist noch gar nicht so alt: In früheren Zeiten gab man sich damit zufrieden, dass diese Heilmassage wirkte und in schöner Regelmäßigkeit Erfolge zeigte. Wie und warum es funktionierte, war dabei nicht von hohem Interesse. Heute lassen die eindrucksvollen Ergebnisse der Akupressur Forschung und Wissenschaft nicht ruhen, bevor sie der Wirkungsweise dieser Therapie auf den Grund gekommen sind.

DER BEWEIS DER WIRKSAMKEIT

Nun gibt es zwar bereits sehr viele schlüssige Erklärungen über die Wirkungsweise der Akupressur; eine endgültige, durch empirische Studien belegte und damit wissenschaftlich zweifelsfreie Begründung steht bislang jedoch noch aus. Bevor man die Wirkungsart der chinesischen Druckpunktmassage erforschte, musste zunächst bewiesen werden, dass sie überhaupt eine nachweisbare Wirkung besitzt. Denn von vielen Seiten kam – und kommt noch – das Argument, Akupressur beruhe ausschließlich auf einem Plazeboeffekt: »Wer daran glaubt, dem hilft es auch.«

Dies widerlegt jedoch ganz simpel die Tatsache, dass Akupressur auch bei Bewusstlosen sowie bei Tieren wirkt. Neue Forschungsergebnisse erhärten mittlerweile diese Beobachtung: Mittels Blutuntersuchungen, Messungen der Herzstromkurve sowie der Atmungswerte konnten Behandlungserfolge bei Herz-Kreislauf-Erkrankungen und Atemwegserkrankungen einwandfrei belegt werden.

Nach dem prinzipiellen Nachweis der Wirkung ging es um die Wirkungsart dieser Heilmethode. Man hat herausgefunden, dass an den Akupressurpunkten sowie auf den Meridianen (den Energiebahnen im Körper) besondere energetische Zustände herrschen:

- Zum einen ist hier die elektrische Leitfähigkeit der Haut höher als an anderen Stellen des Körpers.
- Zum anderen reagieren diese Regionen besser auf bioelektrische Impulse und vermögen diese rascher weiterzuleiten. Mit Hilfe elektrischer Messgeräte haben westliche Wissenschaftler diese Energiebahnen, die wie ein Netz den ganzen Körper umspannen, aufgespürt und kartografisch festgehalten.

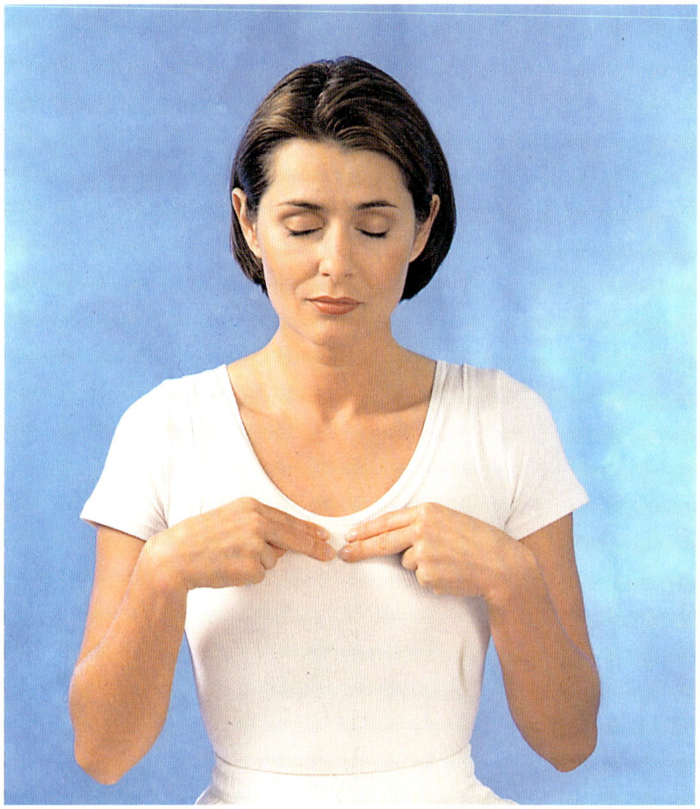

Die Beweislage für die Wirksamkeit der Akupressur ist eindeutig. Der stressmindernde Effekt ist allgemein anerkannt.

Das Stimulieren der Punkte durch Druck, Nadeln oder Wärme regt die Ausschüttung körpereigener Schmerzmittel, der Endorphine, an. Diese Substanzen gehören zu den Neurotransmittern – also den Botenstoffen –, die im Körper Informationen zwischen den Nervenzellen weiterleiten.

SCHMERZSIGNALE BLOCKIEREN

Indem ein Punkt durch Druck stimuliert wird, kann man die Weiterleitung von Schmerz zum Gehirn durch Endorphine blockieren: Die Schmerzen lassen nach. Akupressur »schließt« durch das Stimulieren bestimmter Punkte gewissermaßen die Tore des schmerzsignalisierenden Systems und verhindert so, dass Schmerzempfindungen über das zentrale Nervensystem an das Gehirn weitergeleitet werden. Zugleich wird der akupressierte Bereich besser mit Blut und Sauerstoff versorgt, was eine Entspannung der Muskeln bewirkt und die Heilung fördert.

Durch das Stimulieren bestimmter Körperstellen kann die Schmerzweiterleitung an das Gehirn unterbunden werden. Hierauf basieren die Erfolge der Nadelstichanalgesie, einer Schmerzbekämpfung durch Akupunktur, die auch zum Narkotisieren eingesetzt wird.

DAS ENERGETISCHE GLEICHGEWICHT

Die chinesische Druckpunktmassage vermag jedoch nicht allein Schmerzen zu lindern; sie kann auch das energetische Gleichgewicht im Körper wieder ins Lot bringen, indem sie Spannungen beseitigt, die eine normale Körperfunktion blockieren und das Immunsystem beeinträchtigen. Bei starkem Stress kann man oftmals nicht mehr richtig tief atmen. Das Stimulieren bestimmter Akupressurpunkte löst die Spannungen in der Brustmuskulatur auf und lässt den Atem wieder frei fließen. Wenn ein Punkt gedrückt wird, löst sich die Muskelspannung unter dem Fingerdruck. Dadurch dehnen und entspannen sich die Muskelfasern. Das Blut strömt wieder frei, Stoffwechselschlacken und andere Giftstoffe können besser abtransportiert und ausgeschieden werden. Durch die stärkere Durchblutung werden alle Bereiche des Körpers besser mit Sauerstoff und wichtigen Nährstoffen versorgt, wodurch die Widerstandsfähigkeit des Körpers gegenüber Krankheiten steigt: Akupressur kann also auch das Immunsystem, unsere körpereigenen Abwehrkräfte, stärken.

VIELSEITIGER EINSATZ

Akupressur kann in vielen Lebensbereichen gewinnbringend eingesetzt werden. Man kann damit Stress bekämpfen, Verletzungen heilend beeinflussen und ihnen vorbeugen.

Um die Durchblutung zu fördern, werden einige Akupressurpunkte am Unterschenkel behandelt (siehe Seite 61). Die Wirkung ist nicht nur eine gymnastische!

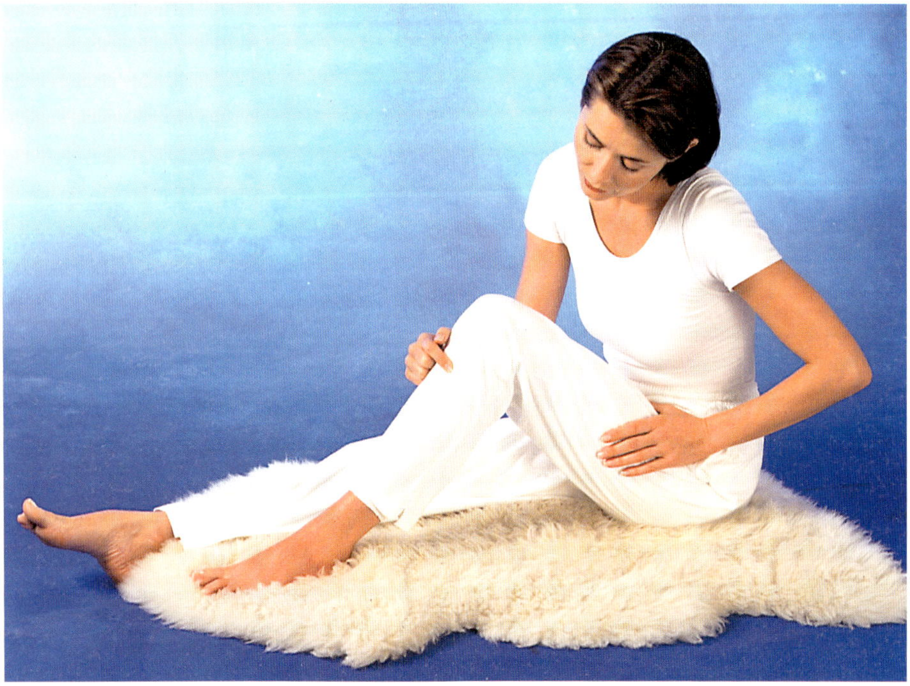

Vom Sport …

- Akupressur ergänzt alle sportmedizinischen Behandlungen, indem sie den Muskeltonus verbessert, die Durchblutung anregt und neuromuskuläre Beschwerden beseitigt.
- Akupressur kann die Heilung eines gebrochenen Knochens beschleunigen, sobald dieser gerichtet und geschient ist.
- Chiropraktische Behandlungen können durch Akupressur erfolgreich begleitet werden: Über eine Entspannung und Tonisierung der Rückenmuskeln erleichtert und verbessert die

Druckpunktmassage Korrekturen der Wirbelsäule. Diese beiden Heilverfahren ergänzen sich ideal – im alten China wurden beide Verfahren parallel angewandt.

- Menschen mit psychischen Problemen finden wirksame Linderung ihrer Beschwerden, denn die Heilmassage steigert das Körperbewusstsein und hilft, besser mit Stress umgehen zu lernen. Indem die durch unterdrückte Gefühle aufgestauten Spannungen gelöst werden, kommt das emotionale Gleichgewicht wieder ins Lot.

... bis zur Schönheitspflege

- Auch bei der Schönheitspflege findet die Akupressur in China seit Jahrtausenden vielfältige Anwendung. Über das Drücken der Energiepunkte lassen sich der Hauttonus verbessern und die Hautmuskeln entspannen: Die Folge ist, dass Sie mit Akupressur länger faltenfrei bleiben – ohne Cremes und aufwendige Behandlungen.

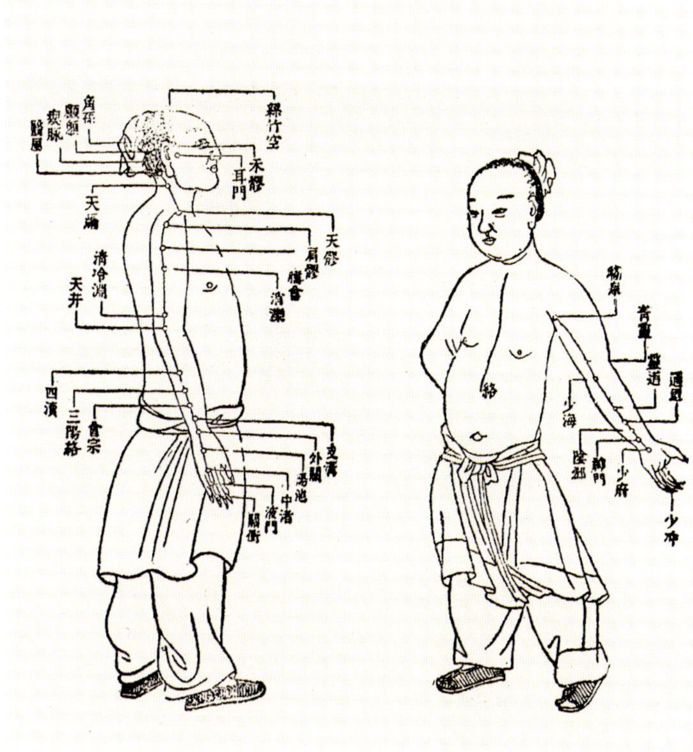

Altchinesische Darstellungen zur Akupunktur: der Dreifache Erwärmer (links) und der Herzmeridian (rechts).

Blockaden lösen, Selbstheilungskräfte aktivieren

Hauptanliegen der Akupressur ist die Aufrechterhaltung des freien, ungehinderten Energieflusses durch den Körper. Nach Auffassung der chinesischen Medizin ist dies eine unabdingbare Voraussetzung für die Gesundheit aller Organe, Knochen, Muskeln und Gelenke. Wird der Energiefluss geschwächt oder gar blockiert, dann kommt es zu gesundheitlichen Störungen und Krankheiten.

BLOCKADEN DURCH STRESS UND FALSCHE ERNÄHRUNG

Solche Blockaden entstehen dann, wenn das harmonische Gleichgewicht der Lebenskräfte verloren gegangen ist und sich nicht mehr von selbst ausgleichen kann. Dazu kann es durch schädliche Einflüsse wie beispielsweise ungünstiges Klima, falsche Ernährung, aber auch durch psychische Faktoren wie andauernde Überlastung kommen.

Ziel der Akupressurbehandlung ist der Ausgleich der Energieflüsse: Wo zu viel Energie ist und sich staut, wird Energie abgezogen; wo ein Mangel herrscht, wird dagegen Energie zugeführt.

Wenn Blut und Energie im Körper uneingeschränkt fließen können, steigert dies die Ausgeglichenheit, die Gesundheit und das Wohlbefinden.

Den körperlichen Symptomen misst man bei einer solchen Diagnostik nur vergleichsweise geringe Bedeutung bei. Sie dienen lediglich als Orientierungshilfe, um herauszubekommen, welche Energiebahnen im Körper gestört sein könnten. Diese Bahnen, in denen die Lebensenergie durch den Körper fließt, sollen Sie nun genauer kennen lernen.

ENERGIEBAHNEN UND NACHRICHTENSYSTEM

Die Energiebahnen des Körpers, die Meridiane, stehen im Mittelpunkt der Akupressur. Diese Leitbahnen heißen auf chinesisch Jing Luo; dabei bedeutet Jing »durchgehen« und Luo »etwas, das verbindet« bzw. »Netz«.

In den Meridianen wird das Qi, die Lebensenergie, im Körper befördert. Hier fließt auch das Blut, das Xue, doch ist dieses nach Auffassung der chinesischen Medizin nicht der gleiche rote »Lebenssaft« wie aus westlicher Sicht. Um Verwirrungen vorzubeugen, sollten Sie sich vorstellen, dass die Meridiane nur Qi transportieren. Andererseits darf dabei nicht vergessen werden, dass Qi jeder Form von Bewegung zugrunde liegt, auch dem Blutstrom; folglich ist Qi auch in den Blutgefäßen vorhanden.

NETZWERK DES LEBENS

Diese Energiebahnen bilden ein unsichtbares Netzwerk, das alle Organe und Einheiten des Körpers miteinander verbindet. Obwohl man sie nicht wie Blutgefäße und Nervenbündel mit den Augen erkennen kann, sind die Meridiane eine physische Realität, denn die Substanz Qi fließt in ihnen und verteilt Kraft und Nährstoffe im gesamten Körper. Den Leitbahnen fehlt zwar die materielle Grundlage, weshalb sie nicht zu erkennen sind, wenn man den Körper öffnet, trotzdem sind sie existent. Das belegen Forschungsergebnisse, aus denen hervorgeht, dass die Haut entlang des Verlaufs der Meridiane dünner ist als in den angrenzenden Bereichen.

Infraschallwellen – das sind Druckschwankungen mit einer Frequenz von unter 16 Hertz (also unter 16 Schwingungen pro Sekunde) – bewegen sich auf diesen Leitbahnen mit hoher Geschwindigkeit fort. In Untersuchungen wurde nachgewiesen, dass die Nervenenden entlang der Hauptmeridiane entwickelter sind als in anderen Körperregionen.

Wasser will fließen – genau wie Energie im Körper. Sobald der Ausgleich zwischen unterschiedlichen Niveaus und Potenzialen blockiert ist, kommt es zu Störungen.

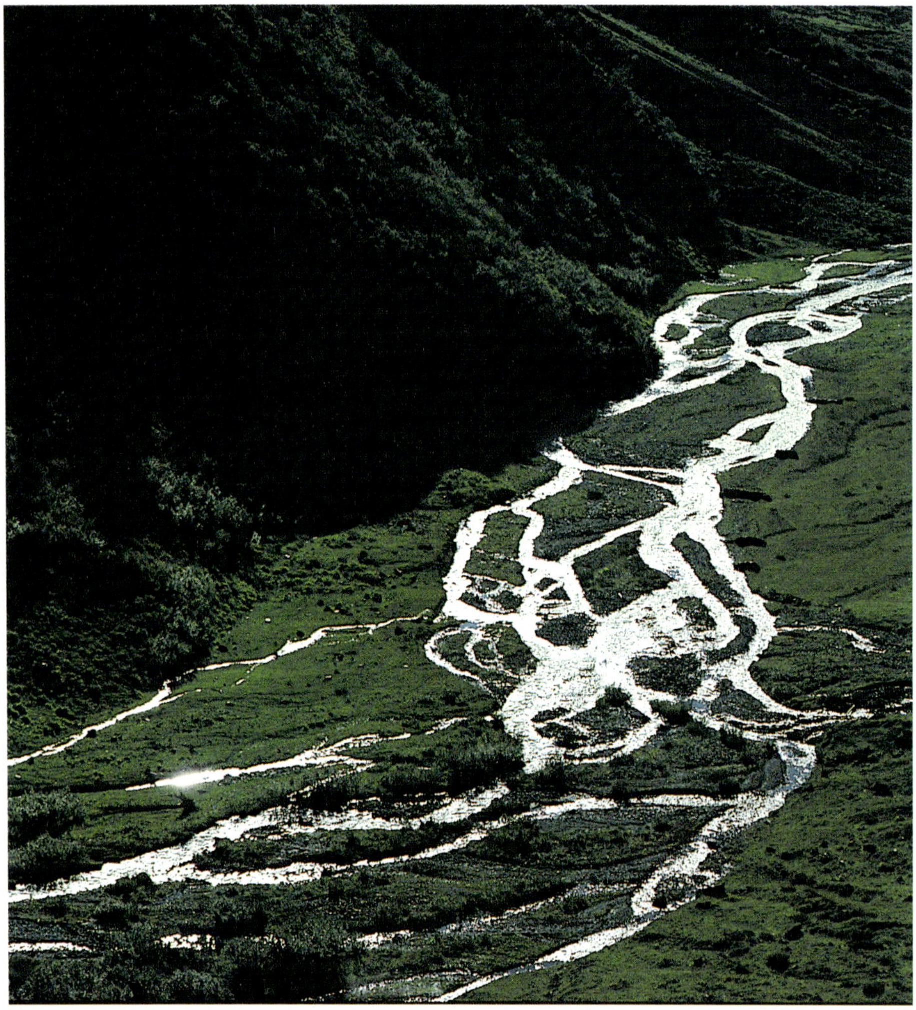

AUSSEN UND INNEN – EINE EINHEIT

Da das Energiebahnensystem alle Teile des Körpers verbindet, sind seine Meridiane unabdingbare Voraussetzung für die Erhaltung des harmonischen Gleichgewichts. Die Meridiane verbinden das Innere des Körpers mit seinem Äußeren. Eine Behandlung von Punkten an der Körperoberfläche wirkt sich auf das Innere des Körpers, auf bestimmte Organe und Funktionen aus: Dies ist die Grundlage der Akupressur.

ÜBERMITTLUNG VON INFORMATIONEN

Bei der Heilmethode der Akupressur drückt man spezielle Punkte der Leitbahnen, die auf diese Weise stimuliert werden und die Information der Energieaktivierung über das Meridiannetz an andere, auch weit entfernte Bereiche des Körpers weiterleiten. Die Meridiane funktionieren ähnlich wie Telefonleitungen, über die man Nachrichten an entfernte Orte übermitteln kann. Alle Akupressurpunkte bis auf einige wenige Spezialpunkte liegen auf den Leitbahnen. Dabei hat jeder Punkt seine spezifische Funktion.

Die Meridiane

Das Leitbahnsystem besteht aus zwölf Hauptmeridianen, die jeweils paarig im Körper angelegt und den fünf Yin- und sechs Yang-Organen zugeordnet sind. Der Herzbeutel nimmt in dieser Leitbahntheorie eine Sonderstellung ein, er wird sowohl Yin als auch Yang zugeordnet. Daneben gibt es das Konzeptions- und das Lenkergefäß; ersteres gehört zu Yin, letzteres zu Yang. Auf diesen beiden Meridianen liegen unabhängige Reizpunkte, die nicht auf einem der zwölf Hauptmeridiane lokalisiert sind.

Die chinesische Medizin basiert auf der Vorstellung, dass Störungen innerhalb eines Meridians zu einem Ungleichgewicht entlang diesem führen können und dass eine solche Störung Folge einer Disharmonie des mit dem Meridian verbundenen Organs sind. So kann eine Störung im Magenmeridian beispielsweise zu Zahnschmerzen im Oberkiefer führen, da dieser Meridian durch den oberen Gaumen verläuft. Schmerzen in der unteren Zahnreihe deuten dagegen auf ein Ungleichgewicht im Dickdarmmeridian hin, da dieser durch den Unterkiefer führt. Dies mag verdeutlichen, wie sich Organdisharmonien in dem entsprechenden Meridian manifestieren können. Das Verständnis dieser wechselseitigen Verbundenheit von Lebenskräften (Energien), Organen und Meridianen bildet die Grundlage der Akupressur sowie der Akupunktur.

Jeder chinesische Arzt muss das System der Meridiane vollständig beherrschen, denn nahezu alle Energiepunkte liegen auf diesen Leitbahnen.

Verlauf und Funktion der zwölf Hauptmeridiane sowie des Konzeptions- und das Lenkergefäßes werden im Folgenden vorgestellt. Zum besseren Verständnis davor noch einige Sätze über die Aufgaben der Organe aus Sicht der chinesischen Medizin.

DIE 14 MERIDIANE

- 3 E — Dreifacher Erwärmer
- B — Blasenmeridian
- DI — Dickdarmmeridian
- DÜ — Dünndarmmeridian
- G — Gallenblasenmeridian
- H — Herzmeridian
- KG — Konzeptionsgefäß
- KS — Kreislauf-Sexualität-Meridian (Herzbeutelmeridian)
- LE — Lebermeridian
- LG — Lenkergefäß
- LU — Lungenmeridian
- M — Magenmeridian
- MP — Milz-Pankreas-Meridian
- N — Nierenmeridian

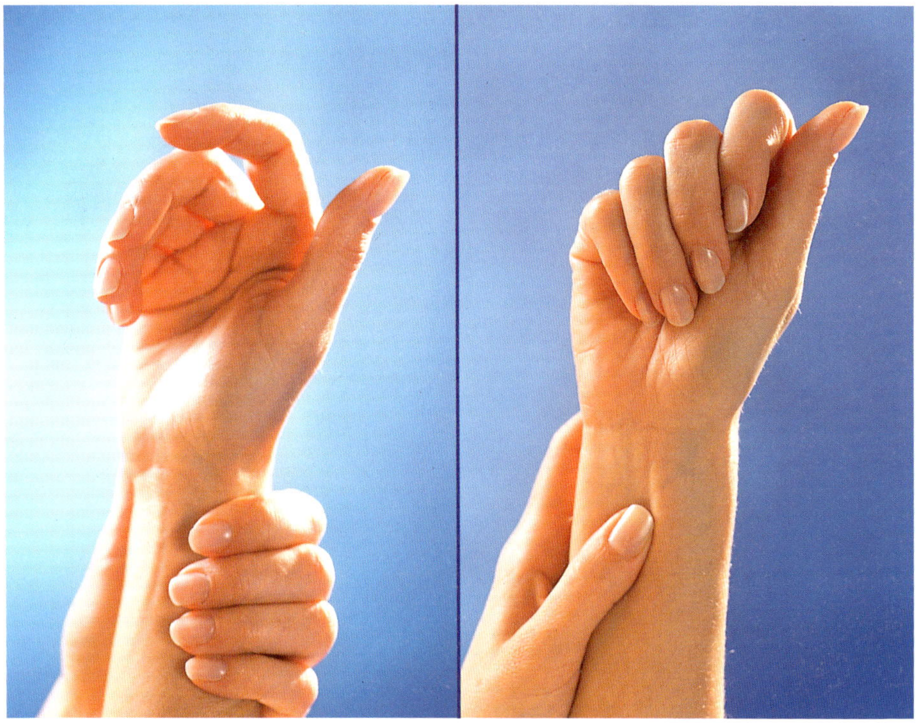

Da jeder Meridian entweder Yin oder Yang zugeordnet ist, wirkt jeder Akupressurpunkt auf Yin (rechts) oder Yang (links).

DIE HARMONISCHE LANDSCHAFT DER ORGANE

Die traditionelle chinesische Medizin betrachtet die Organe eines Menschen als eine harmonische »Landschaft«, als ein gemeinsames Netzwerk, das im ausgewogenen Zusammenklang die Körperaktivitäten durch Speichern, Verteilen, Bewahren und Umwandeln, Absorbieren und Ausscheiden, Aktivieren und Beruhigen aufrecht erhält. Laufen alle diese Aktivitäten harmonisch ab, dann ist der Betreffende gesund und ausgeglichen.

Die fünf Organe, die dem Yin-Bereich zugeordnet werden, sind

- Herz
- Lunge
- Milz
- Leber
- Nieren

Die sechs Yang-Organe sind

- Gallenblase
- Magen
- Dünndarm
- Dickdarm
- Blase
- Dreifacher Erwärmer (siehe unten)

ÖSTLICHE KONTRA WESTLICHE MEDIZIN

Bei der Beschreibung der Organe und ihrer Aufgaben muss immer berücksichtigt werden, dass die traditionelle chinesische Medizin nicht auf den gleichen anatomischen Grundlagen basiert wie die westliche Heilkunde. So bedeutet beispielsweise das bei den chinesischen Heilkundigen mit »Magen« bezeichnete Organ nicht automatisch das Gleiche wie bei westlichen Medizinern. Die westliche Medizin definiert den Magen durch seine physische Struktur, die chinesische Heilkunde hingegen durch die mit ihm verbundenen Funktionen. Das erklärt auch, warum in der Heilkunde im Reich der Mitte Organe beschrieben werden, welche die westliche Medizin gar nicht wahrnimmt, wie beispielsweise den Dreifachen Erwärmer (siehe Seite 32f.). Darüber hinaus ordnet die chinesische Medizin die einzelnen Organe des Körpers den beiden Prinzipien Yin und Yang zu.

AUFGABEN DER YIN- UND DER YANG-ORGANE

Der Herzbeutel wird – obwohl selbst nicht Yin – mit zu den Yin-Organen gezählt, die die Grundsubstanzen Qi, Blut, Jing, Shen und Körpersäfte produzieren, umwandeln, regulieren und speichern.

Aufgabe der Yang-Organe ist es, den Teil der Nahrung, der in die Grundsubstanzen umgewandelt werden soll, zu empfangen, aufzuspalten, im Körper zu absorbieren und im Anschluss daran die unbrauchbaren Anteile abzutransportieren und auszuscheiden.
Akupressur zählt zu den Yang-Behandlungen, da sie äußerlich angewandt wird und innerlich wirkt, sich also von außen nach innen bewegt.

DER LUNGENMERIDIAN (YIN)

Die Lunge gilt aufgrund ihrer Lage im Körper als Schutzschirm der Yin-Organe, denn sie bildet gewissermaßen einen Deckel auf der Brusthöhle. In der medizinischen Tradition Chinas heißt die Lunge auch das »zarte Organ«, da sie am leichtesten von schädlichen äußeren Einflüssen angegriffen wird. Mit der Lunge werden eine ganze Reihe von Körperfunktionen assoziiert (verbunden), u. a. die Atmung, die Regulierung der Lebensenergie Qi, aber auch die der Ausscheidungsfunktion der Nieren sowie des Feuchtigkeitsgehaltes der Haut. Das Stimulieren der Punkte auf dem Lungenmeridian beeinflusst das Atemsystem und die Haut. Auch einige Nieren- und Blasenbeschwerden können so behandelt werden.

»Die Lunge regiert das Qi; die Lunge bewegt und regelt die Wasserwege; die Lunge öffnet sich in die Nase; die Lunge regiert das Äußere des Körpers; der Glanz der Lunge manifestiert sich in der Körperbehaarung.«

DER DICKDARM-MERIDIAN (YANG)

Der Dickdarm befördert den Nahrungsbrei, während er ihm Wasser entzieht, in Richtung After. Am Ende dieses Prozesses entstehen Fäkalien, die unter der Kontrolle des Dickdarms ausgeschieden werden. Die Druckpunkte dieses Meridians wirken auf die Darmtätigkeit und die Schleimhautfunktionen sowie auf die Atmungsorgane.

Der Lungenmeridian verläuft jeweils vom Lungenflügel bis in den Daumen.

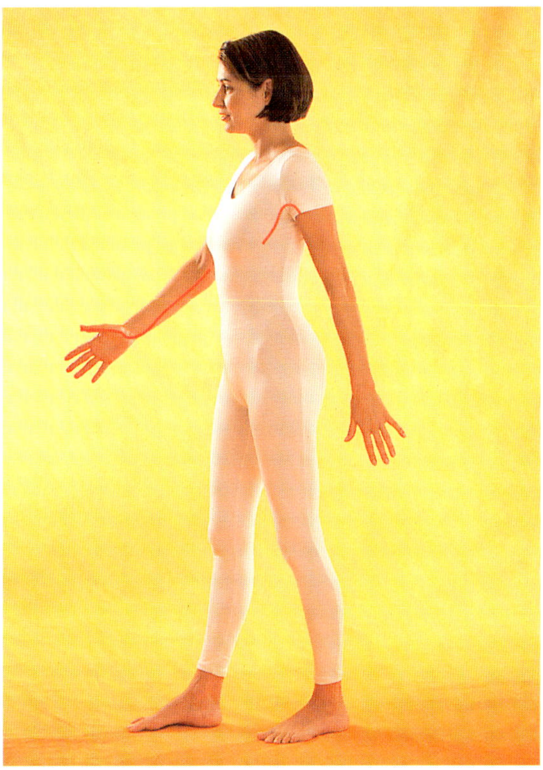

Der Dickdarmmeridian (paarig eingezeichnet) beginnt im Zeigefinger und endet am Nasenflügel.

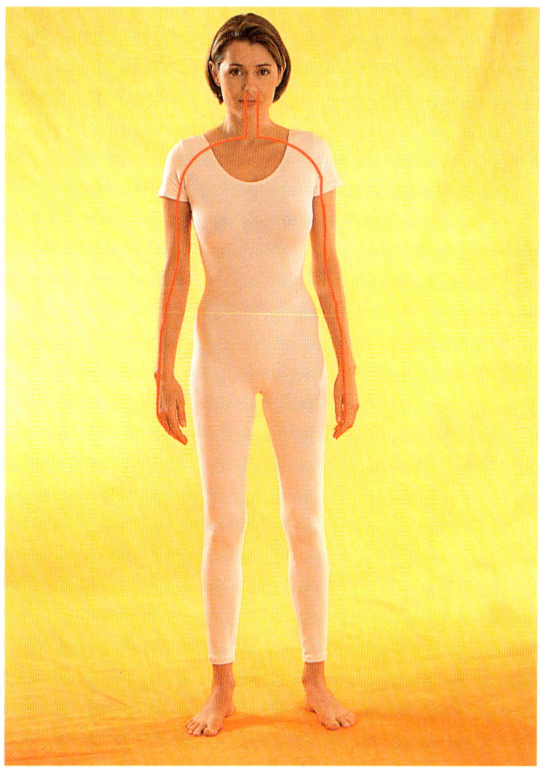

DER MAGENMERIDIAN (YANG)

Den Magen nennt man in China entsprechend seiner Aufnahme- und Speicherfunktion »Meer der festen und flüssigen Nahrung«. Die reinen Anteile der aufgenommen Nahrung werden zur Milz gesandt, die trüben Teile gelangen weiter zu Dünn- und Dickdarm. Magen und Milz sind nach Ansicht der chinesischen Medizin eng miteinander verbunden und erfüllen wichtige Aufgaben beim Erhalt des energetischen Gleichgewichts: Während der Magen das Absteigende beherrscht, regiert die Milz das Aufsteigende.

»Die Milz regiert Umwandlung und Transport; die Milz leitet das Blut; die Milz beherrscht die Muskeln und die vier Extremitäten.«

Das Akupressieren der Punkte auf diesem Meridian wirkt beruhigend auf die Nerven und beeinflusst Beschwerden von Magen, Dünn- und Dickdarm. Zudem kann darüber auch der Kreislauf ausgeglichen werden.

DER MILZ-PANKREAS-MERIDIAN (YIN)

Die Milz stellt für die chinesische Medizin das primäre Verdauungsorgan dar: Sie entzieht den aufgenommenen Speisen und Getränken die reinen Nähressenzen und verwandelt sie in (Vorstufen von) Qi und Blut. Die Milz ist jedoch nicht nur damit beschäftigt, Blut zu bilden, sie leitet es auch weiter. Die Beweglichkeit und die Kraft der Muskeln hängt eng mit der Aktivität dieses Organs zusammen.

Die Druckpunkte des Milzmeridians eignen sich bestens zur Behandlung aller Verdauungsbeschwerden, von Bindegewebsschwäche, von Menstruati-

Der Magenmeridian (rot) und der Milz-Pankreas-Meridian (blau).

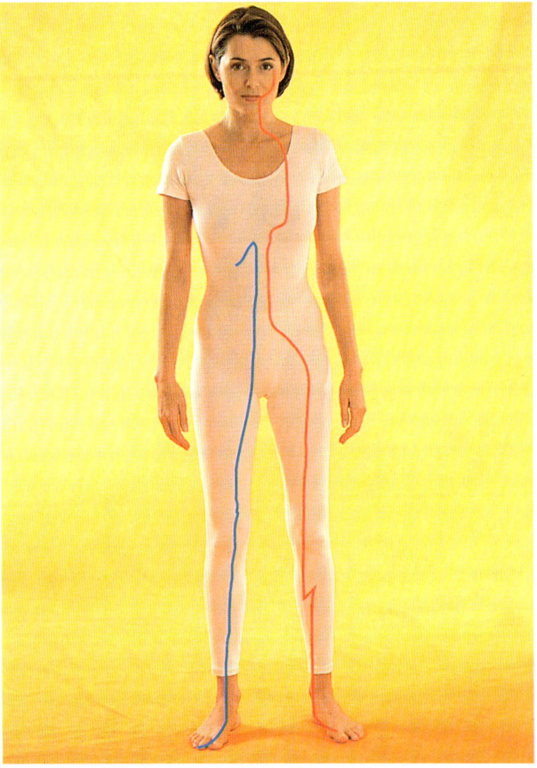

Der Herzmeridian (rot) und der Nierenmeridian mit dem typischen »Knoten« (blau).

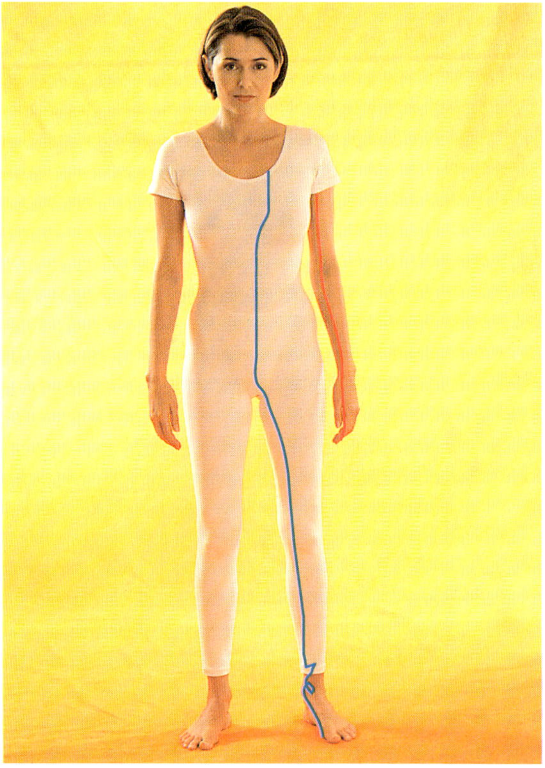

onsbeschwerden und Muskelleiden sowie im psychischen Bereich zur Linderung von Niedergeschlagenheit und Angst.

DER HERZMERIDIAN (YIN)

Die chinesischen Ärzte wissen: Funktioniert das Herz richtig, fließt auch das Blut ruhig. Herz, Blut und Blutgefäße sind über den gesamten Kreislauf und durch gemeinsame Tätigkeiten vereint. Daneben sind Aussehen und Beschaffenheit der Zunge sowie der Gesichtshaut eng mit dem Herzen assoziiert.

Das Stimulieren der auf dem Herzmeridian gelegenen Punkte wirkt auf alle Beschwerden des Herzens und des Kreislaufs wie etwa Schwindelanfälle, Herzklopfen und Bluthochdruck. Zudem kann über sie eine Linderung von seelischen Beschwerden wie Nervosität, Angst oder depressiven Verstimmungen erreicht werden.

DER DÜNNDARMMERIDIAN (YANG)

Die im Magen begonnene Trennung von »Reinem« und »Trübem« setzt sich im Dünndarm fort: Er empfängt, was im Magen noch nicht aufgespalten wurde, extrahiert die reinen Anteile und leitet sie zur Milz. Die festen trüben Teile wandern weiter in den Dickdarm, die flüssigen weiter zu den Nieren und zur Blase.

Die Druckpunkte des Dünndarmmeridians vermögen alle Darmstörungen zu beeinflussen, ferner auch krampfartige Beschwerden und Nervosität.

DER BLASENMERIDIAN (YANG)

Die Blase empfängt den Harn, dessen Bestandteile von den Nieren, der Lunge, von Dünn- und Dickdarm übermittelt werden, und scheidet ihn aus.

Die Punkte dieses Meridians wirken auf alle Beschwerden, die mit den Nieren und der Blase zusammenhängen, auf Hormonstörungen und auf Erkrankungen der Gelenke.

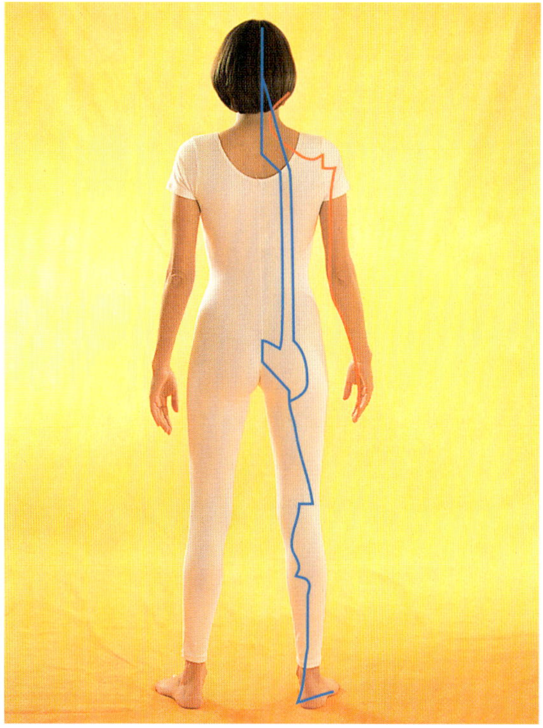

Der Dünndarmmeridian (rot) und der Blasenmeridian (blau).

DER NIERENMERIDIAN (YIN)

Die Nieren gelten in der chinesischen Medizin als »Wurzel des Lebens«, denn sie speichern das Jing, das Potential der Lebensaktivität, und regieren Geburt, Entwicklung und Reifung. Die Lebenskraft aller anderen Organe hängt von jener der Nieren ab. Daneben sind die Nieren zuständig für die Bewegung und die Umwandlung des Wassers im Körper. Mit Wasser sind alle Körpersäfte gemeint, also auch Lymphflüssigkeit und Sperma. In den Nieren werden die »reinen« flüssigen Teile von den »trüben« getrennt: Erstere wandern zu den Lungen und werden dort ausgeschieden, letztere zur Blase. Die Anregung der Nierenmeridianpunkte beein-

»Die Nieren beherrschen das Wasser und die Knochen; die Nieren produzieren das Mark; die Nieren öffnen sich in die Ohren; die Nieren manifestieren sich im Kopfhaar.«

flusst den Stoffwechsel und eignet sich zur Behandlung von Beschwerden der Nieren, der Blase und der Geschlechtsorgane sowie von Ohrenleiden, Potenzstörungen, Gelenkschmerzen und Periodenproblemen.

»Die Leber beherrscht das Fließen und Ausbreiten; die Leber speichert das Blut; die Leber beherrscht die Sehnen und manifestiert sich in den Nägeln; die Leber öffnet sich in die Augen.«

DER LEBERMERIDIAN (YIN)

Die Leber ist verantwortlich für die gleichmäßig fließenden Bewegungen der Körpersubstanzen und die Regelmäßigkeit der körperlichen Funktionen. Jede Beeinträchtigung der Leberfunktionen kann zu einem Stagnieren der Lebensenergie und zu gestautem Blut führen. Daneben reguliert die Leber die Gallenblasentätigkeit und harmonisiert die Emotionen. Eine Disharmonie der Leber beeinträchtigt den Seelenzustand und umgekehrt: Eine spontane Änderung der Gefühle stört die Leberfunktionen. Zudem wird die Gesundheit der Sehnen und Muskeln sowie der Augen und der Nägel der Leber zugeordnet.

Entsprechend der Aufgaben dieses Organs fördern die Druckpunkte des Lebermeridians die Erhaltung des gleichmäßigen Flusses der Lebensenergie, die Verarbeitung der Nahrung sowie das harmonische Gleichgewicht des Gemütszustandes. Sie werden deshalb u. a. eingesetzt bei Leber- und Gallenblasenstörungen sowie Beschwerden anderer Verdauungsorgane, bei geistiger Erschöpfung, Erregbarkeit und Angstzuständen.

Der Kreislauf-Sexualität-Meridian (blau) und der Lebermeridian (rot).

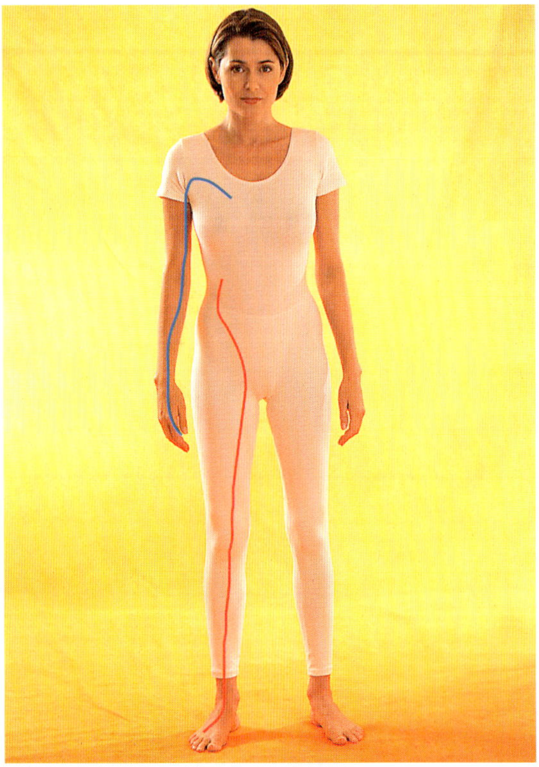

KREISLAUF-SEXUALITÄT-MERIDIAN (HERZBEUTELMERIDIAN, YIN/YANG)

Der Herzbeutel, der äußere Schutzschild des Herzens, wird für klinische Zwecke zum Teil den Yin-Organen zugeordnet, wobei er im Allgemeinen nicht vom Herzen unterschieden wird. Lediglich in seiner Eigenschaft, das Herz gegen äußere schädliche Einflüsse zu schützen, kommt ihm eine eigene Stellung zu. Entsprechend wird dem Herzbeutel auch ein eigener Meridian zugeordnet.

Die Druckpunkte dieses Meridians wirken auf den Kreislauf und seine Funktionen, auf Herzbeschwerden, auf seelische Störungen wie etwa Schlaflosigkeit und innere Unruhe und nicht zuletzt auf alle denkbaren Probleme im Bereich der Sexualität. Daher wird er auch als Kreislauf-Sexualität-Meridian bezeichnet.

DER DREIFACHE ERWÄRMER (YANG)

Die überwiegende Mehrheit der chinesischen Ärzte ist der Auffassung, dass der Dreifache Erwärmer oder Dreifache Brenner zwar eine Funktion, jedoch keine bestimmte Form hat. Am besten lässt er sich als funktionelle Beziehung zwischen den Organen

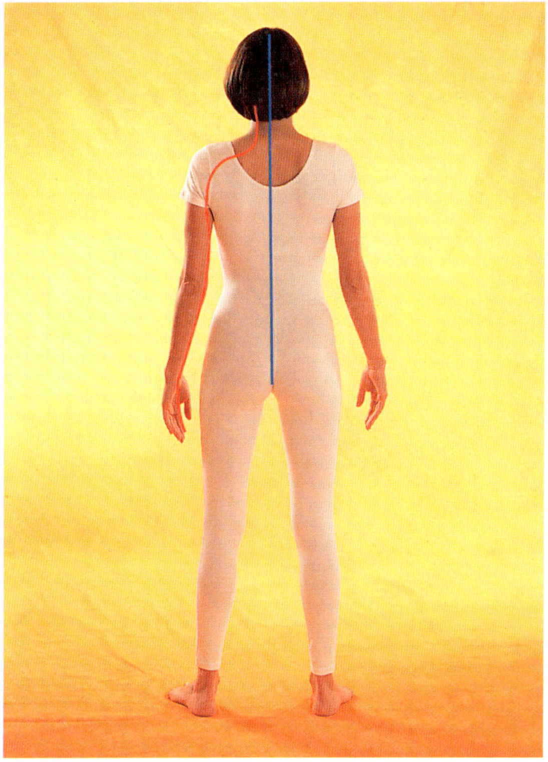

Der Dreifache Erwärmer (rot) und das Lenkergefäß (blau).

beschreiben, die das Wasser regulieren. Dies sind vor allem die Lunge, die Milz und die Nieren sowie die Blase und der Dünndarm. Außerhalb dieser Organe existiert der Dreifache Erwärmer nicht als selbstständige Einheit, sondern als Kette, welche die genannten Organe zu einem Ganzen vereint.
Diese Punkte des Dreifachen-Erwärmer-Meridians wirken auf die Ausscheidungsorgane, die Verdauungsfunktionen sowie auf die Atmung und werden entsprechend zur Behandlung von Beschwerden in diesen Bereichen angeregt.

DER GALLENBLASENMERIDIAN (YANG)

Die in der Leber aus überschüssigem Qi produzierte Galle wird in der Gallenblase gespeichert und in den Dünndarm abgesondert, wo sie den Verdauungsprozess unterstützt. Leber und Gallenblase sind entsprechend ihrer Aufgaben eng miteinander verbunden; eine Störung in einem dieser Organe zieht eine Disharmonie des anderen nach sich.
Die Akupressurpunkte dieses Meridians wirken auf Gallenblasenerkrankungen, aber auch auf psychische Störungen, u. a. Nervosität, sowie auf Kopfschmerzen und Gelenkbeschwerden.

DAS LENKERGEFÄSS (YANG)

Diese wichtige Leitbahn wirkt in ihrem oberen Teil ausschließlich auf die Seele, in ihrem unteren Abschnitt hingegen rein körperlich.

DAS KONZEPTIONSGEFÄSS (YIN)

Diese – wie das Lenkergefäß in der Körpermitte verlaufende – Leitbahn besitzt einen eigenständigen Energiekreislauf.

Der Gallenblasenmeridian (rot), das Konzeptionsgefäß (grün) und das Lenkergefäß (blau).

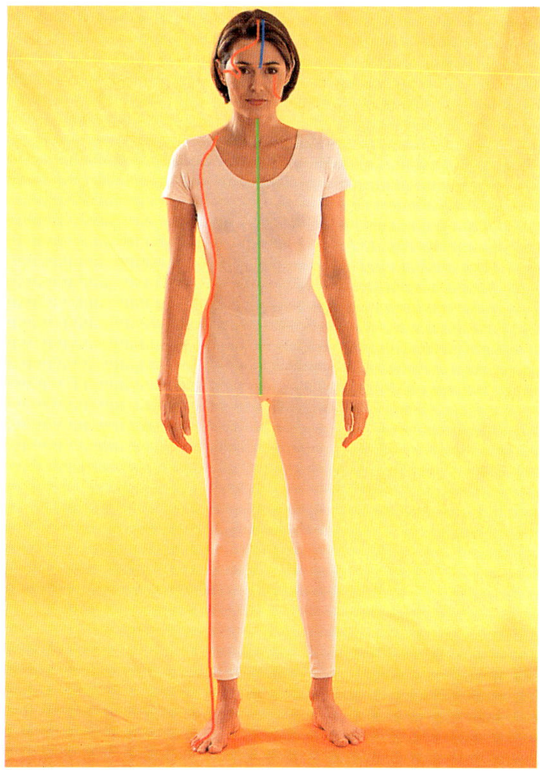

Die Sonne geht auf – mit Folgen für die ganze Tier- und Pflanzenwelt. Alle Lebewesen unterliegen ihrem Rhythmus.

Die chinesische Organuhr

Ebbe und Flut, der Wechsel von Licht und Dunkelheit, von Tag und Nacht, die Jahreszeiten: Die gesamte Natur – Pflanzen, Tiere und Menschen – ist in feste Rhythmen eingebunden, die sich im Lauf eines ganzen Jahres oder eines Tages wiederholen. So durchleben die Menschen innerhalb der 24 Stunden eines Tages viele verschiedene Phasen, die sich auf Körper, Geist und Seele unterschiedlich stark auswirken. Abhängig von der Tageszeit reagiert der Körper verschieden auf Nahrung, Stress, Schmerzen und Krankheit sowie Heilmittel. Auch die einzelnen körperlichen Funktionen wie Kreislauf, Wärmebildung, Hormonausschüttung unterliegen Schwankungen: Frühmorgens sind beispielsweise Hände und Füße gut durchblutet und damit am wärmsten. Auch die Haut hat Phasen unterschiedlicher Aktivität. Es gibt Zeiten, in denen man geistig leistungsfähiger ist, und Phasen, in denen man besonders viel Ruhe benötigt.

SEINEN NATÜRLICHEN RHYTHMUS LEBEN

Viele dieser biologischen Zyklen wurden inzwischen untersucht, beispielsweise lebenswichtige Körperfunktionen wie Herzschlag oder Atemfrequenz. Von einigen dieser so genannten Biorhythmen weiß man heute, dass sie schon in der menschlichen Erbsubstanz, in den Genen, festgelegt sind. Andere Rhythmen unterliegen tageszeitlichen Veränderungen (sie werden beispielsweise von der Sonnenaktivität bestimmt) oder hängen von den Mondphasen ab. Viele dieser körperlichen Veränderungen sind auch von klimatischen Bedingungen und den Lichtverhältnissen der Jahreszeiten beeinflusst.

ZUR RICHTIGEN ZEIT AKUPRESSIEREN

Was heute höchst populär ist, war den alten Chinesen schon lange vor Christi Geburt bekannt. Die chinesischen Ärzte wussten bereits vor rund 3000 Jahren, dass die Leistungsfähigkeit der menschlichen Organe und des Geistes bestimmten Schwankungen unterliegt, da sie zu verschiedenen Tageszeiten mit Energie (Lebenskraft) unterschiedlicher Intensität durchpulst werden. Basierend auf ihren Beobachtungen und den daraus gewonnenen Erkenntnissen entwickelten die alten Chinesen die so genannte Organuhr. Aus dieser Uhr wird ersichtlich, zu welchen Tageszeiten die einzelnen Organe am aktivsten und wann sie am anfälligsten sind.

Für die Akupressur ist diese Organuhr insofern von großer Bedeutung, als Sie versuchen sollten, die Druckpunkte des zu behandelnden Organs zur aufnahmefähigsten Zeit zu stimulieren.

1 Uhr

Der Körper befindet sich im absoluten Leistungstief: Kreislauf, Blutdruck und Leistungsbereitschaft sind bei Tiefstwerten angelangt.

4 Uhr

Die Hauptzeit der Leber, die jetzt die Stoffwechselprodukte des vergangenen Tages verarbeitet und nun am aufnahmefähigsten für Insulingaben ist.

5 Uhr

Die Ausschüttung des Nebennierenrindenhormons Kortison erreicht ihren Höhepunkt, ebenso die des männlichen Geschlechtshormons Testosteron.

6 Uhr

Zeit zum Aufstehen: Der Körper stellt vermehrt Blutzucker, Aminosäuren und andere Stoffe für Leistung und Aktivität bereit. Jetzt lässt sich der Blutdruck am besten regulieren.

7 Uhr

Die Zeiger der Organuhr weisen auf den Dickdarm. In diese Zeit (bis 8 Uhr) sollte nach Möglichkeit die tägliche Darmentleerung fallen, denn das macht den Körper noch leistungsfähiger und gesünder.

9 Uhr

Jetzt ist »Magenzeit«, der beste Moment für seine Behandlung und Stimulierung. Impfungen werden zu dieser Uhrzeit besser vertragen als sonst am Tag.

10 Uhr

Die Körpertemperatur hat nun ihren absoluten Höhepunkt erreicht. Auch Konzentrationsfähigkeit und Gedächtnis sind in Hochform.

11 Uhr

Zu diesem Zeitpunkt haben Herz und Kreislauf ihre beste Phase: Der Körper ist am leistungsfähigsten. Sportliche Aktivitäten sind jetzt am günstigsten und wirkungsvollsten.

12 Uhr

Die Säurebildung im Magen steigt an, langsam stellt sich Hunger ein. Die Leistungsfähigkeit des Gehirns sinkt ab, da nun vermehrt Blut in die Verdauungsorgane geleitet wird.

13 Uhr

Jetzt arbeitet die Galle verstärkt. Galletreibende Mittel und Behandlungen gegen Gallenbeschwerden wirken nun besonders gut.

In Zeiten, wo Ihr Körper nicht so will wie Sie – etwa morgens oder bei der Mittagsmüdigkeit –, lässt sich mit Akupressur etwas gegen Antriebsschwäche unternehmen.

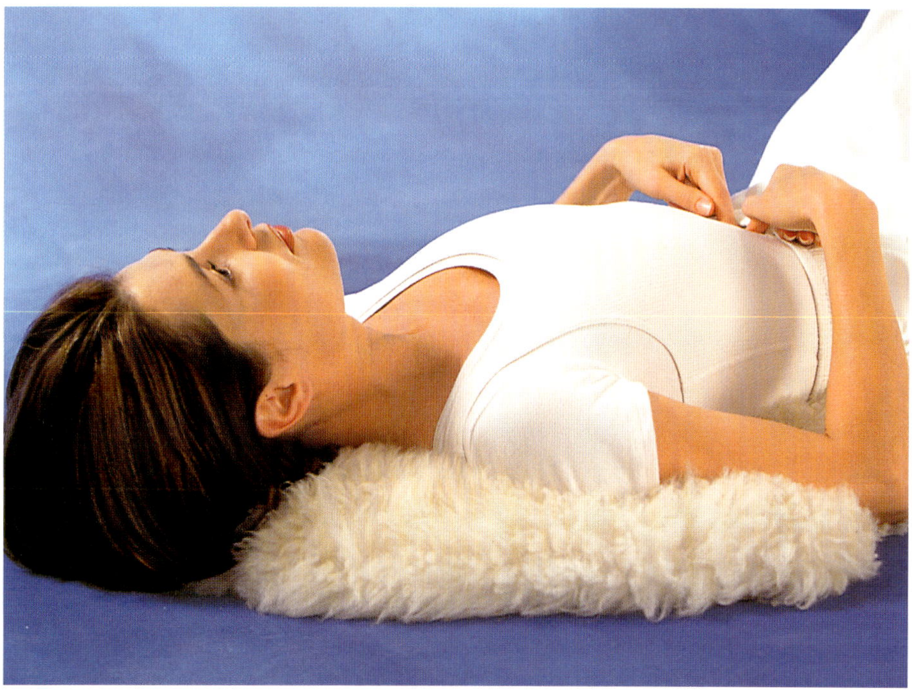

14 Uhr

Alle Energie konzentriert sich auf den Dickdarm und auf die Verdauung. Die Schmerzempfindung ist herabgesetzt, weshalb nun schmerzhafte Behandlungen vorgenommen werden sollten und auch Narkotika am besten wirken. Zugleich ist jetzt auch die beste Zeit zum Lernen, da das Langzeitgedächtnis seinen Höhepunkt erreicht hat.

16 Uhr

Der Körper befindet sich im zweiten Leistungshoch des Tages: Der Trainingseffekt körperlicher Übungen ist nun am höchsten, geistige Arbeit geht jetzt am leichtesten von der Hand.

18 Uhr

Die Atmung ist in dieser Tagesphase besonders intensiv, Haare, Finger- und Zehennägel wachsen schneller als sonst.

Nacht: Wenn manche Lebewesen noch hochaktiv sind, hat im menschlichen Körper der Parasympathikus das Sagen.

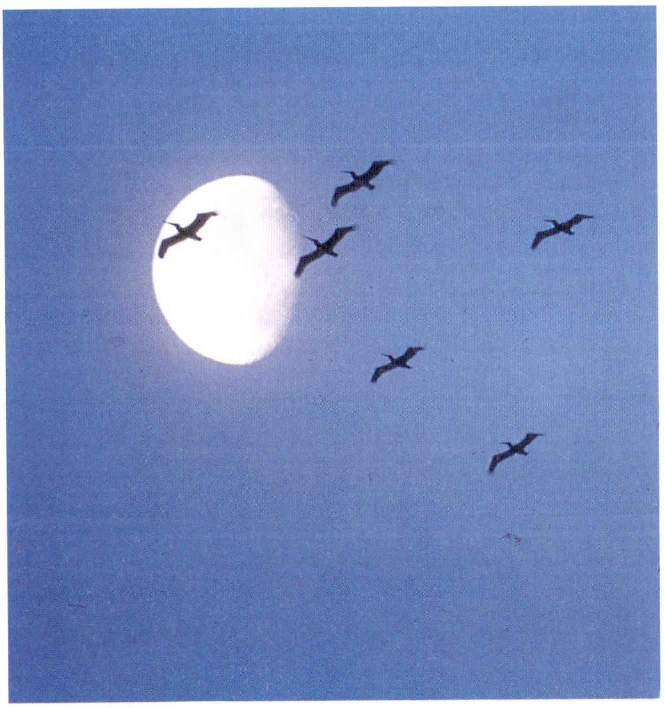

19 Uhr

Der Höhepunkt der Nierentätigkeit wird erreicht, Blutdruck und Pulsfrequenz sinken dagegen ab. Behandlungen von Magenbeschwerden, vor allem von Gastritis und Geschwüren, wirken nun besonders gut.

20 Uhr

Behandlungen gegen Allergien und Asthma sollten jetzt vorgenommen werden. Alle Heilmittel wirken nun am stärksten, sind in entsprechend geringeren Dosierungen erforderlich und entfalten weniger Nebenwirkungen.

21 Uhr

Der Körper und die Verdauungsorgane stellen sich langsam auf die Nachtruhe ein. Was jetzt noch gegessen wird, bleibt meist die ganze Nacht unverarbeitet im Magen liegen und belastet den Schlaf. Dies gilt vor allem für schwer verdauliche Speisen wie Fleisch und Käse.

23 Uhr

Der Parasympathikus – der Teil des Nervensystems, der alle körperlichen Prozesse drosselt und beruhigt (im Gegensatz zum Sympathikus, der verstärkt und beschleunigt) – übernimmt das Regiment: Der Stoffwechsel und die Energiezufuhr werden gedrosselt, die Konzentrationsfähigkeit und der Blutdruck nehmen ab. Alles im Körper ist auf Ruhe und Erholung eingestellt.

24 Uhr

Viele Frauen entbinden zwischen Mitternacht und Morgengrauen. Wehenauslösende Mittel wirken jetzt besonders intensiv. Durch das Absinken des Blutdrucks und der Pulsfrequenz treten um diese Zeit allerdings auch gehäuft Durchblutungsstörungen auf.

Richtig akupressieren

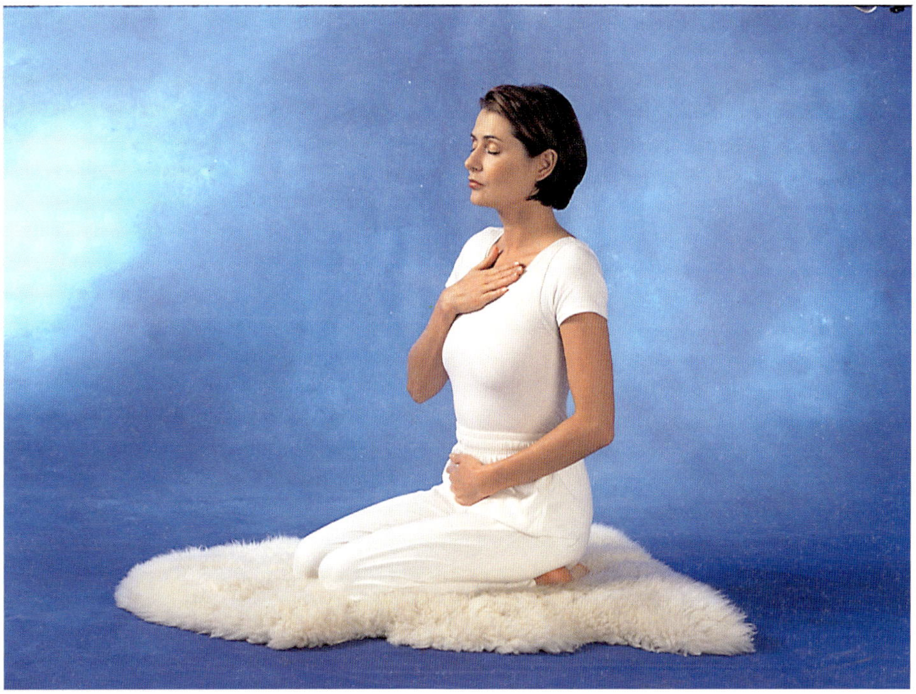

Ruhiger, entspannter und tiefer Atem ist eine der wichtigsten Voraussetzungen für eine erfolgreiche Selbstbehandlung. Und das gilt nicht nur für die Akupressur.

Mit Hilfe der Akupressur können Sie viele verschiedene Beschwerden sowie so manche Symptome chronischer Befindlichkeitsstörungen wirksam behandeln. Damit diese alte chinesische Heilkunst ihre wohl tuenden Wirkungen voll entfalten kann, ist es wichtig, ihre exakte Durchführung in allen Einzelheiten kennen zu lernen und dabei auch einige wichtige Regeln zu beachten.

Mindestens ebenso bedeutsam ist jedoch Ihre innere Haltung beim Akupressieren. Ein Anliegen der Akupressur ist die Förderung des Körperbewusstseins, denn durch die Aktivierung der Selbstheilungskräfte nehmen Sie Kontakt mit Ihrem Körper auf. Dies erfordert eine gewisse Offenheit gegenüber sich selbst und dem eigenen Körper. Führen Sie sich das immer wieder vor Augen – denn so finden Sie am besten den Zugang zu Ihren Energien und lernen, harmonisch und sanft mit ihnen umzugehen.

DIE GOLDENEN REGELN DER AKUPRESSUR

Um den Nutzen der chinesischen Heilmassage in ganzem Umfang auszuschöpfen, sollten Sie folgende Empfehlungen beherzigen:

- Behandeln Sie sich nie unter Zeitdruck, denn die wohltuenden Wirkungen dieser Heilmethode können sich nur in entspannter Atmosphäre entfalten. Wenn Ihnen die Zeit für Ihre Übungen knapp wird, so lassen Sie das Akupressieren an diesem Tag lieber ausfallen, oder verschieben Sie es um einige Stunden.
- Sorgen Sie dafür, dass Sie während der Behandlungszeit ungestört sind. Unter Umständen empfiehlt es sich, das Telefon und die Klingel leise zu stellen.
- Wählen Sie zum Akupressieren eine behagliche Umgebung, die Ihnen angenehm ist und in der Sie sich gut entspannen können. Der Raum, den Sie auswählen, sollte angenehm temperiert und gut gelüftet sein, denn Wärme und frische Luft fördern die Entspannung zusätzlich.
- Wählen Sie zum Akupressieren eine Position im Sitzen oder Liegen, je nachdem, wie Sie sich wohler fühlen und auch abhängig davon, welche Körperregion Sie behandeln wollen.
- Achten Sie auf Bauchatmung: Dabei dehnt sich der Bauch beim Einatmen, beim Ausatmen hebt sich das Zwerchfell.

- Tragen Sie möglichst bequeme Kleidung, denn enge Gürtel und Hosenbünde behindern die Blutzirkulation und beeinträchtigen die Atmung. Am besten eignen sich Kleidungsstücke aus natürlichen Materialien wie Baumwolle, Leinen oder Wolle – Kunstfasern sollten Sie ohnehin meiden.
- Achten Sie darauf, dass Ihnen warm ist, denn durch die tiefe Entspannung beim Akupressieren sinken Blutdruck, Pulsfrequenz sowie die Körpertemperatur. Ziehen Sie lieber einen dickeren Pullover an. Zur Bequemlichkeit bei der Behandlung empfiehlt es sich, die Schuhe auszuziehen.

Versuchen Sie immer, sich bei der Behandlung auf den Fluss Ihrer Lebensenergien zu konzentrieren. Dies ist wichtiger, als das Augenmerk auf ein isoliertes Beschwerdebild zu richten.

- Halten Sie stets die Fingernägel kurz, damit Sie sich beim Drücken nicht verletzen.
- Führen Sie die Akupressurbehandlung nie unmittelbar vor einer Hauptmahlzeit und nie mit vollem Magen durch. Nach einer leichten Mahlzeit sollten Sie mindestens eine Stunde, nach einem üppigen Gericht sogar zwei bis drei Stunden warten, bevor Sie mit der Behandlung beginnen. Denn ein voller Magen behindert den Blutstrom sowie den Energiefluss und kann Übelkeit verursachen.
- Warten Sie auch mindestens zwei bis drei Stunden mit dem Akupressieren, wenn Sie alkoholische Getränke zu sich genommen haben.
- Meiden Sie eisgekühlte Getränke, besonders während der Wintermonate, denn Kälte schwächt die Körperfunktionen und beeinträchtigt die Wirkungen der Akupressur enorm. Trinken Sie lieber vor oder nach der Behandlung heißen Kräutertee.
- Für ein optimales Ergebnis sollten Sie die Akupressurübungen möglichst täglich durchführen – einerlei, ob Sie diese zur Erhaltung Ihres Wohlbefindens oder zur Behandlung von spezifischen Gesundheitsstörungen anwenden. Falls Sie nicht jeden Tag akupressieren können, genügt es auch zwei- bis dreimal wöchentlich.
- Wenn Sie Akupressur gegen bestimmte Beschwerden einsetzen, empfiehlt es sich, die Behandlung nach dem Verschwinden der Symptome noch einige Tage weiterzuführen. Damit können Sie einem Rückfall wirkungsvoll vorbeugen.
- Akupressieren Sie nicht länger als insgesamt eine halbe Stunde. Es empfiehlt sich auch nicht, einen Körperbereich länger als eine Viertelstunde zu behandeln. Häufig werden die Wirkungen der Akupressur unterschätzt; dabei können sie sehr stark sein und bei zu langer Anwendung zu viel Energie freisetzen. Das kann zu Kopfschmerzen und Übelkeit führen.

Kräutertee vor und nach der Behandlung ist das ideale Begleitgetränk zur Akupressur.

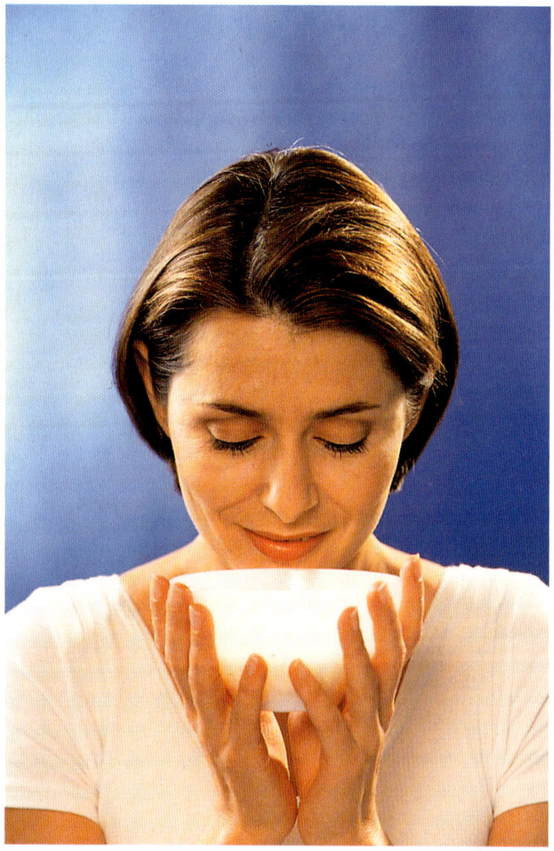

DAUER DER BEHANDLUNG

Jeder Mensch reagiert anders auf die Akupressur bestimmter Punkte; entsprechend ist die Dauer der Behandlung individuell abhängig von der energetischen Allgemeinverfassung und dem Alter des Betreffenden: Sie schwankt zwischen 30 Sekunden und 10 Minuten. Kleinkinder sollten generell nicht länger als eine halbe Minute an einem Punkt akupressiert werden. Bei älteren Menschen, bei denen sich im Lauf der vielen Lebensjahre energetische Blockaden gebildet haben, kann es mitunter sehr viel länger dauern, bis sich diese Störungen aufgelöst haben. Einerlei, wie alt Sie sind oder wie es um Ihr augenblickliches Befinden steht: Der Körper signalisiert Ihnen garantiert, wann er genug hat. Dann beenden Sie die Behandlung. Ganz wichtig ist, dass Sie sofort mit dem Akupressieren aufhören, wenn unerwartete Befindlichkeitsstörungen auftreten, z. B. Schwindel, Kopfschmerzen oder Übelkeit.

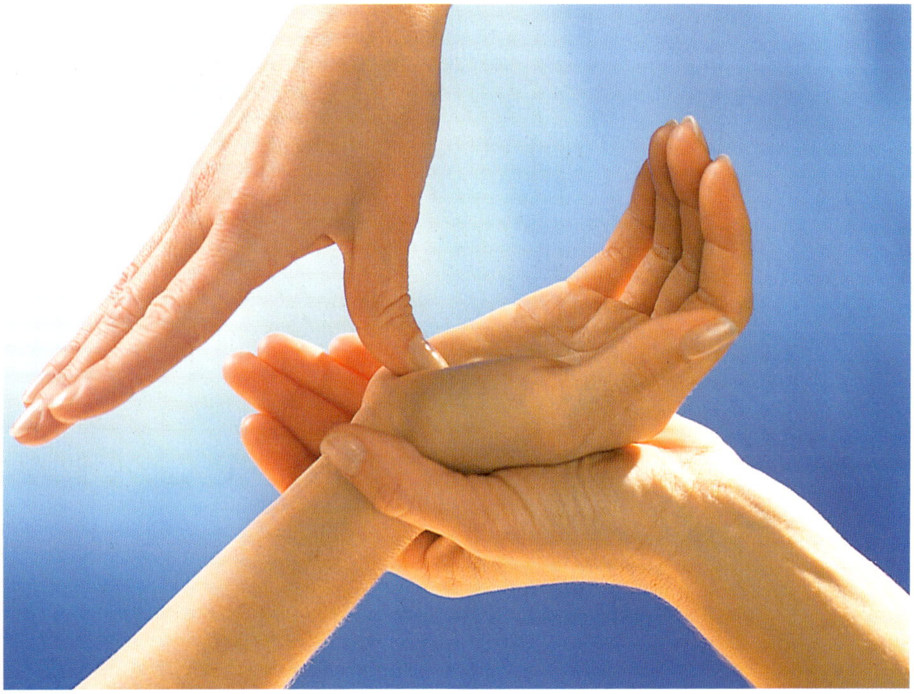

Sensibilität und die Bereitschaft, etwas auszuprobieren, sind wichtiger, als sich an strengen Behandlungsregeln zu orientieren. Fingerspitzengefühl ist gefragt!

MIT FINGERSPITZENGEFÜHL ZUM DRUCKPUNKT

Tasten Sie den Bereich um den jeweiligen Punkt aufmerksam und behutsam ab. Es gibt immer eine bestimmte Stelle, an der Sie spontan das Gefühl haben, richtig zu liegen – diese Erfahrung werden Sie schon beim ersten Akupressieren machen. Die richtige Stelle unterscheidet sich meist durch eine andere Gewebefestigkeit und eine höhere Schmerzempfindlichkeit von der Umgebung. Oft lässt sich auch eine kleine Einbuchtung ertasten. Damit Ihre Akupressurbehandlung erfolgreich ist, sollten Sie stets versuchen, das Zentrum eines jeden Punktes zu akupressieren. Die elektrischen Punktsuchgeräte, die mittlerweile im Handel erhältlich sind, sind kein Ersatz für die einfühlsame und sensible menschliche Hand.

In welcher Reihenfolge Sie die empfohlenen Druckpunkte akupressieren, liegt ganz bei Ihnen und Ihren Erfahrungen. Machen Sie sich über Ihre Eindrücke Notizen!

JEDER PUNKT WIRKT ANDERS

Art und Lage der Akupressurpunkte bewirken äußerst unterschiedliche Reaktionen. Wo Sie akupressieren sollten, wird – außer von Ihrem Beschwerdebild – von der energetischen Situation Ihres Körpers bestimmt. Auch hier gilt wieder: In gewissem Maß müssen Sie selbst erkennen, was Ihnen gut tut. Deshalb sind zu allen Beschwerden in Kapitel 3 mehrere Punkte aufgeführt.

Harmonisierungspunkte

Sie liegen am Anfang und am Ende jedes Meridians und dienen dazu, die Energien in allen ihnen zugeordneten Organen und Organbereichen zu harmonisieren.

Beruhigungs- oder Sedierungspunkte

Die Dämpfungspunkte werden bei allen Überfunktionen, also bei Energieüberfluss, behandelt. Auch bei einem gestörten Verhältnis zwischen Spannung und Entspannung kommen diese Punkte zum Einsatz. Durch die Aktivierung von Beruhigungspunkten wird Energie aus dem Körper abgeleitet.

Anregungs- oder Tonisierungspunkte

Pro Meridian gibt es einen Anregungspunkt, durch dessen Behandlung bei allgemeinem Kräftemangel Energie und Aktivität angeregt werden. Über diesen Punkt können Sie auch im Notfall verborgene Kraftreserven aktivieren.

Spezialpunkte

Diese Punkte liegen meist außerhalb der Meridiane. Spezialpunkte entfalten bei ganz bestimmten Beschwerden eine große Heilwirkung.

Alarmpunkte

Diese Punkte sind von Interesse für bereits geübte Akupressierer, da sie einerseits als Diagnose- und andererseits als Erste-Hilfe-Punkte fungieren.

WARNHINWEISE

Wenn Sie an einer der folgenden Krankheiten leiden, darf die Selbstbehandlung mit Akupressur nicht angewandt werden:

- Schwere Herz- und Kreislauferkrankungen
- Lokale Hautveränderungen im Bereich der Druckpunkte (Eiterungen, Geschwüre, Pilzinfektionen, Narben)
- Übertragbare Hautkrankheiten
- Schwere bakterielle Infektionen

Zum Sedieren akupressieren Sie im Uhrzeigersinn, also in rechtsdrehenden Kreisbewegungen …

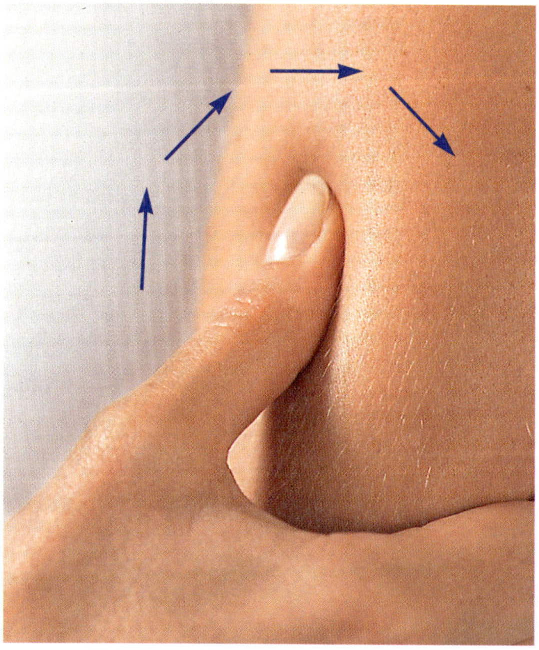

… zum Tonisieren gegen den Uhrzeigersinn, also in Kreisen nach links.

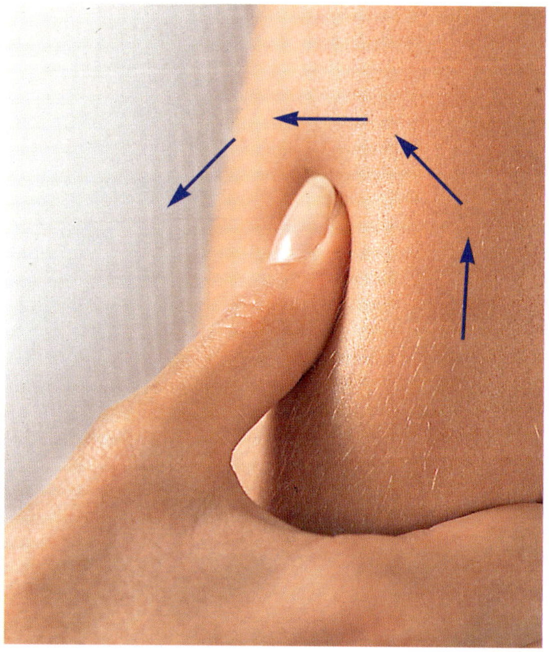

DIE WICHTIGSTEN DRUCKREGELN

- Wenden Sie langsamen, rhythmischen Druck an, damit die Gewebeschichten und die inneren Organe sich auf die Behandlung einstellen und richtig reagieren können. Vermeiden Sie stets abrupten und gewaltsamen Druck.
- Gehen Sie bei den Punkten am Unterleib sehr behutsam vor. Während einer Schwangerschaft sollten Sie das Akupressieren in diesem Bereich gänzlich unterlassen.
- Die Gebiete der Lymphdrüsen, wie die Leiste, der Halsbereich unterhalb der Ohren, die Achselhöhlen in der Nähe der Brust, sind sehr empfindlich. Akupressieren Sie hier entsprechend nur sehr sanft mit leichtem Druck.
- Akupressieren Sie nicht an verletzten, verbrannten oder infizierten Körperstellen sowie an Geschwüren und Pickeln.
- Arbeiten Sie auch nicht unmittelbar an frischen Narben: Während des ersten Monats nach der Operation sollten Sie die betreffende Stelle nicht drücken. Das vorsichtige Akupressieren einige Zentimeter von der Narbe entfernt kann jedoch den Heilungsprozess fördern. Sprechen Sie im Zweifelsfall mit Ihrem Arzt.
- Da alle Meridiane bis auf das Lenker- und das Konzeptionsgefäß paarig angelegt sind, akupressieren Sie die jeweiligen Druckpunkte gleichzeitig oder nacheinander auf beiden Körperhälften.

DIE GRIFFTECHNIKEN

Über die Jahrtausende hinweg, in denen die Akupressur angewandt wurde, haben sich viele verschiedene Vorgehensweisen in der praktischen Durchführung dieser Heilmethode entwickelt. Sie werden schnell selbst eigene Vorlieben entwickeln, wenn Sie die einzelnen Varianten ausprobieren. Nur selten sollten Punkte in einer ganz bestimmten Weise akupressiert werden; im Behandlungsteil wird darauf jeweils hingewiesen.

Drücken

Setzen Sie die Kuppe des Daumens, Zeige- oder Mittelfingers ins Zentrum des Punktes, und massieren Sie dann kreisend: bei stärkeren Schmerzen und wenn Sie noch ungeübt sind, mit leichtem Druck; bei chronischen Leiden können Sie mittelstarken Druck ausüben.

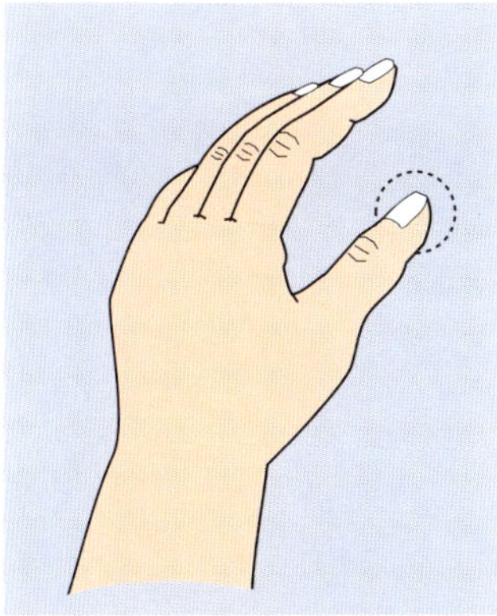

Schieben und Ziehen

Hierbei werden mit dem Zeige- oder dem Mittelfinger Schiebebewegungen entlang einer Linie oder einer Zone ausgeführt. Der massierende Finger sollte gestreckt sein. Schieben zur Körpermitte hin wirkt energieaufbauend und stärkend; Ziehen nach außen wirkt energieableitend und dämpfend.

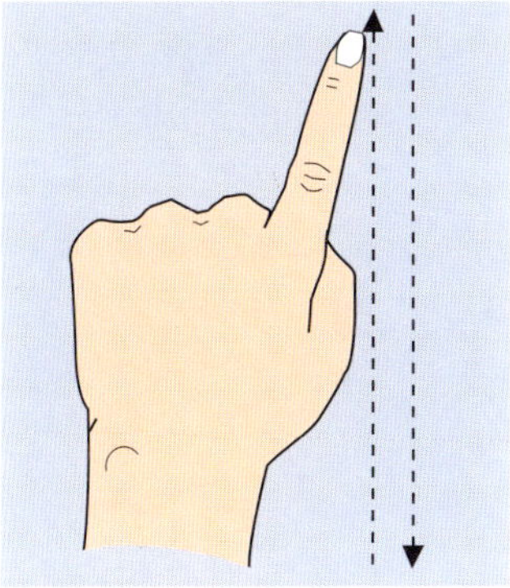

Punktieren

Mit der Kuppe von Zeige- oder Mittelfinger werden Klopf- oder Stoßbewegungen auf dem zu akupressierenden Punkt gemacht.

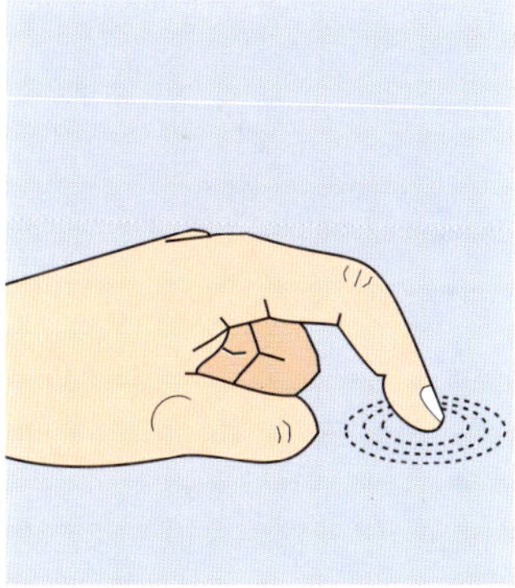

Teilen und Vereinigen

Dabei vollführen beide Daumenkuppen ausgehend vom Druckpunkt schiebende Bewegungen nach außen (teilen) oder treffen von außen nach innen auf dem Punkt zusammen (vereinigen).

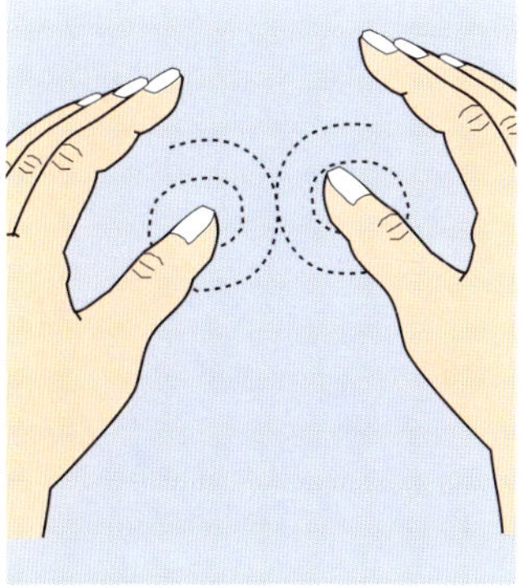

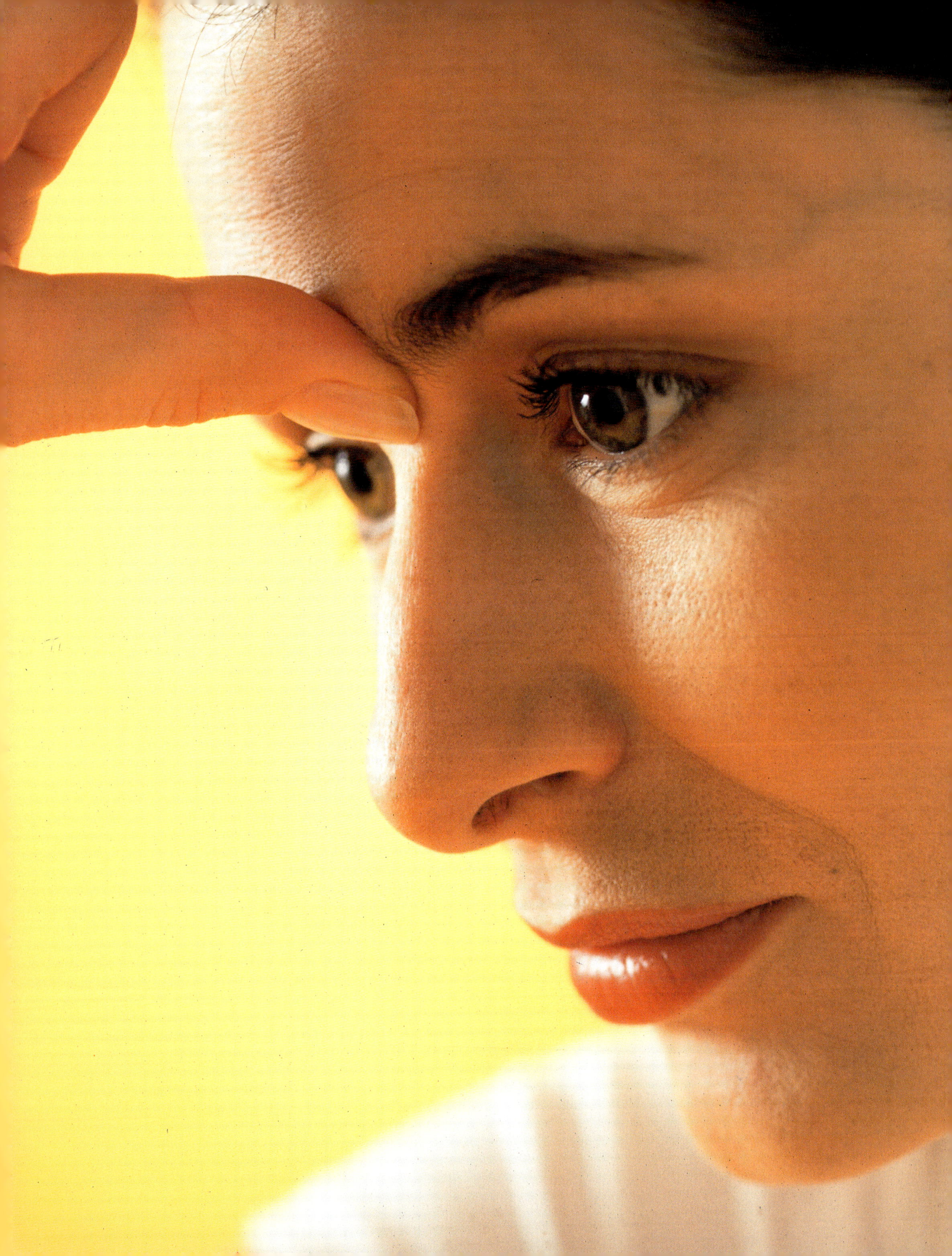

3 Von Kopf bis Fuß gesund

Mit Hilfe der chinesischen Druckpunktmassage lassen sich zahlreiche Alltagsbeschwerden auf sanfte Weise lindern – und oft vollkommen heilen. Dies gilt für akute Störungen, die schneller Hilfe bedürfen, wie auch für chronische Beschwerden. Dabei ist die Akupressur eine ideale Heilmethode zur Selbstanwendung – im Gegensatz etwa zur Akupunktur können Sie hier so gut wie keinen Schaden anrichten. Sollte es trotzdem Bedenken geben, wird bei der Beschreibung der jeweiligen Beschwerde darauf hingewiesen. Darüber hinaus werden Sie feststellen, wie sich bei mehrmaliger Anwendung Ihr Körperbewusstsein verändert: Sie werden sensibler in Ihren Empfindungen und sicherer bei der Beantwortung der Frage, was Ihr Körper in bestimmten Situationen braucht.

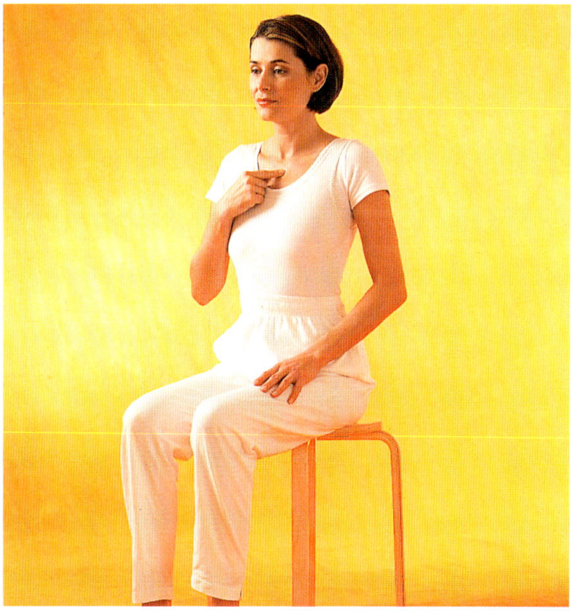

Links: Das hat jeder schon gemacht – ohne nachzudenken: Fingerdruck gegen Kopfschmerzen. Oben: Eine wichtige Voraussetzung bei der Selbstbehandlung mit Akupressur ist eine entspannte Haltung.

So behandeln Sie sich selbst

Der richtige Fingerdruck für jedes Leiden

Akupressur dient nicht nur dazu, die Energien zu harmonisieren, das allgemeine Wohlbefinden zu fördern und damit die Gesundheit zu erhalten, es leistet auch in kranken Tagen erstaunlich gute und wirksame Hilfe. Von Allergien über Nebenhöhlenentzündungen bis Zahnschmerzen – es gibt kaum eine Beschwerde, bei der Akupressur das aus dem Lot geratene körperliche, seelische und geistige Gleichgewicht nicht wieder austarieren könnte. Die unangenehmen Begleiterscheinungen der Erkrankung werden wirksam gelindert und oftmals ganz beseitigt.

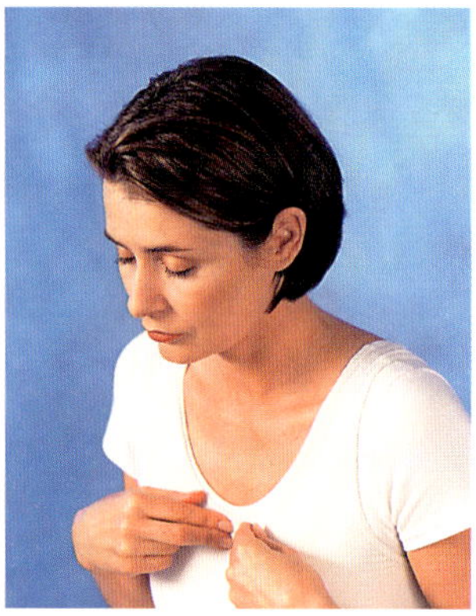

Akupressur: eine wirksame Hilfe gegen viele Leiden.

Die in diesem Kapitel in einfachen Schritten vorgestellten Akupressurbehandlungen können Sie ohne jedes Hilfsmittel und in fast jeder Situation bei sich anwenden.

AKUPRESSUR NEBEN DER ÄRZTLICHEN THERAPIE

Doch Akupressur hilft nicht generell bei jedem gesundheitlichen Problem, nicht zu jeder Zeit und auch nicht immer bei jedem Menschen: Die Empfehlungen in diesem Buch sollen und können nicht die individuelle Untersuchung, Beratung und Behandlung des Arztes ersetzen, sondern dienen in erster Linie dazu, die ärztlichen Bemühungen sinnvoll zu ergänzen und zu unterstützen. Bei ernsteren Erkrankungen sollten Sie immer Ihren Arzt über Ihr Vorhaben informieren, Akupressur als Unterstützung seiner Therapie anzuwenden.

Ganz selten treten in Folge der Akupressur Befindlichkeitsstörungen auf. Ist dies bei Ihnen der Fall, dann hören Sie umgehend mit dem Akupressieren auf. Verschlimmern sich Ihre Beschwerden unter Umständen noch weiter, dann suchen Sie bitte einen Arzt auf.

ALLTAGSBESCHWERDEN UND IHRE BEHANDLUNG

Auf den folgenden Seiten finden Sie über 40 Beschwerden und Anregungen, wie sie mit Akupressur zu behandeln sind. Damit Sie nicht erst lange blättern müssen, wurden die Krankheitsbilder in alphabetischer Reihenfolge geordnet.

Bei jeder Beschwerde werden zunächst Symptome und Ursachen kurz erläutert, soweit Sie über sie Bescheid wissen sollten. Im Anschluss sind die einzelnen Behandlungspunkte mit ihren chinesischen

Namen und ihrer Zuordnung zu den Meridianen dargestellt. Ihre Lage wird durch detaillierte Zeichnungen veranschaulicht. Zum Teil finden Sie auch Angaben zur Grifftechnik, Druckintensität und Dauer der Behandlung. Ausgewählt wurden nur jene Punkte, die sich in der Praxis bewährt haben, die leicht zugänglich und auch von Laien problemlos zu finden sind.

ZUR ERINNERUNG

Bevor Sie mit dem Akupressieren beginnen, sollten Sie sich noch einmal die verschiedenen Drucktechniken (siehe Seite 41) und die Regeln zur Selbstbehandlung mit Akupressur (siehe Kasten) ins Gedächtnis rufen. Wenn Sie diese Empfehlungen beherzigen, dann steht Ihrem Behandlungserfolg nichts mehr im Wege.

Wenn man gerade dabei ist, seine ersten Erfahrungen mit Akupressur zu sammeln, kann es natürlich oft eine gewisse Zeit dauern, bis man die Punkte sicher findet und die Übungen souverän beherrscht. Aber nach diesen Anlaufschwierigkeiten geht es dann besser – je nach Punkt und Übung mehr oder weniger. Bald wissen Sie schon fast instinktiv, wo und wie Sie akupressieren müssen.

ZUR PUNKTSUCHE

Zu jeder Behandlung finden Sie im Folgenden eine oder mehrere Zeichnungen. Hier können Sie erkennen, an welchem Punkt Sie zum Akupressieren ansetzen müssen. Falls Sie sich einmal nicht ganz sicher sind, ob Sie den richtigen Punkt gefunden haben, sollten Sie sich bei Ihrer weiteren Suche nicht einfach sklavisch an die Zeichnung halten. Versuchen Sie dagegen vielmehr, sich an den richtigen Punkt heranzutasten – meist spürt man ganz genau, ob man richtig liegt oder nicht.

Bei den Behandlungen sind die Punkte, die Sie akupressieren sollen, durch eine Buchstaben-Zahlen-Kombination bezeichnet:

- Großbuchstaben bezeichnen den Meridian, auf dem der betreffende Punkt liegt.
- Zahlen geben an, um welchen Punkt auf diesem bestimmten Meridian es sich handelt.

DI 4 steht also für den vierten Punkt auf dem Dickdarmmeridian, LU 9 für den neunten auf dem Lungenmeridian.

Die Kürzel, die die Lage eines Akupressurpunktes am Körper bezeichnen, dienen als allgemein gültiges Standardbezugssystem, das praktisch alle professionellen Akupressurtherapeuten verwenden. So können Sie auch andere Literatur zum Thema mit den Kenntnissen aus diesem Buch leicht benutzen.

Tip: Solange Sie noch Schwierigkeiten bei der Suche der einzelnen Punkte haben, hilft es Ihnen vielleicht, aufgefundene Punkte mit einem Filzstift zu markieren. So unterstützen Sie Ihr Erinnerungsvermögen auch visuell.

DIE WICHTIGSTEN REGELN ZUR SELBSTBEHANDLUNG

- Kurz vor oder nach dem Essen sollten Sie nicht akupressieren. Warten Sie nach einer Hauptmahlzeit zwei bis drei Stunden mit der Behandlung; dies gilt ebenso nach dem Genuss von Alkohol.
- Ihre Hände sollten warm und Ihre Fingernägel kurz geschnitten sein.
- Der Raum, in dem Sie akupressieren wollen, sollte gut gelüftet, warm und ruhig sein. Achten Sie darauf, dass Sie während der Zeit der Behandlung ungestört sind.
- Tragen Sie bei der Behandlung warme und bequeme Kleidung; die Schuhe sollten Sie ausziehen und stattdessen warme Wollsocken tragen.
- Beenden Sie das Akupressieren, wenn Ihnen unwohl wird, wenn Sie Kopfschmerzen bekommen oder wenn Ihnen schwindelig wird.
- Wenn Sie Punkte akupressieren, die auf paarig angelegten Meridianen liegen, sollten Sie immer beide Körperhälften behandeln.

DAUER DER BEHANDLUNG

Bei einigen Druckpunkten sind die Behandlungszeiten sowie auch die Druckintensität angegeben. Wo diese Angaben fehlen, akupressieren Sie ein bis zwei Minuten mit mittlerem Druck. Die Gesamtdauer der Akupressuranwendung sollte 30 Minuten nicht überschreiten.

Viele Akupressurtherapeuten geben überhaupt keine exakte Zeitvorgabe, denn die Behandlungsdauer hängt stets von der Art der Beschwerde sowie von der energetischen Verfassung des zu Behandelnden ab. Dementsprechend sind die Empfehlungen zu den Behandlungszeiten individuell oft sehr verschieden.

Mit ein wenig Erfahrung in der Druckpunktmassage spüren Sie rasch von selbst, wie lange die Behandlung wohl tuend und heilsam ist. Zeitangaben bei bestimmten Akupressurpunkten haben nur bei der jeweiligen Beschwerde Gültigkeit, bei der sie aufgeführt sind.

IHR GEFÜHL ENTSCHEIDET!

Bei zahlreichen Problemen kann die Dauer unter Umständen zu kurz oder zu lang sein. Mit etwas Übung finden Sie hier bald ein individuell richtiges Maß. Beenden Sie die Behandlung auf alle Fälle, wenn sie nicht mehr wohl tuend und angenehm ist. Für die Akupressur gilt, wie für viele Formen alternativer Behandlung: Sie selbst sind das Maß aller Dinge. Wenn Sie sich bei der bzw. durch die Behandlung wohler fühlen als zuvor, ist der Heilerfolg fast schon garantiert!

Vertrauen Sie bei der Behandlung ruhig Ihrem Gefühl. Das Schieben etwa können Sie wie unten gezeigt durchführen, oder indem Sie den zu behandelnden Körperteil zwischen Daumen und Zeigefinger nehmen.

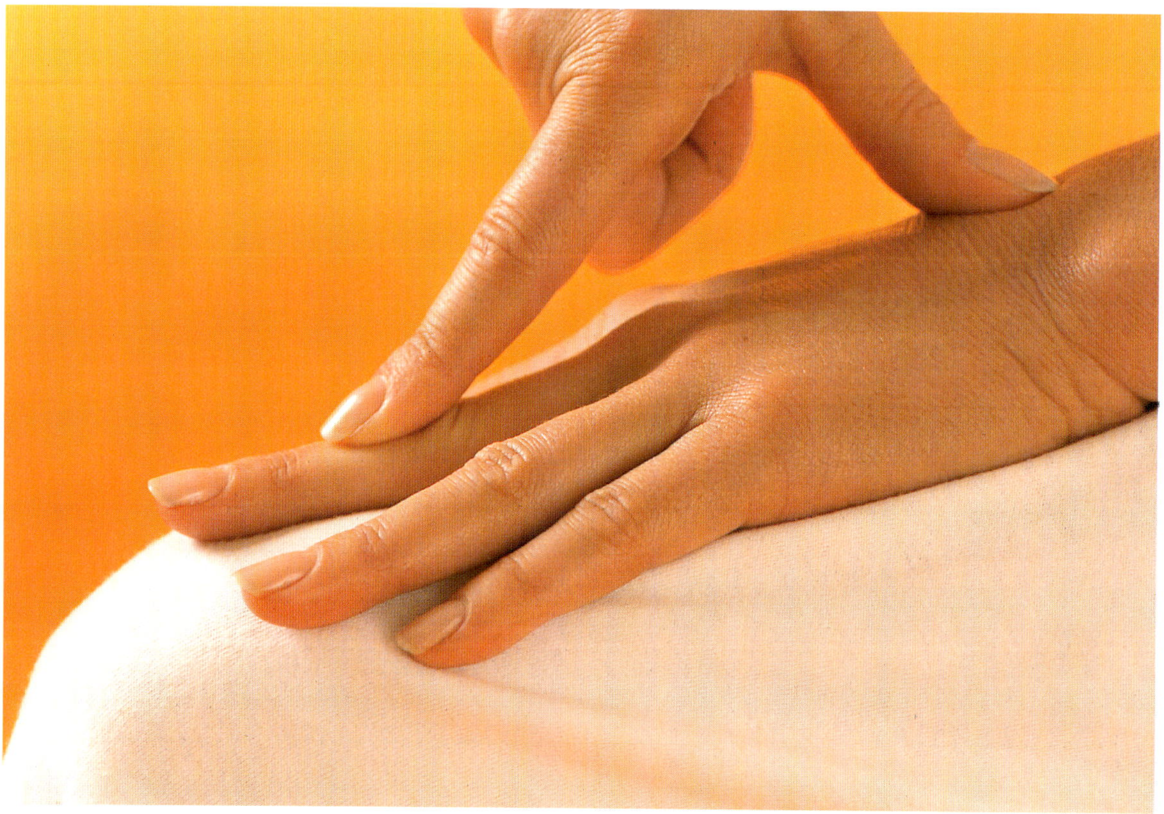

ALLERGIEN

Bestimmte Stoffe – Nahrungsmittel, Medikamente oder Umweltstoffe –, die für Gesunde in normaler Dosierung unschädlich sind, lösen beim Allergiker eine krankhafte Überempfindlichkeitsreaktion des Immunsystems aus. Es gibt viele unterschiedliche Allergien; eine besonders häufig auftretende Form ist die Kontaktallergie. Dabei löst der Hautkontakt mit bestimmten Stoffen eine allergische Reaktion aus. Solche »allergenen« Substanzen, häufig Nickel, Kobalt, Duftstoffe oder bestimmte kosmetische Grundstoffe, schädigen die Haut und führen zur Entstehung einer Kontaktdermatitis, einer allergischen Hautentzündung. Dabei sind alle Hautstellen, die mit dem auslösenden Stoff in Berührung kommen, gerötet und geschwollen. Im Verlauf der Krankheit entwickeln sich nässende und juckende Quaddeln, die oft schubweise auftreten und dann wieder verschwinden. Bei hoher Sensibilität gegen den allergenen Stoff kann sich die Allergie auch an Stellen zeigen, die nicht direkt mit der auslösenden Substanz in Kontakt gekommen sind. Die Ursachen von Allergien sind zum einen wohl in der wachsenden Umweltverschmutzung zu suchen, zum anderen darin, dass wir mit immer neuen, künstlich hergestellten Substanzen in Kontakt kommen, die unser Immunsystem nicht kennt. Allergien können aber auch erblich oder psychisch bedingt sein: Wer in dauerhaftem Stress und Anspannung lebt, dessen Haut reagiert auch entsprechend gereizt mit Überempfindlichkeit.

So akupressieren Sie

Sonjian – DI 3

- *Dieser Punkt liegt in dem Grübchen am Ende des dritten Fingerglieds des Zeigefingers, welches sich bildet, wenn Sie den Daumen abspreizen.*

Hegu – DI 4

- *Pressen Sie Ihren Daumen an den ausgestreckten Zeigefinger – dadurch bildet sich eine Muskelwölbung. Am höchsten Punkt dieser Erhebung liegt DI 4, »Verbindung mit dem Tal« genannt.*

Lieque – LU 7

- *Den Punkt finden Sie innen am Unterarm, etwa 3 Fingerbreit über dem Daumengelenk.*

Taiyuan – LU 9

- *Dieser Punkt liegt am äußeren Ende der Handgelenksfurche.*

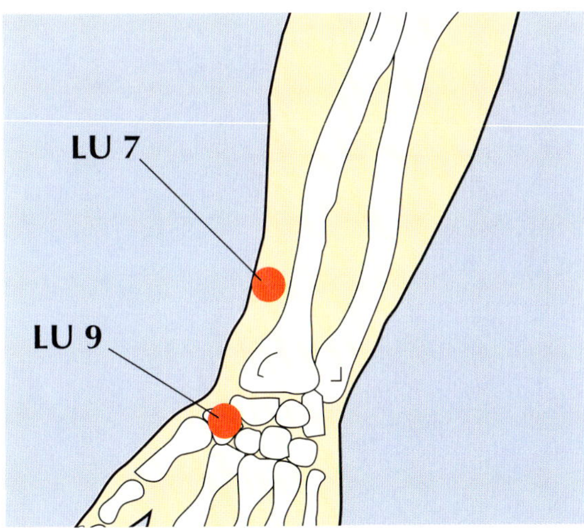

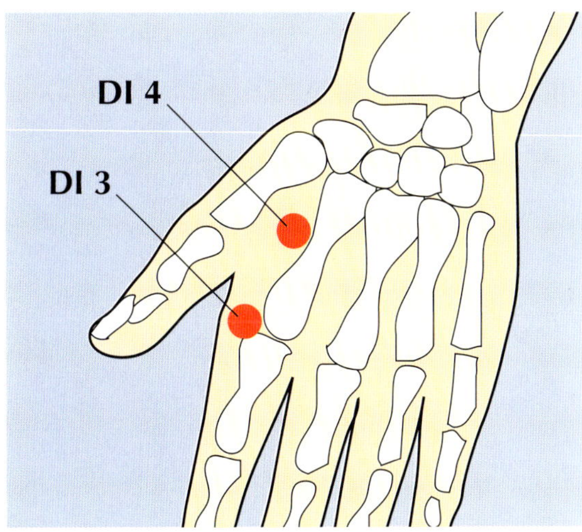

AKNE

Bei dieser meist chronisch auftretenden Hauterkrankung sind die Poren der Haut durch eine überhöhte Talgproduktion verstopft. Die Folge davon sind unschöne Mitesser, Pickel und Pusteln.

Akne ist überwiegend hormonell bedingt: In der Pubertät steigt auch die Bildung des männlichen Keimdrüsenhormons Testosteron bei beiden Geschlechtern. Dies regt die Produktion der Talgdrüsen an – bei manchen Menschen mehr, bei anderen weniger. Akne ist aber keineswegs eine reine Pubertätserscheinung, sondern kann aufgrund der Hormonumstellung auch während einer Schwangerschaft auftreten. Manche Menschen besitzen eine genetische Veranlagung zu Akne; daneben spielt bei Akne auch die psychische Situation eine entscheidende Rolle.

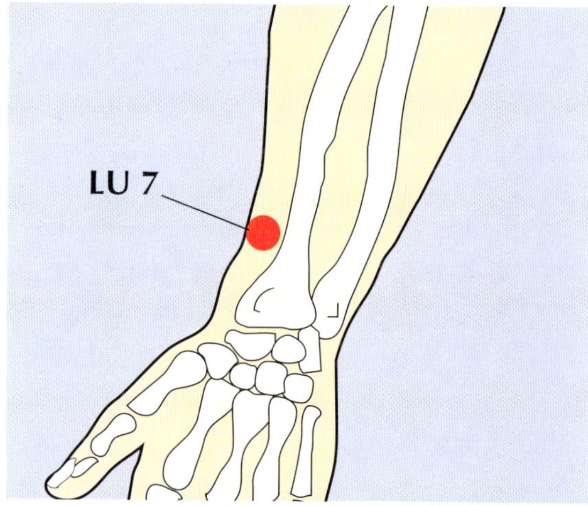

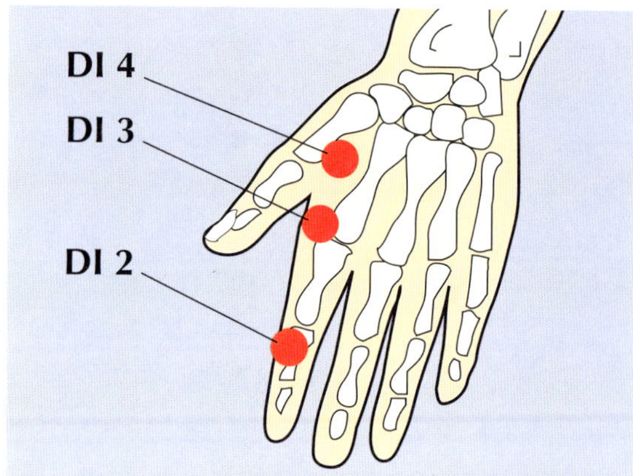

So akupressieren Sie

Lieque – LU 7

■ *Den Punkt finden Sie innen am Unterarm, etwa 3 Fingerbreit über dem Daumengelenk.*

Suchen Sie einen Arzt auf, sobald sich die Akne flächendeckend ausbreitet. Damit können Sie der Bildung tiefer Knoten, die oft unschön vernarben, vorbeugen.

Erjian – DI 2

■ *Am 2. Fingerglied Ihres Zeigefingers liegt dieser Punkt.*

Sonjian – DI 3

■ *Dieser Punkt liegt in dem Grübchen am Ende des 3. Fingerglieds des Zeigefingers, welches sich bildet, wenn Sie den Daumen abspreizen.*

Hegu – DI 4

■ *Pressen Sie Ihren Daumen an den ausgestreckten Zeigefinger – dadurch bildet sich eine Muskelwölbung. Am höchsten Punkt dieser Erhebung liegt DI 4.*

Meer der Ruhe – KG 17

■ *In der Mitte des Brustbeins liegt dieser Punkt; etwa 3 Fingerbreit über der Basis des Knochens.*

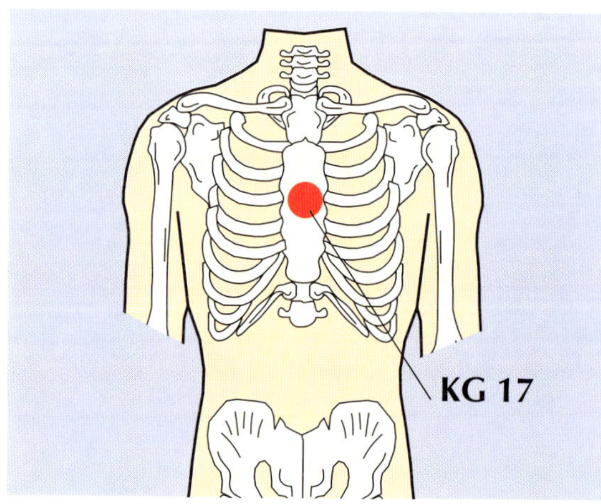

ANGSTZUSTÄNDE

Angst ist eine natürliche und wichtige Reaktion unseres Nervensystems, ohne sie würden wir immer wieder Risiken eingehen, die schlimmstenfalls unser Leben gefährden. Ängste jedoch, die unverhältnismäßig stark im Vergleich zum Auslöser auftreten, die nicht mit tatsächlichen Gefahren verknüpft sind, die häufig und stark ausgeprägt erscheinen, können zu einem psychischen und körperlichen Problem werden. Die Betroffenen geraten in Panik, haben starkes Herzklopfen und Herzschmerzen. Dazu gesellen sich oft Schwindelanfälle, Zittern, Übelkeit, Erbrechen, Schweißausbrüche, Atemstörungen, geweitete Pupillen sowie ein starker Anstieg von Puls und Blutdruck. Diese Symptome steigern dann oft noch zusätzlich die Angst – der Teufelskreis ist perfekt.

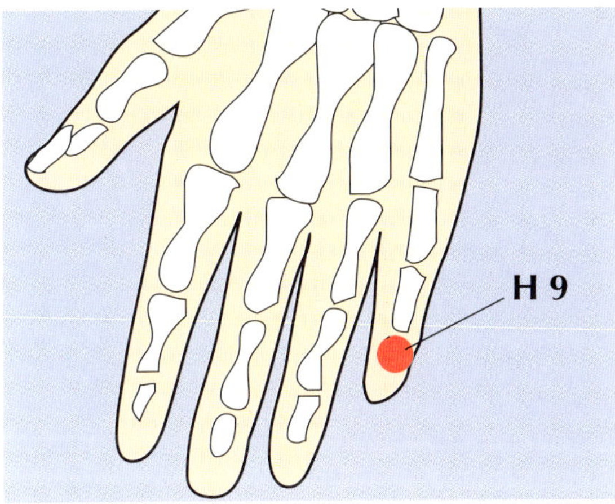

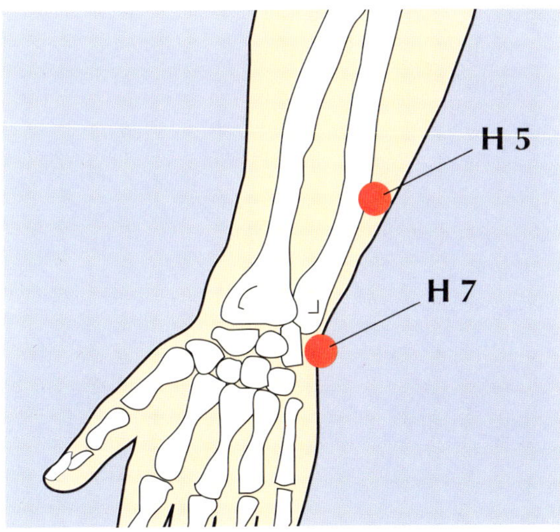

Der Erfolg von Akupressur gegen Angstzustände stellt sich nicht über Nacht ein; führen Sie deshalb die empfohlenen Behandlungen täglich über zwei bis drei Wochen durch, und beobachten Sie Ihre Reaktionen.

Zur Selbstbehandlung eignen sich nur leichte Formen von Angstzuständen, deren Ursache bekannt ist. In schweren Fällen, etwa bei Platz- oder ausgeprägter Verfolgungsangst, sollten Sie so bald wie möglich therapeutische Hilfe in Anspruch nehmen.

Zusätzlich zur Akupressurbehandlung sollten Sie bei Angstzuständen, besonders wenn sie gehäuft auftreten, auch Ihre Lebensweise überdenken. Sorgen Sie beispielsweise für genügend Bewegung an der frischen Luft, etwa Schwimmen oder Radfahren; ideal sind auch Atem- und Dehnungsübungen. Versuchen Sie darüber hinaus auch, den Konsum denaturierter Speisen (Weißmehl, Zuckerhaltiges) so weit wie möglich einzuschränken; auch Kaffee sollten Sie nur in Maßen zu sich nehmen. Bei Empfindlichen können diese Lebensmittel Ängste auslösen.

So akupressieren Sie

Shaochong – H 9

- *Diesen Punkt finden Sie am Nagelfalz des kleinen Fingers.*

Tongli – H 5

- *Wandern Sie an der Innenseite des Unterarms vom Handgelenk aus etwas nach oben in Richtung Ellenbogen.*

Shenmen – H 7

- *Der nächste Druckpunkt, »Tor des Geistes« genannt, liegt in der Handgelenksfurche, ein wenig unterhalb von deren Mitte.*

APPETITLOSIGKEIT

In den meisten Fällen sind die Ursachen von Appetitstörungen im psychischen Bereich zu suchen: Übermäßige nervliche Anspannung durch Stress oder Kummer im beruflichen und/oder privaten Bereich ist ein häufiger Auslöser für mangelnden Appetit. Bei Kindern kann ein verstärkter Zwang zum Essen durch die Eltern zur Essensverweigerung führen. Besonders bei Jugendlichen wirkt Liebeskummer oftmals wie ein Appetitzügler. Aber auch falsche und unregelmäßige Ernährung sowie häufiger Genuss von Süßigkeiten und großen Mengen an stark gesüßten Getränken – besonders zwischen den Mahlzeiten – halten den Blutzuckerspiegel hoch, so dass der Appetit gehemmt wird. Sind die Kaumuskeln ständig in Bewegung und wird gleichzeitig noch der Speichelfluss angeregt – wie das beispielsweise beim Kaugummikauen der Fall ist – wird der Appetit ebenfalls gezügelt. Organische Gründe für einen Mangel an Appetit können z.B. fieberhafte Erkrankungen, körperliche Erschöpfung und selten auch eine ungenügende Magensaftproduktion sein.

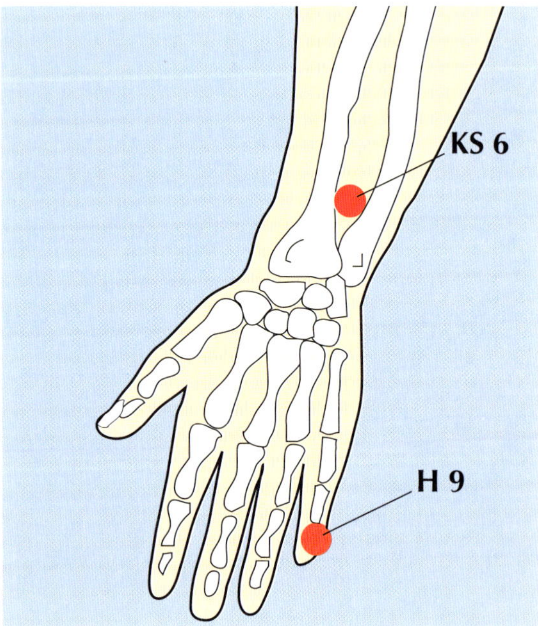

Akupressur leistet besonders bei mangelndem Appetit, dessen Ursachen im seelischen Bereich zu finden sind, sehr gute Dienste. Akupressieren Sie die folgenden Punkte jeweils 20 bis 30 Minuten vor den Mahlzeiten. Bessert sich Ihre Lust aufs Essen nicht innerhalb von ein bis zwei Wochen, sollten Sie den Arzt konsultieren – es könnte sich hinter Ihrem Appetitmangel eine ernstere Störung verbergen.

So akupressieren Sie

Shaochong – H 9

- *Diesen Punkt finden Sie am Nagelfalz des kleinen Fingers.*

Neiguan – KS 6

- *Dieser Punkt liegt an der Innenseite des Unterams, etwa 3 Fingerbreit von der Handgelenksfurche entfernt.*

Zusanli – M 36

- *Dieser Druckpunkt, unterhalb der Kniescheibe außen am Schienbein gelegen, verbessert den Energiefluss in allen Meridianen und wirkt sich auf die Verdauung wie auch auf das Immunsystem günstig aus; man nennt ihn auch »Dreimeilenpunkt«.*

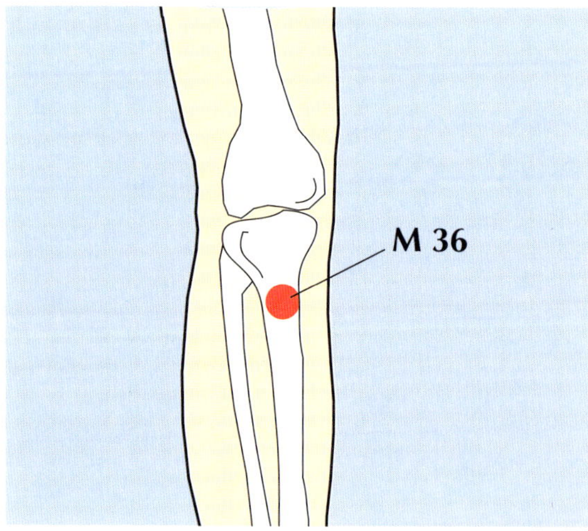

ARTHRITIS

Charakteristisch für diese Erkrankung des rheumatischen Formenkreises sind morgendliche Steifheit und länger anhaltende Schwellungen der Gelenke, Schmerzen bei Bewegung oder Druck, rheumatoide Knoten sowie knorpelige Verformungen der Hände. Die Ursachen für Gelenkentzündungen, einerlei ob akut oder chronisch, sind bis heute noch nicht restlos aufgeklärt.

Durch den Druck an Akupressurpunkten kann den arthritischen Schmerzen entgegengewirkt und das Fortschreiten dieser Erkrankung verlangsamt werden. Darüber hinaus besitzt die chinesische Heilmassage eine große Wirksamkeit gegen die Entzündungen, die mit der Arthritis einhergehen. Werden die unten genannten Punkte, am besten täglich, regelmäßig stimuliert, verbessert sich auch die Durchblutung, was Entzündungen entgegenwirkt und die Beweglichkeit der Gelenke steigert.

Bei länger anhaltenden Gelenkschmerzen sollten Sie zum Arzt gehen. Die nachstehende Akupressurbehandlung ist als Unterstützung seiner Therapie zu verstehen.

So akupressieren Sie

Dubi – M 35

- *Diesen Punkt finden Sie an der Außenseite des Kniegelenks.*

Zusanli – M 36

- *Der »Dreimeilenpunkt« liegt unterhalb der Kniescheibe außen am Schienbein. Er stärkt generell den Energiefluss im Körper und lindert die Ermüdung, die sich oft aus der zehrenden Belastung arthritischer Schmerzen ergibt.*

Die Punkte M 35 und M 36 akupressieren Sie bei Beschwerden in den Knien; die Punkte DÜ 11 und DI 15 bei Schulterschmerzen.

Jianyu – DÜ 11

- *Ertasten Sie diesen Punkt am Schulterblatt, in der Höhe des 4. Brustwirbels.*

Tianzong – DI 15

Dieser 15. Punkt des Dickdarmmeridians findet sich am äußeren Schulterrand.

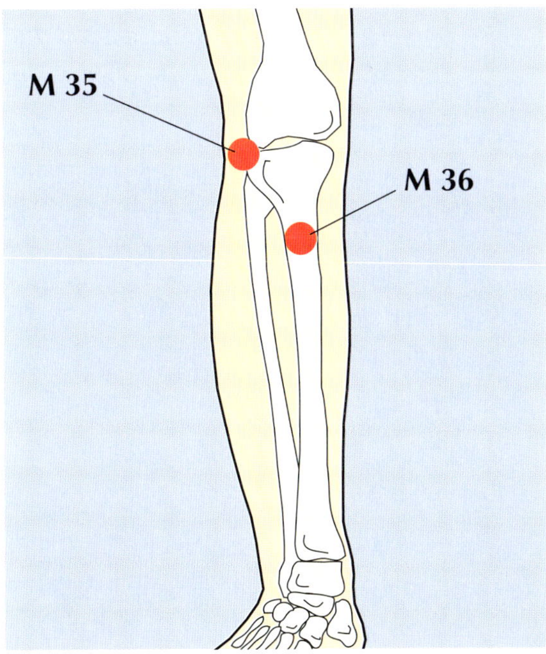

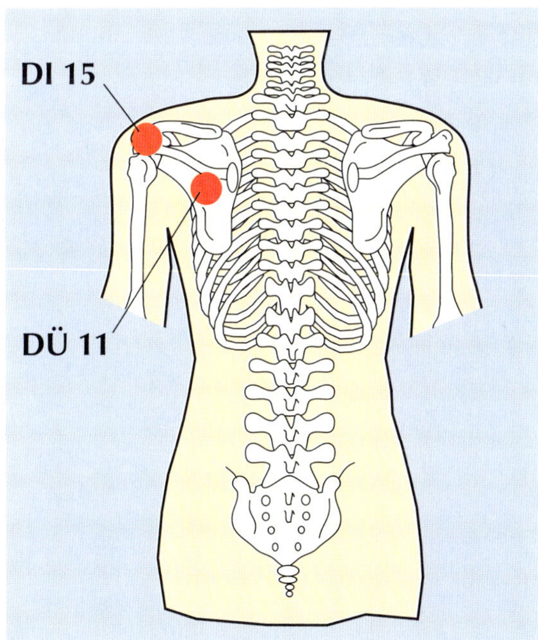

ASTHMA

Charakteristisch für Asthma sind Atemnot, kurze, flache Atemzüge mit erschwerter Ausatmung, Enge- und Druckgefühl auf der Brust sowie Hustenanfälle. Im weiteren Verlauf der Erkrankung verstärken sich die Symptome unter Umständen, auch kann die Häufigkeit der Asthmaanfälle zunehmen.

In einer Studie des Akupressurinstituts Berkeley, Kalifornien, konnte nachgewiesen werden, dass sich bei vier von fünf erwachsenen Asthmapatienten die vitale Lungenkapazität nach einer 20-minütigen Akupressurbehandlung deutlich verbesserte.

Viele Asthmatiker besitzen eine genetische Veranlagung für diese Erkrankung. Asthma ist sehr häufig allergisch bedingt: Pflanzen, Tierhaare, bestimmte Nahrungsmittel sowie chemische Substanzen können die Anfälle auslösen. Weitere Ursachen sind geschwächte Abwehrkräfte durch häufige, nicht ausgeheilte Infekte sowie psychische Probleme wie Sorgen, Stress und ungelöste Konflikte. Genau hier kann die Akupressur helfen, denn sie fördert die Fähigkeit, sich zu öffnen und sich mit seinen Problemen auseinanderzusetzen. Darüber hinaus sorgt die Druckpunktmassage dafür, dass sich die Atemwege durch die Entspannung der Muskeln in den Bronchien wieder öffnen und entkrampfen.

Akupressieren Sie jeden der im Folgenden genannten Punkte mindestens 1 bis 2 Minuten mit mäßigem Druck.

So akupressieren Sie

Hegu – DI 4

■ *Pressen Sie Ihren Daumen an den ausgestreckten Zeigefinger – dadurch bildet sich eine Muskelwölbung. Am höchsten Punkt dieser Erhebung liegt DI 4, »Verbindung mit dem Tal« genannt.*

Kongzui – LU 6

■ *An der Innenseite des Unterarms, 7 Fingerbreit oberhalb der Handgelenksfurche, findet sich dieser Druckpunkt.*

Lieque – LU 7

■ *Diesen Punkt finden Sie innen am Unterarm, etwa 3 Fingerbreit vom Daumengelenk entfernt.*

Neiguan – KS 6

■ *Dieser Punkt liegt an der Innenseite des Unterarms, etwa 3 Fingerbreit von der Handgelenksfurche entfernt.*

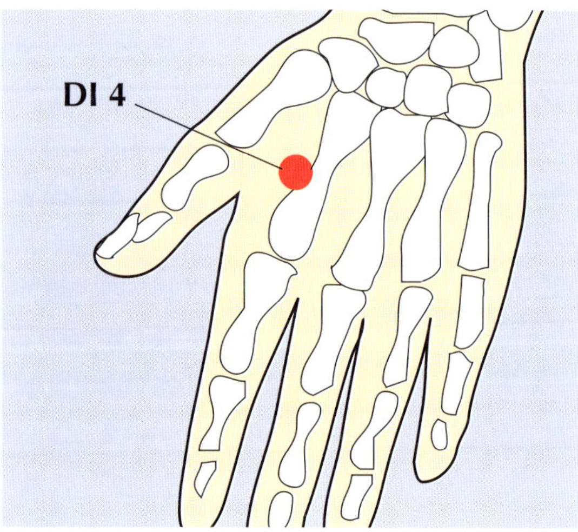

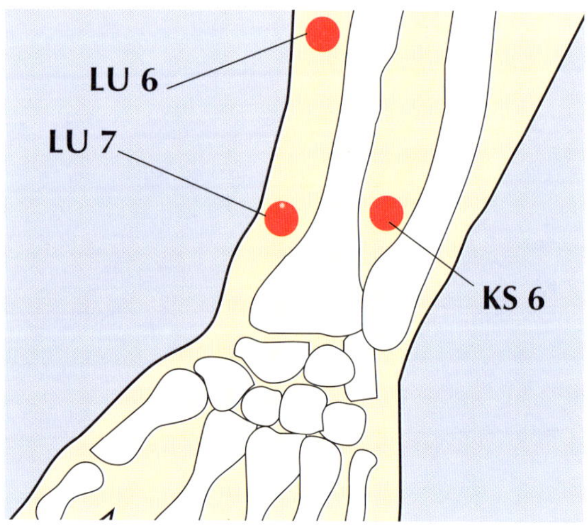

BAUCHSCHMERZEN

Ursache für Bauchweh, das sich vom leichten Druckgefühl bis hin zu krampfartigen Schmerzen zeigen kann, ist meist eine akute Magenreizung: Sie kann durch durch verdorbene Lebensmittel, zu viel, zu kaltes oder zu hastiges Essen, Stress, Aufregung sowie durch andere psychische Belastungen ausgelöst werden.

In der Regel liegen Bauchschmerzen keine schweren organischen Ursachen zugrunde. Sollten die Beschwerden sich jedoch zusehends verschlimmern und mit Fieber, Schüttelfrost, Erbrechen, starken Blähungen und rasendem Puls einhergehen, müssen Sie einen Notarzt verständigen.

Die Punkte M 35 und M 36 akupressieren Sie bei Schmerzen im Oberbauch; sind die Beschwerden diffus und nicht zu lokalisieren, behandeln Sie die beiden Punkte MP 4 und KS 6.

So akupressieren Sie

Dubi – M 35

- *Diesen Punkt finden Sie an der Außenseite des Kniegelenks.*

Zusanli – M 36

- *Der »Dreimeilenpunkt« liegt unterhalb der Kniescheibe außen am Schienbein.*

Gongsun – MP 4

- *Der 4. Punkt des Milz-Pankreas-Meridians liegt an der Fußinnenseite.*

Neiguan – KS 6

- *Sie finden diesen Punkt an der Innenseite des Unterarms, etwa 3 Fingerbreit von der Handgelenksfurche entfernt.*

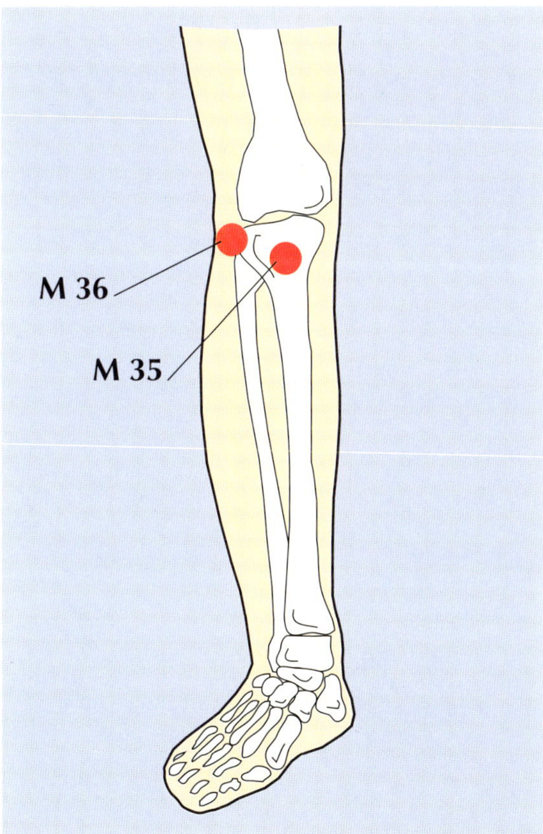

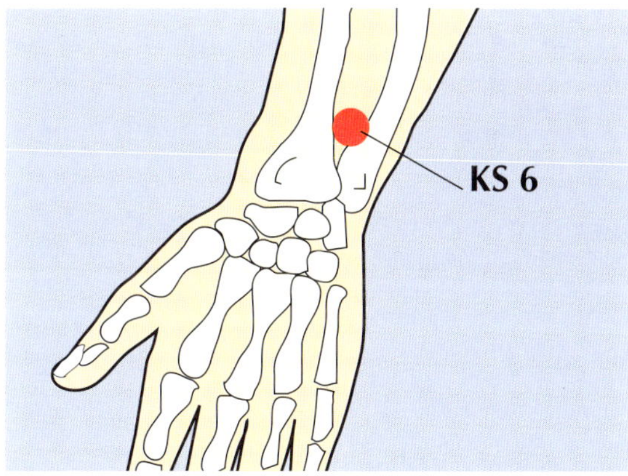

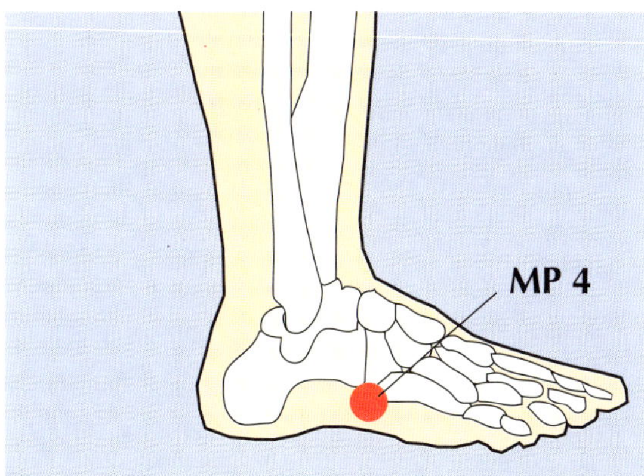

BETTNÄSSEN

Nächtliches Einnässen bei Kindern, die bereits älter als fünf Jahre sind – vor allem , wenn sie davor bereits »sauber« waren –, hat in nahezu allen Fällen psychische Hintergründe: Nicht umsonst wird das Ergebnis auch als die »ungeweinten Tränen« der Kinder bezeichnet. Das Bettnässen dient dazu, Druck seitens Eltern oder Lehrer, Konflikt- und Stresssituationen, einerlei ob im Kindergarten, in der Schule oder in der Familie, abzuleiten. In einigen Fällen kann eine psychologische Beratung, begleitend zu anderen Therapieformen, sehr wirkungsvoll sein. Selten hat Bettnässen organische Ursachen; in Betracht kommt hier besonders das Einnässen bei Tag, hinter dem sich eine Entzündung der Nieren oder der Harnwege verbergen kann. Lassen Sie in diesem Fall Ihr Kind unbedingt vom Arzt untersuchen.

Strafen Sie Ihr Kind nie, wenn es wieder einmal nachts das Bett mit der Toilette vertauscht hat. Durch Androhungen von Strafen oder Liebesentzug erreichen Sie genau das Gegenteil von dem, was Sie wollen, denn damit verstärken Sie seine Angst und seinen seelischen Stress.

Doch nicht nur Kinder sind vom Bettnässen betroffen. Bei Erwachsenen handelt es sich dann jedoch meist tatsächlich um ein organisch bedingtes Leiden, nämlich eine länger andauernde Störung der Blasenfunktionen (siehe Seite 55). Diese sollte ebenfalls vom Arzt untersucht werden.

Akupressur bringt die Seele wieder ins Gleichgewicht und normalisiert den Spannungszustand der Blasenmuskulatur, was auch bei organisch bedingtem Bettnässen hilfreich ist.

So akupressieren Sie

Xiaxi – G 43

■ *Außen am Grundgelenk der 4. Zehe liegt dieser Punkt, den Sie 5 Minuten leicht drücken sollten.*

Sanyinjiao – MP 6

■ *Den 6. Punkt des Milz-Pankreas-Meridians, »Treffpunkt der 3 Yin« genannt, finden Sie an der Innenseite des Unterschenkels, 3 Fingerbreit über dem Knöchel. Akupressieren Sie ihn bis zu 10 Minuten.*

Zusanli – M 36

■ *Der »Dreimeilenpunkt«, der eine generelle Harmonisierung des Energieflusses und damit des Gesamtbefindens bewirkt, liegt unterhalb der Kniescheibe außen am Schienbein. Drücken Sie ihn 5 bis 10 Minuten.*

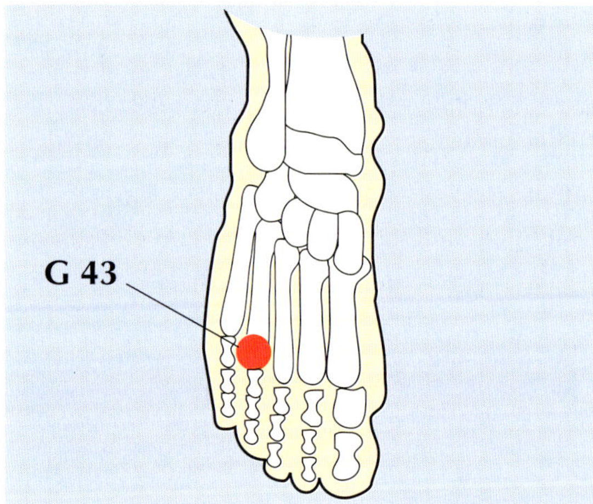

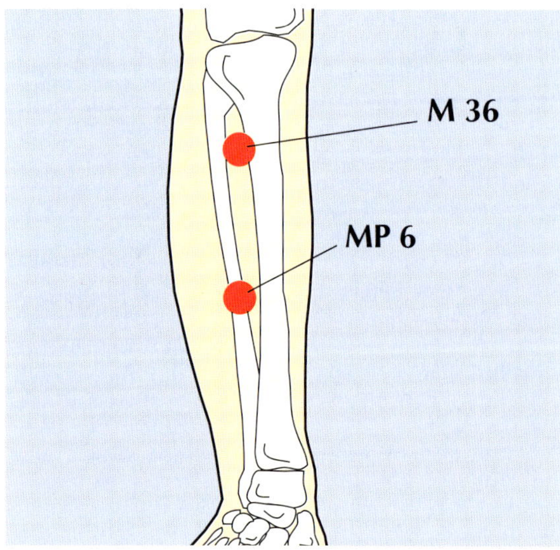

BLASENFUNKTIONSSTÖRUNGEN

Von einer Blasenschwäche spricht man, wenn der Urin unkontrolliert abgeht. Das kann beim schnellen Gehen oder Laufen, beim Pressen der Bauchmuskulatur – wie dies bei Niesen oder Husten der Fall ist – sowie bei allen ruckartigen Bewegungen passieren; aber auch in Momenten großer Anspannung. Dieses Harnträufeln ist auf einen fehlenden Muskeltonus des Schließmuskels der Blase zurückzuführen. Da sich die Blase häufig in völlig unpassenden Momenten meldet, kann aus einer Blasenschwäche oftmals eine große seelische Belastung werden.

Mit Akupressur kann sehr individuell auf das jeweilige Problem eingangen werden: So können der Tonus der Blasenmuskulatur verstärkt (MP 5) oder übermäßige Verspannungen gelöst werden (M 36). Darüber hinaus lässt sich auch das Risiko einer Blasenentzündung, etwa nach einer Unterkühlung des Unterleibs, durch die chinesische Druckpunktmassage deutlich verringern.

So akupressieren Sie

Spezialpunkt

- *Sie finden Ihn in der 1. Gelenkfurche des kleinen Fingers. Drücken Sie ihn kräftig für 30 Sekunden.*

Zusanli – M 36

- *Der »Dreimeilenpunkt« dient zunächst der generellen Harmonisierung des Energieflusses und des Wohlbefindens. Er liegt unterhalb der Kniescheibe außen am Schienbein und wird 5 bis 8 Minuten gedrückt.*

Vor einer Selbstbehandlung mit Akupressur sollten Sie mögliche organische Ursachen vom Arzt abklären lassen.

Shangqui – MP 5

- *Bei Harnträufeln drücken Sie diesen Punkt – unterhalb des Knöchels und knapp oberhalb des Sprunggelenkes gelegen – für etwa 5 bis 10 Minuten.*

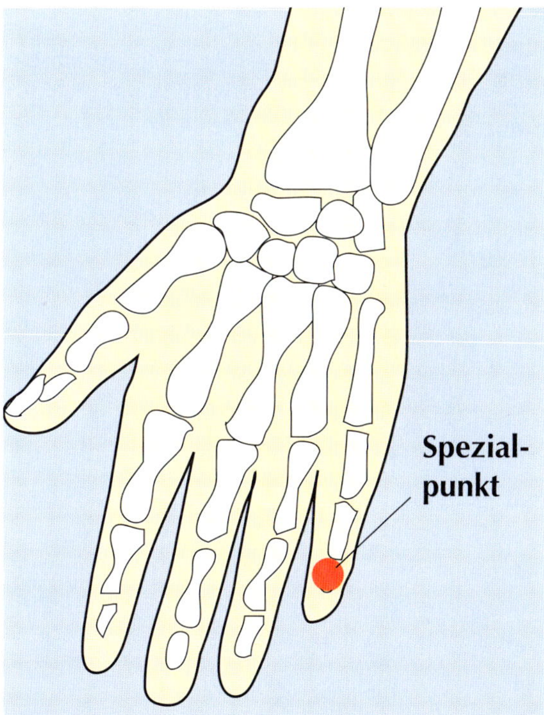

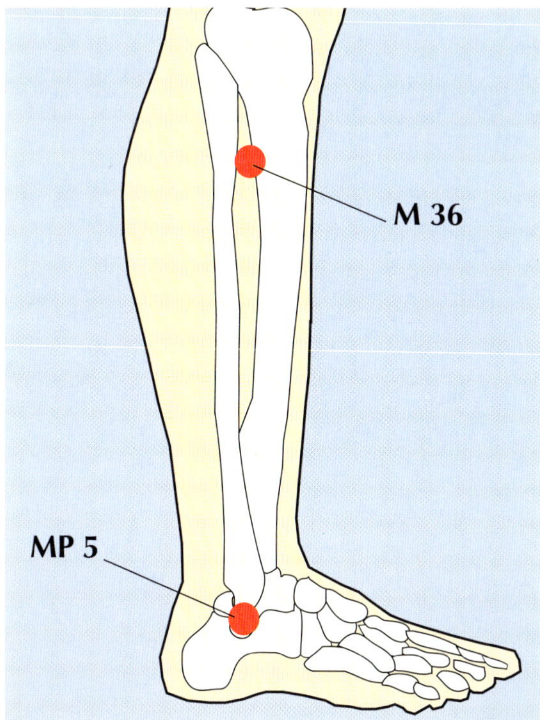

BLÄHUNGEN

Die häufigste Ursache von Blähungen, der vermehrten Ansammlung von Luft im Darm, ist nervöses Luftschlucken, verstärkt durch eine nervöse Darmperistaltik (Transport des Darminhalts). In der Folge kommt es zu Schmerzen unter dem Brustbein und zu Blähungen, die bis zu einem schmerzhaft aufgetriebenem Leib (sogenannter Trommelbauch) führen können. Auch Herz und Lungen können so stark beeinträchtigt werden, dass Kurzatmigkeit und heftige Herzbeschwerden auftreten. Ein weiterer Grund für Luftansammlung im Darm sind blähende Speisen wie Kohl, rohe Zwiebeln und Knoblauch, Bohnen und frisches Weißbrot. Diese Nahrungsmittel führen zu Gärungsprozessen im Darm. Die hierbei entstehenden Gase müssen sich »Luft machen«. Besonders kleine Kinder sind häufig von lästigen Winden geplagt, worunter auch die Eltern sehr zu leiden haben. Hier hilft Akupressur auf sanfte Weise.

Bei länger anhaltenden oder wiederholt auftretenden Blähungen sollten Sie einen Arzt konsultieren.

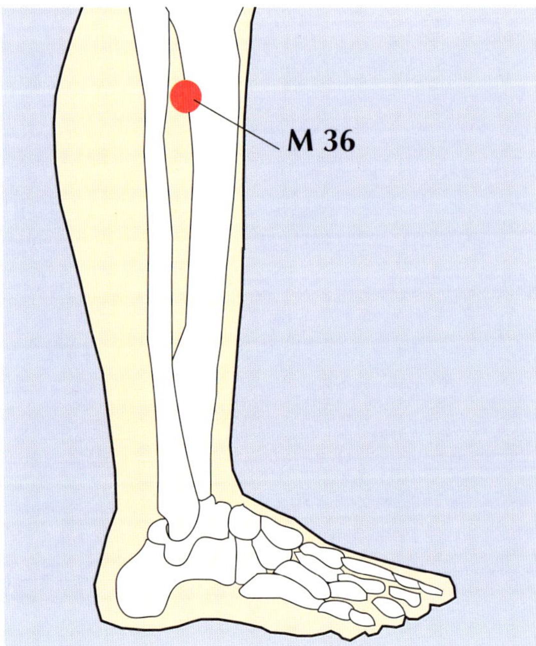

So akupressieren Sie

Zusanli – M 36

- *Der »Dreimeilenpunkt« dient der Harmonisierung des Energieflusses und des Wohlbefindens. Er liegt unterhalb der Kniescheibe außen am Schienbein und wird 5 bis 8 Minuten gedrückt.*

Gongsun – MP 4

- *Diesen Punkt finden Sie an der Innenseite des Mittelfußes, knapp unterhalb der Fußwurzelknochen.*

Qihai – KG 6

- *Der 6. Punkt des Konzeptionsgefäßes liegt knapp oberhalb des Schambeins.*

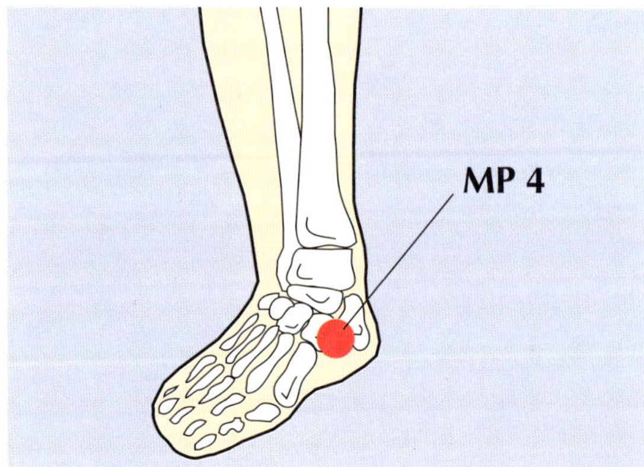

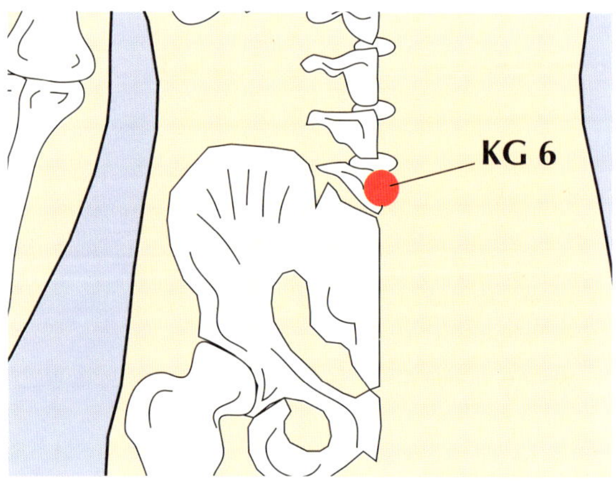

BLUTDRUCK, HOHER

Bluthochdruck verursacht zunächst kaum Beschwerden und wird entsprechend häufig als Bagatellerkrankung auf die leichte Schulter genommen. Zu Unrecht, denn durch den hohen Druck sind die Blutgefäße ständig überbeansprucht. Auf die Dauer kommt es dadurch zu Veränderungen an Arterien und Venen, die schweren Krankheiten wie Arteriosklerose, Herzinfarkt, Schlaganfall und Nierenversagen den Weg ebnen können.

Der Blutdruck gilt als erhöht, wenn der Wert bei wiederholten Messungen zu verschiedenen Zeiten über 165/95 mmHg (Millimeter/Quecksilbersäule) liegt. Die Werte für gesunde Erwachsene setzt man bei 110/75 bis 140/90 mmHg an. Mit Akupressur können Sie die ärztliche Behandlung des Hochdrucks wirksam unterstützen und ergänzen.

So akupressieren Sie

»Ziehen«

- *Energieableitende Wirkung bei Bluthochdruck entfaltet das »Langziehen« des Mittelfingers mit Daumen und Zeigefinger der anderen Hand. Nach jeweils 5 »Zügen« von der Fingerwurzel bis zum Nagel wechseln Sie die Hand. Mehrmals täglich durchführen.*

Shenmen – H 7

- *Den 7. Punkt des Herzmeridians finden Sie an der Innenseite des Unterarms, und zwar in der Mitte knapp unter dem Handgelenk. Drücken Sie ihn mit mittlerer Stärke für ungefähr 5 Minuten.*

Shaochong – H 9

- *Ein allgemeiner Harmonisierungspunkt am Nagelfalz (links am unteren Nagelbett) des kleinen Fingers gelegen; drücken Sie ihn mehrmals täglich kräftig für 5 Minuten.*

Alternativ oder zusätzlich zu Shaochong am kleinen Finger können Sie auch den Harmonisierungspunkt am Nagelfalz des Mittelfingers akupressieren, und zwar ebenfalls mehrmals täglich für 5 Minuten.

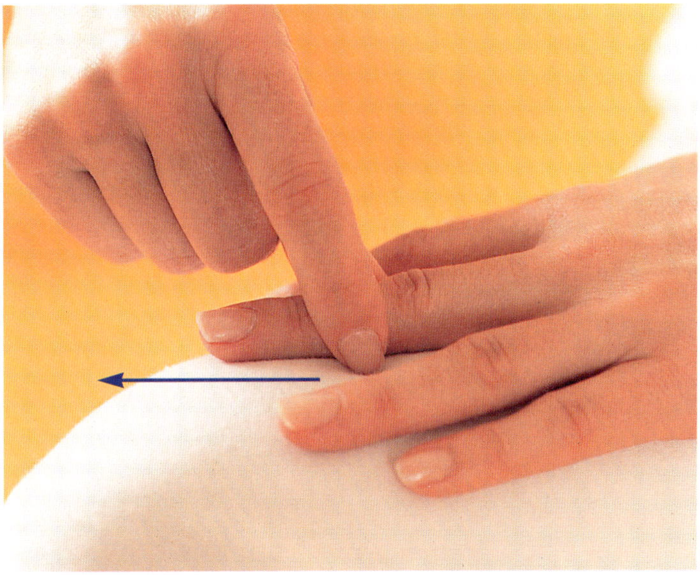

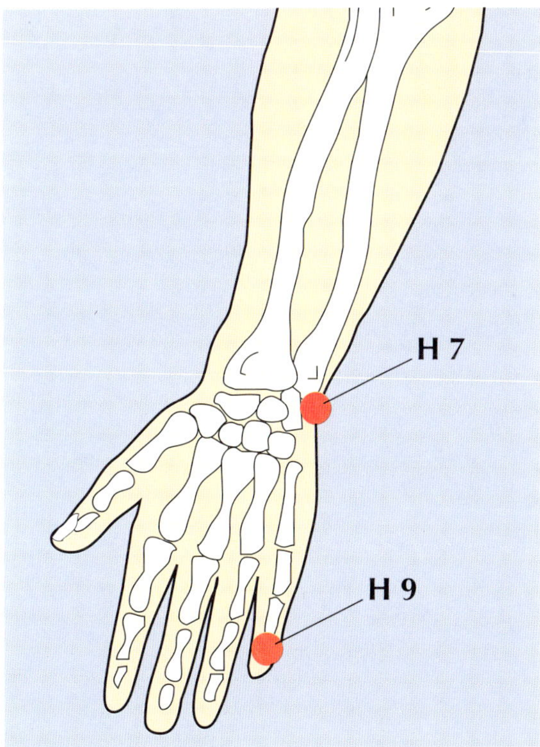

BLUTDRUCK, NIEDRIGER

Ein zu niedriger Blutdruck zeigt sich durch Müdigkeit, geringe Leistungsfähigkeit, Konzentrationsschwäche sowie durch kalte Hände und Füße. Bei Blutdruckabfall im Stehen kommt es zu Herzjagen, Schwindelanfällen, »Schwarzwerden« vor den Augen, Leeregefühl im Kopf und Schweißausbrüchen. Zu niedriger Blutdruck ist konstitutionell bedingt oder vererbt und stellt an sich keine Gefahr für die Gesundheit dar. Man fühlt sich nur meist sehr schlecht dabei – im Gegensatz zum Bluthochdruck, den man nur selten spürt, der aber gesundheitliche Schäden verursacht. Für Ihr allgemeines Wohlbefinden sollten Sie aber dennoch etwas gegen einen zu niedrigen Blutdruck unternehmen. Sehr wirkungsvoll ist dazu die Akupressur.

Der Blutdruck gilt als zu niedrig, wenn er bei Männern unter 110/60 mmHg und bei Frauen unter 100/60 mmHg liegt. Die Normwerte für gesunde Erwachsene setzt man bei 110/75 bis 140/90 mmHg an.

So akupressieren Sie

Shaohai – H 3

■ *Am Ende der Ellenbogenfalte, an der Innenseite des Ellenbogengelenkes gelegen.*

Shenmen – H 7

■ *Den 7. Punkt des Herzmeridians finden Sie an der Innenseite des Unterarms, in der Mitte knapp unter dem Handgelenk. Drücken Sie ihn leicht für 3 bis 5 Minuten.*

Hegu – DI 4

■ *Pressen Sie Ihren Daumen an den ausgestreckten Zeigefinger – dadurch bildet sich eine Muskelwölbung. Am höchsten Punkt dieser Erhebung liegt DI 4, »Verbindung mit dem Tal« genannt.*

»Schieben«

■ *Im Gegensatz zum Bluthochdruck empfiehlt sich bei niedrigem Blutdruck das Schieben am Mittefinger mit Zeigefinger und Daumen der anderen Hand in Richtung Handgelenk. Wechseln Sie ebenfalls nach 5 »Schüben« die Hand; mehrmals täglich durchführen.*

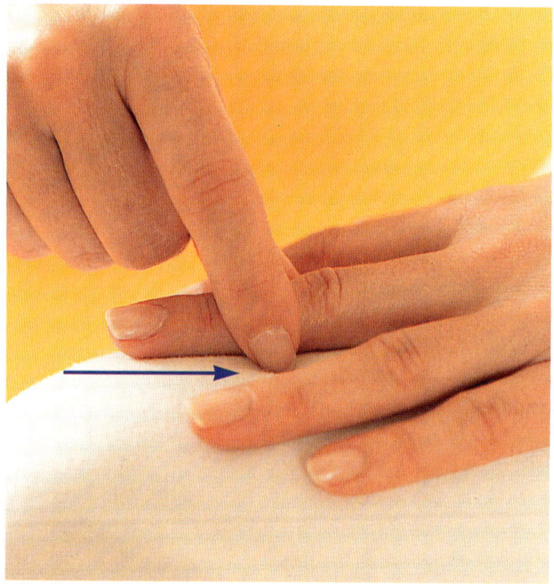

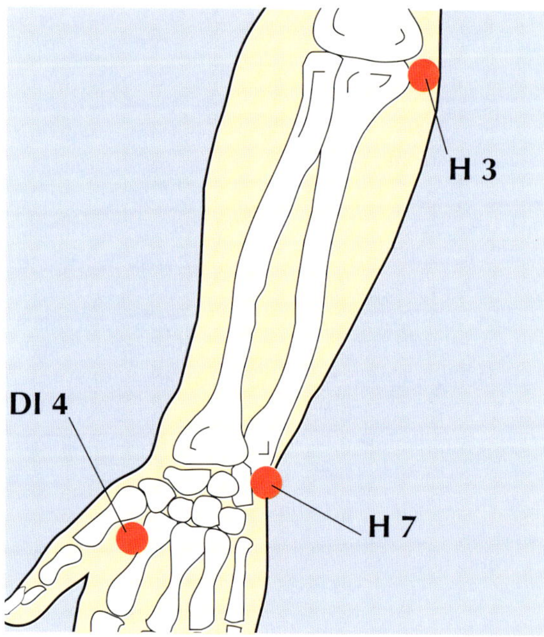

BRONCHITIS

Als Bronchitis bezeichnet man eine Entzündung der Bronchien, d.h. der sich in der Lunge immer weiter verzweigenden Äste der Luftröhre. Eine akute Bronchitis ist meist die Folge einer viralen Infektion und tritt häufig zusammen oder im Anschluss an einen grippalen Infekt auf. Typisches Symptom zu Beginn einer Bronchitis ist der zum Teil schmerzhafte Reizhusten, der noch sehr trocken ist. Später wird der Husten »locker«, d. h. es lässt sich weißlicher Schleim abhusten. Wird dieser gelbgrünlich, dann ist eine bakterielle Infektion hinzugekommen. Weitere Anzeichen einer Bronchitis sind Brennen und Schmerzen in der Brust, Kitzeln im Kehlkopf und ein allgemeines Krankheitsgefühl sowie Fieber und eventuell Schüttelfrost. Wird eine Bronchitis nicht ausgeheilt, kann sie chronisch werden. Bronchitis wird besonders durch Rauchen und ausschließliche Mundatmung gefördert.

Mit Akupressur können Sie das Abhusten – bei allen Atemwegsinfektionen – deutlich erleichtern.

So akupressieren Sie

Zhongfu – LU 1

- *Dieser 1. Punkt des Lungenmeridians liegt in der Mitte zwischen der 1. und der 2. Brustrippe, unterhalb des Schlüsselbeines.*

Chize – LU 5

- *Den 5. Punkt des Lungenmeridians finden Sie an der Innenseite des Arms, genau in der Mitte der Ellenbogenfalte.*

Taiyuan – LU 9

- *Dieser Punkt liegt am äußeren Ende der Handgelenksfalte, auf der Innenseite des Unterarms.*

Stetig steigendes Fieber und zunehmende Atembeschwerden können Anzeichen einer beginnenden Lungenentzündung sein. In diesem Fall müssen Sie einen Arzt hinzuziehen. Das gilt auch für den Fall, dass sich Ihre Beschwerden nicht nach drei bis vier Tagen bessern.

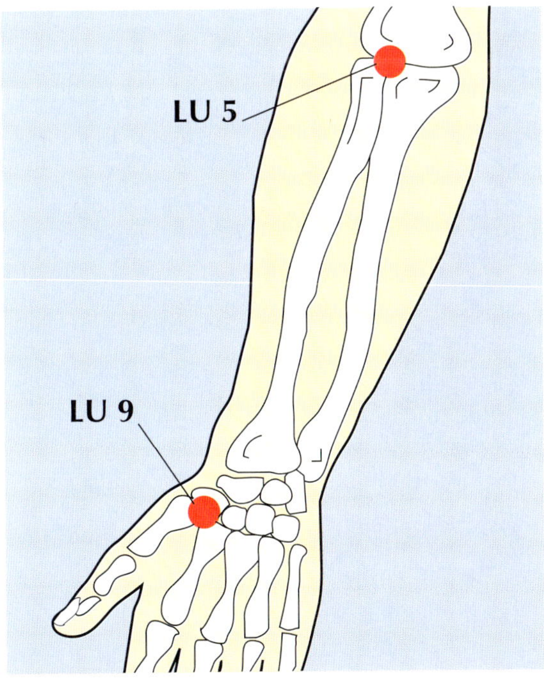

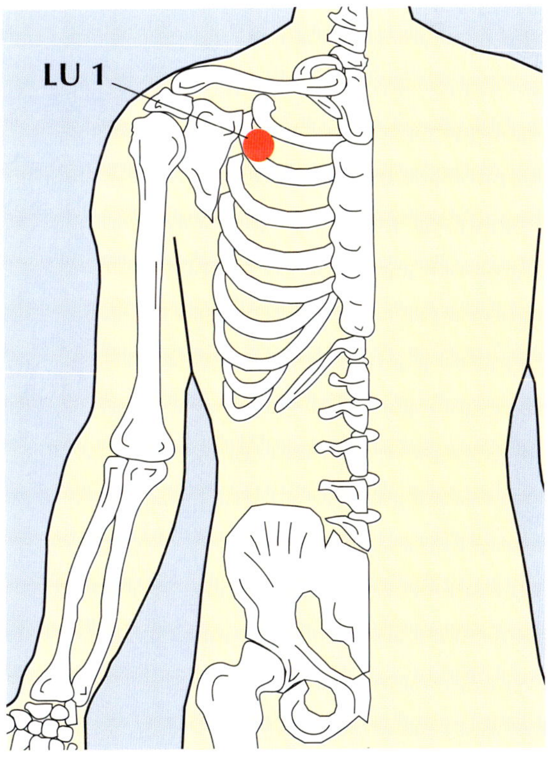

DEPRESSIVE VERSTIMMUNGEN

Wohl jeder kennt Momente, in denen man den Mut zu verlieren droht und die Stimmung sich zusehends verdüstert. Man hat zu nichts Lust, ist energielos, müde und verzweifelt. Oft stecken hinter solchen Gefühlslagen, im Fachjargon depressive Verstimmungen genannt, tiefe seelische Schmerzen und unterdrückte, aufgestaute Aggressionen. Wenn solche Verstimmungen gehäuft auftreten, kann unter Umständen die Hilfe eines erfahrenen Psychotherapeuten nötig sein. Eine außerordentlich wirksame Methode, die Ihnen beim Weg aus dem seelischen Tief hilfreich zur Seite stehen kann, ist die Akupressur. Denn das Drücken der depressionslindernden Punkte macht Energien frei, die bislang blockiert waren. Zur Vorbeugung sollten Sie folgende Dinge beherzigen: Fördern Sie Ihre Selbstliebe, pflegen Sie zwischenmenschliche Beziehungen, suchen Sie sich eine sinnerfüllte berufliche Tätigkeit, und setzen Sie sich Ziele für Ihre Zukunft. Darüber hinaus sollten Sie auch Ihre Ernährungsweise überdenken, denn ein Mangel an Vitamin C und E sowie zu viel weißer Zucker, Kaffee und Alkohol können Depressionen begünstigen. Und wenn es soweit ist, helfen häufig eine halbe Stunde Bewegung wie beispielsweise Radfahren, Schwimmen oder ein zügiger Spaziergang. Auch eine wechselwarme Dusche (erst warm, dann kalt) leistet gute Dienste.

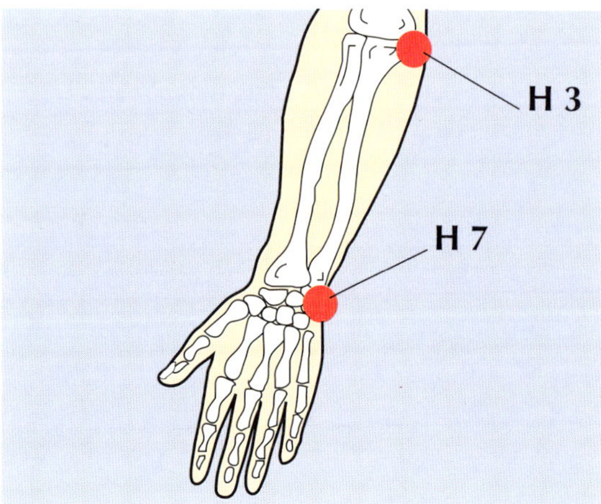

So akupressieren Sie

Shaohai – H 3

- *Am Ende der Ellenbogenfalte, an der Innenseite des Ellenbogengelenkes gelegen.*

Shenmen – H 7

- *Dieser Druckpunkt, auch »Tor des Geistes« genannt, liegt in der Handgelenksfurche, ein wenig unterhalb von deren Mitte.*

Zusanli – M 36

- *Dieser Druckpunkt, unterhalb der Kniescheibe außen am Schienbein gelegen, verbessert den Energiefluss in allen Meridianen und wirkt sich entsprechend günstig auf die Seelenlage aus; man nennt ihn auch »Dreimeilenpunkt«.*

Jiexi – M 41

- *Sie finden diesen Punkt auf dem Fußrist, in der Mitte der Fußwurzel gelegen.*

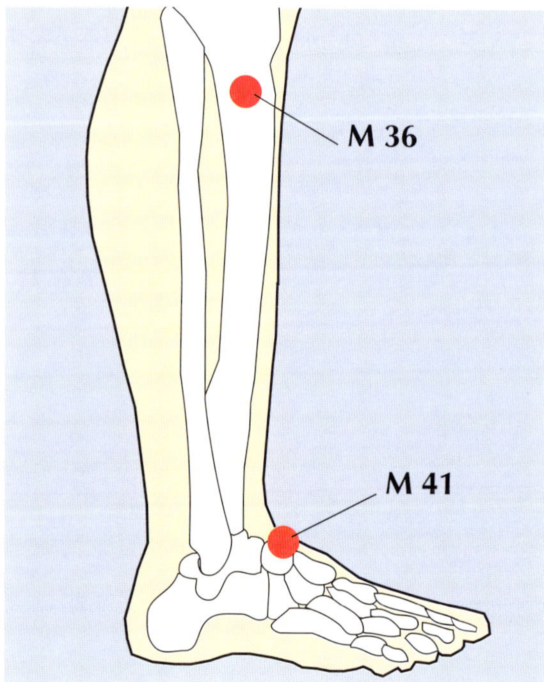

DURCHBLUTUNGSSTÖRUNGEN

Die Hauptursachen für Durchblutungsstörungen sind Rauchen, falsche Ernährungsgewohnheiten (zu viel Cholesterin und Fett) und zu wenig Bewegung. Daneben spielen natürlich auch Bluthochdruck und Diabetes mellitus (Zuckerkrankheit) eine wichtige Rolle; doch diesen Erkrankungen liegt ebenfalls eine nicht naturgemäße Lebensführung (mit) zugrunde.

So akupressieren Sie

Zusanli – M 36

■ *Dieser Druckpunkt, auch »Dreimeilenpunkt« genannt, liegt unterhalb der Kniescheibe außen am Schienbein. Er verbessert den Energiefluss in allen Meridianen und reguliert die Kreislauffunktionen. Drücken Sie ihn kräftig für 5 bis 10 Minuten.*

Sanyinjiao – MP 6

■ *Den 6. Punkt des Milz-Pankreas-Meridians, »Treffpunkt der 3 Yin« genannt, finden Sie an der Innenseite des Unterschenkels, 3 Fingerbreit über dem Knöchel. Akupressieren Sie ihn 5 bis 10 Minuten.*

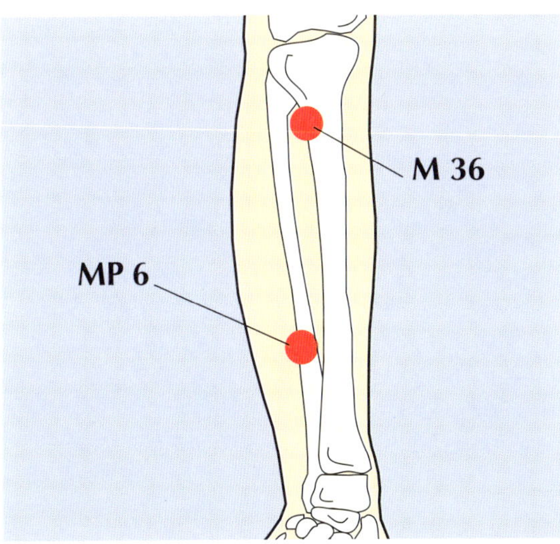

Hegu – DI 4

■ *Pressen Sie Ihren Daumen an den ausgestreckten Zeigefinger. Dadurch bildet sich eine Muskelwölbung. Am höchsten Punkt dieser Erhebung liegt DI 4. Drücken Sie ihn bis zu 10 Minuten in Richtung Handgelenk.*

Yin Tang

■ *Dieser Spezialpunkt, in der Mitte zwischen den Augenbrauen auf dem »Dritten Auge« gelegen, ist speziell bei Schwindelanfällen zu empfehlen. Drücken Sie ihn in solchen Fällen kräftig für 5 Minuten.*

Spezialpunkt

■ *Ein weiterer Spezialpunkt liegt am Nagelfalz des Mittelfingers (an der inneren, dem Daumen zugewandten Seite des unteren Nagelbetts). Drücken Sie ihn mit dem Zeigefinger der anderen Hand kräftig im Rhythmus Ihres Pulses; pro Hand etwa 1 Minute lang.*

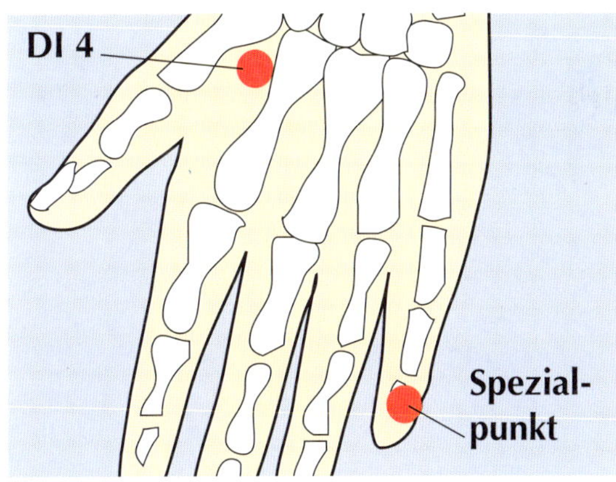

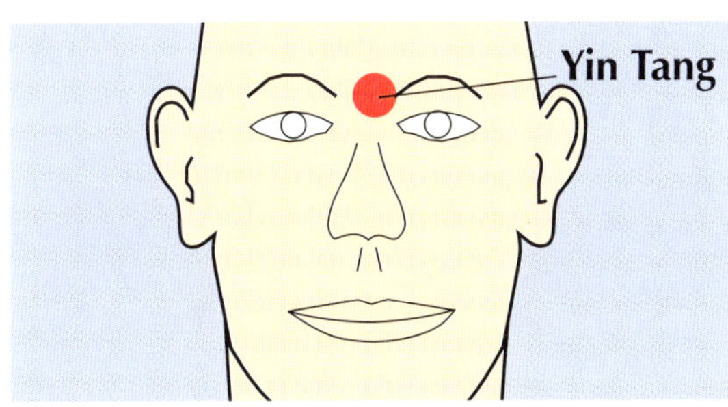

DURCHFALL

Wässrige Stuhlentleerungen mehrmals täglich nach dem Genuss von unverträglichem Essen, Stress oder großer Aufregung ist ebenso wie Verstopfung keine Krankheit an sich, sondern nur deren Symptom. Bei chronischem Durchfall, ausgelöst durch Dünn- oder Dickdarmentzündungen und/oder Nahrungsmittelunverträglichkeiten, können die wässrigen Stuhlentleerungen über einen längeren Zeitraum anhalten. Ist Durchfall infektiös durch Krankheitserreger bedingt, bestehen meist Darmkrämpfe bei zusätzlichem Erbrechen und Fieber.

Hat sich Ihr Stuhlgang nach zwei bis drei Tagen nicht normalisiert oder verschlechtert sich der Allgemeinzustand, sollten Sie einen Arzt aufsuchen.

Akupressur kann durch eine Tonisierung und Harmonisierung des Verdauungssystems dem Durchfall entgegenwirken, denn das Gleichgewicht der inneren Organe wird wieder hergestellt und der Energiehaushalt ausgeglichen.
Trinken Sie bei Durchfall ausreichend, da der Körper viel Wasser verliert. Das ist besonders bei Kindern wichtig, deren Elektrolythaushalt anfälliger als der von Erwachsenen ist. Verzichten Sie auf kalte Getränke, und geben Sie Kräutertees den Vorzug.

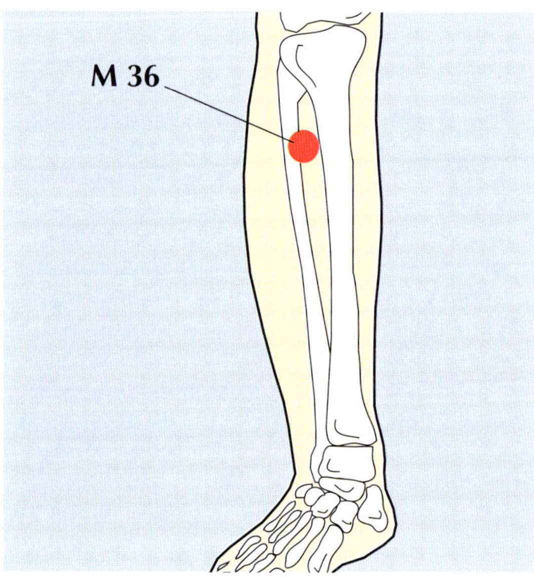

So akupressieren Sie

Zusanli – M 36

■ *Dieser Druckpunkt, auch »Dreimeilenpunkt« genannt, liegt unterhalb der Kniescheibe außen am Schienbein. Er fördert den Energiefluss und reguliert die Organtätigkeiten.*

Hegu – DI 4

■ *Wenn Sie Ihren Daumen an den ausgestreckten Zeigefinger pressen, bildet sich eine Muskelwölbung. Am höchsten Punkt dieser Erhebung liegt DI 4.*

Quchi – DI 11

■ *Der 11. Punkt des Dickdarmmeridians liegt an der Innenseite des Arms am äußeren Ende der Ellenbogenfalte.*

Neiguan – KS 6

■ *Diesen Punkt finden Sie an der Innenseite Ihres Unterarms, etwa 3 Fingerbreit von der Handgelenksfalte entfernt.*

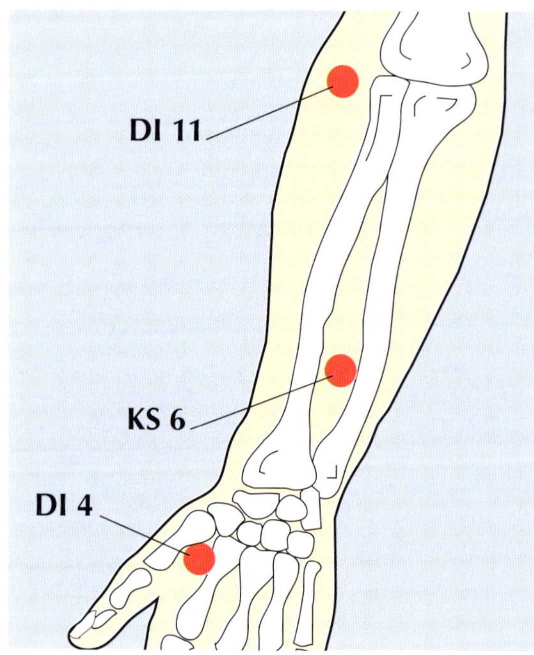

ERKÄLTUNGEN

Dieser Begriff »Erkältungen« umfasst alle akuten, infektiösen, meist virusbedingten katarrhalischen Erkrankungen der oberen Atemwege. Im Gegensatz zur echten Grippe (die für geschwächte Menschen durchaus lebensbedrohend sein kann) ist der – deutlich häufiger auftretende – grippale Infekt vergleichsweise harmlos. Typische Symptome sind ein allgemeines Krankheits- und Schwächegefühl, Frösteln, Glieder-, Muskel- und Kopfschmerzen sowie Appetitlosigkeit. Die durch Viren ausgelöste echte Grippe beginnt ebenfalls mit Frösteln, Rachenbeschwerden, Heiserkeit und hohem Fieber – allerdings im Gegensatz zum grippalen Infekt schlagartig. Außerdem kommt es zu Husten oder Schnupfen, wenn überhaupt, erst nach einiger Zeit. Ziel der Akupressur ist eine allgemeine Stärkung des gesamten Organismus und die Stärkung der Abwehrkräfte. Die Infektion bei einer Erkältung kann dadurch natürlich nicht beseitigt, wohl aber das Selbstheilungsbestreben des Körpers angeregt und eine Reihe der unangenehmen Symptome wie beispielsweise eine behinderte Nasenatmung, Kopfdruck, Gliederschmerzen und Müdigkeitsgefühl gelindert werden.

So akupressieren Sie

Yingxiang – DI 20

■ *Dieser Punkt liegt zwischen Nase und Oberlippe in der seitlichen Falte.*

Touwei – M 8

■ *Am vorderen Haaransatz vor der Schläfe finden Sie diesen 8. Punkt des Magenmeridians.*

Chize – LU 5

■ *Diesen Punkt finden Sie an der Innenseite des Arms in der Mitte der Ellenbogenfalte.*

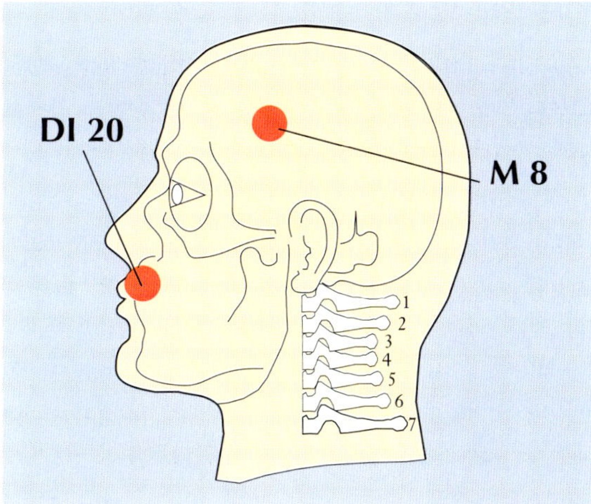

Lieque – LU 7

■ *Diesen Punkt finden Sie innen am Unterarm, etwa 3 Fingerbreit über dem Daumengelenk.*

Hegu – DI 4

■ *Wenn Sie Ihren Daumen an den ausgestreckten Zeigefinger pressen, bildet sich eine Muskelwölbung. Am höchsten Punkt dieser Erhebung liegt DI 4, »Verbindung mit dem Tal« oder »Talsenke« genannt.*

Haben sich die Beschwerden nach einer knappen Woche nicht wesentlich gebessert oder sogar verschlimmert, sollten Sie zum Arzt gehen. Eine Virusgrippe in Verbund mit hohem Fieber gehört in jedem Fall in ärztliche Behandlung.

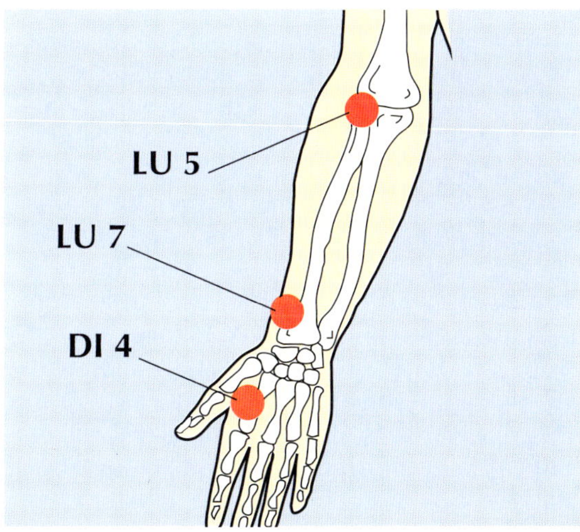

FIEBER

Fieber ist keine Krankheit im eigentlichen Sinn, sondern ein Symptom, das im Verlauf verschiedener Erkrankungen auftritt. Dabei erhöht sich die Körpertemperatur über den Normalwert (37–38 °C; rektal gemessen); bei Temperaturen zwischen 37,5 und 38 °C spricht man von erhöhter Temperatur, darüber von Fieber. Typische Anzeichen sind neben der erhöhten Körpertemperatur Schüttelfrost (bei sehr starkem Fieberanstieg), gerötete Wangen, verstärktes Schwitzen abwechselnd mit Frösteln und glasige, fiebrig glänzende Augen. Zusätzlich besteht meist Appetitlosigkeit. Der Durst ist eher gesteigert.

Manche Kinder neigen bei hohem Fieber zu Fieberkrämpfen. Ist dies bei Ihrem Kind bekannt, sollten Sie fiebersenkende Maßnahmen bereits bei Temperaturen unter 38 °C einleiten. Allerdings reichen hier Hausmittel wie Wadenwickel nicht aus. Sie sollten Ihrem Kind dann fiebersenkende Zäpfchen mit dem Wirkstoff Paracetamol geben.

Fieber ist eine wichtige und sinnvolle Maßnahme des Körpers zur Bekämpfung von Krankheitserregern, die – solange sich der Temperaturanstieg in Grenzen hält (37,5 °C, zwei bis drei Tage lang) – nicht unterdrückt werden sollte. Falls die Temperatur bedrohlich ansteigt (über 39 °C) und auch bei Behandlung nicht innerhalb kurzer Zeit wieder deutlich zurückgeht, rufen Sie so bald wie möglich einen Arzt. Denn hinter Ihrem Fieber kann sich unter Umständen eine schwer wiegende Erkrankung verbergen.

So akupressieren Sie

Dazhui – LG 14

■ *Diesen 14. Punkt des Lenkergefäßes finden Sie hinten am Nacken zwischen dem 7. Halswirbel und dem ersten Brustwirbel – da, wo Sie eine kleine Erhebung fühlen, wenn Sie Ihren Kopf etwas nach vorne neigen.*

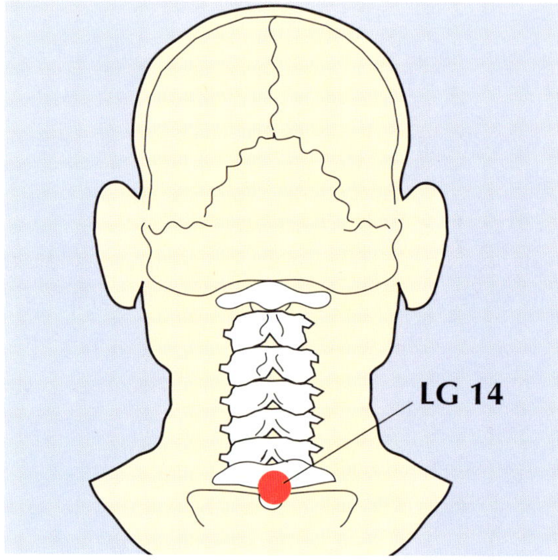

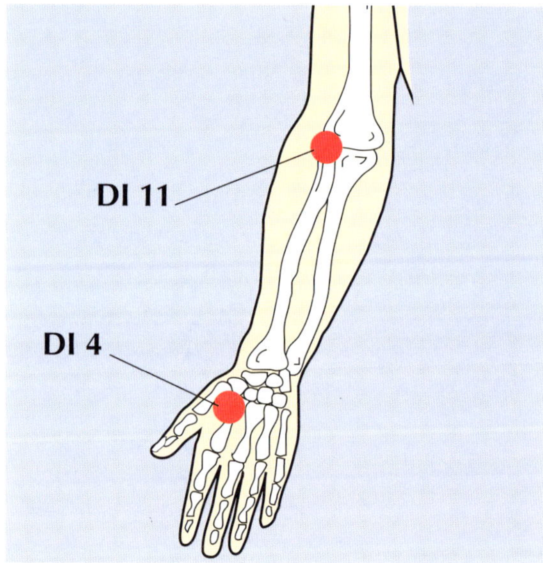

Hegu – DI 4

■ *Wenn Sie Ihren Daumen an den ausgestreckten Zeigefinger pressen, bildet sich ein Muskelbauch. Am höchsten Punkt dieser Erhebung liegt DI 4, auch »Talsenke« genannt.*

Quchi – DI 11

■ *Dieser 11. Punkt des Dickdarmmeridians liegt an der Innenseite des Arms, am äußeren Ende der Ellenbogenfalte.*

GALLENBLASENFUNKTIONS-STÖRUNGEN

In der Gallenblase wird der von der Leber zur Verdauung unserer Nahrung produzierte Gallensaft gesammelt und weitergeleitet. Die Gallenblase ist ein höchst sensibles Organ, das sehr empfindlich auf längerfristige Ernährungsfehler – wie beispielsweise zu fette und zu kohlenhydratreiche Nahrung, Alkohol, Nikotin, aber auch zu viel Harnsäure – sowie auf seelische Unausgeglichenheit, Stress und Ärger reagiert. Nicht umsonst treten Gallenleiden häufig bei Menschen auf, die ihre Emotionen nicht frei äußern können und ihren Ärger und ihren Kummer stets in sich hineinfressen. Die Gallenblase beantwortet dies mit der Bildung von Gallensteinen oder Entzündungen. Das Sprichwort »Mir kommt die Galle hoch« verdeutlicht diesen Zusammenhang zwischen seelisch-emotionalem Erleben und körperlicher Reaktion.

Natürlich sind nicht nur psychische Faktoren verantwortlich für die Entstehung von Gallensteinen und Entzündungen der Gallenblase, die in der Regel durch die Steine ausgelöst werden. Körperliche Ursachen können erhöhte Cholesterinbildung und verminderte Umwandlung von Cholesterin in Gallensalze oder Entzündungen durch Bakterien sein. Gallensteine werden meist erst spät entdeckt, da sie zunächst kaum Beschwerden verursachen. Dann jedoch zeigen sie sich durch starke Schmerzen im rechten Oberbauch, die bis in den rechten Schulter- und Rückenbereich ausstrahlen können, sowie durch Übelkeit, Erbrechen und Aufstoßen. Eine akute Gallenblasenentzündung tritt zusätzlich zu diesen Symptomen mit Fieber, Schüttelfrost und sehr schlechtem Allgemeinbefinden in Erscheinung. Beide Beschwerden dürfen nur vom Arzt behandelt werden!

Mit Akupressur können Sie die Tätigkeit der Gallenblase unterstützen und so ernsthaften Erkrankungen dieses wichtigen Organs vorbeugen.

So akupressieren Sie

Guangming – G 37

- *Diesen Punkt, auch »Strahlendes Licht« genannt, finden Sie an der Außenseites des Unterschenkels, eine Handbreit oberhalb des Knöchels.*

Yangfu – G 38

- *Etwas unterhalb von Guangming, an der Außenseite des Unterschenkels vor dem Schienbeinrand liegt dieser Punkt, die »Yang-Ergänzung«.*

Qiuxu – G 40

- *Seitlich an dem Fußrücken finden Sie diesen Punkt, dessen Akupressur sich besonders bei kolikartigen Schmerzen bewährt.*

Xiaxi – G 43

- *Außen am Grundgelenk der 4. Zehe liegt dieser Punkt.*

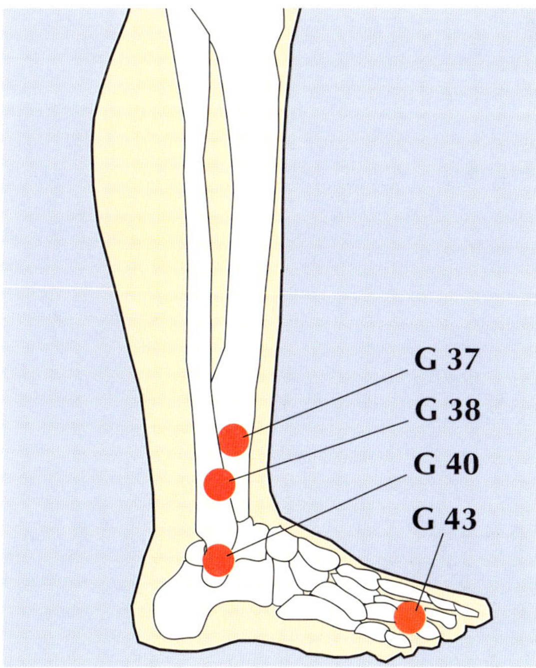

HALSSCHMERZEN

Halsschmerzen sind keine Krankheit an sich, sondern meist ein Begleitsymptom von Erkältungen und Entzündungen im Bereich der Atemwege. Sie sind meist Folge einer Vireninfektion. Weitere Ursachen können z. B. eine bakterielle Mandelentzündung (eitrige Angina), Scharlach und andere Infektionskrankheiten sein. Leichte und unkomplizierte Halsschmerzen, die nur mit Heiserkeit und leichten Schluckbeschwerden einhergehen, können mit Akupressur erfolgreich gelindert werden.

Bei starken schweren Schluckbeschwerden, Halsschmerzen und Fieber, klassische Symptome einer akuten Angina, sollten Sie unbedingt zum Arzt gehen, da hier folgenreiche Komplikationen bis hin zu Nierenleiden auftreten können.

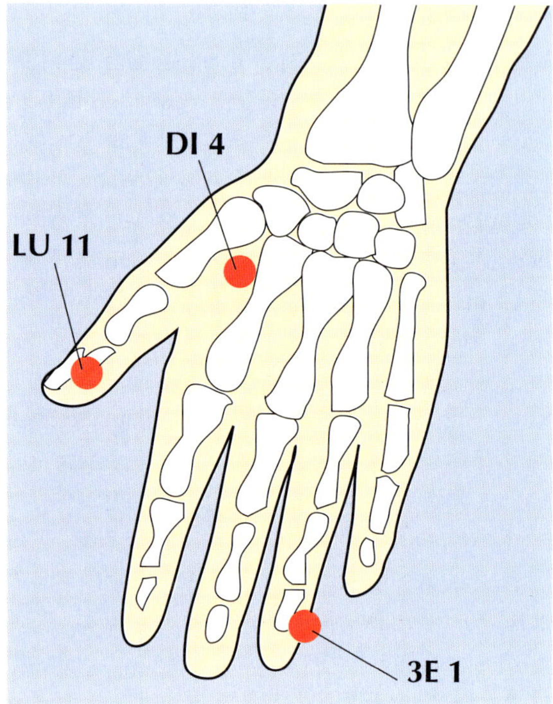

So akupressieren Sie

Shaoshang – LU 11

■ *Der »Meisterpunkt« der Lunge, »Junger Händler« genannt, liegt am Nagelbett des Daumens am inneren Winkel. Akupressieren Sie ihn mehrmals täglich kräftig für 5 Minuten mit dem Daumennagel der anderen Hand; danach wechseln.*

Hegu – DI 4

■ *Pressen Sie Ihren Daumen an den ausgestreckten Zeigefinger – dadurch bildet sich ein Muskelbauch. Am höchsten Punkt dieser Erhebung liegt DI 4, »Verbindung mit dem Tal« genannt, der regulierend auf die Schleimhautfunktion wirkt. Drücken Sie hier kräftig bis zu 10 Minuten.*

Guanchong – 3E 1

■ *Am äußeren Nagelwinkel des Ringfingers liegt dieser 1. Punkt des Dreifachen-Erwärmer-Meridians.*

Renying – M 9

■ *Diesen Punkt finden Sie seitlich auf der Erhöhung des Kehlkopfs.*

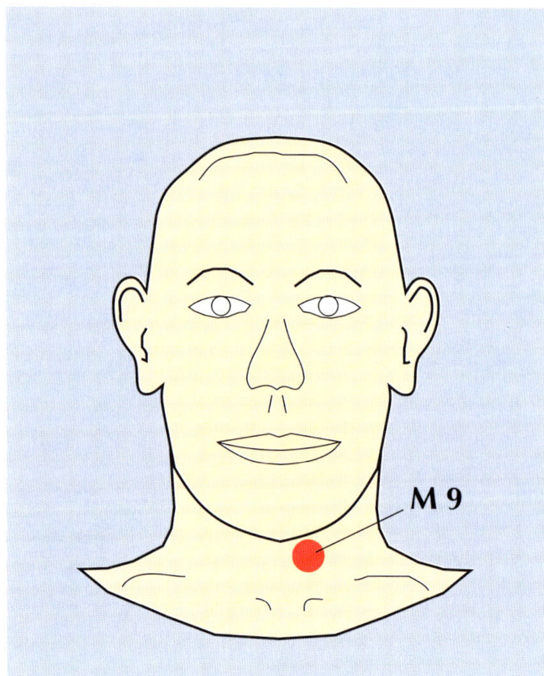

HÄMORRHOIDEN

Über diese Volkskrankheit, knotenförmige Erweiterungen der Mastdarm- und Aftervenen, wird nicht gerne gesprochen. Wer davon betroffen ist, verschweigt sein Leiden meist. Dies liegt auch daran, dass Hämorrhoiden zunächst kaum Beschwerden bereiten. Meist kommt man ihnen erst auf die Schliche, wenn sich helles Blut im Stuhl und auf dem Toilettenpapier zeigt, sich Juckreiz und ein brennendes Gefühl am After einstellen. Im weiteren Verlauf kann es dann zu Blutungen zwischen den Stuhlentleerungen und zu krampfartigen Schmerzen, vor allem während und nach der Darmentleerung, kommen.

Die Entstehung von Hämorrhoiden wird meist durch eine genetische Veranlagung begünstigt. Verstärkend wirkt alles, was die Afterregion zusätzlich stark beansprucht. Dazu zählen ein durch falsche Ernährung verursachter zu harter Stuhlgang – aber auch ein zu weicher –, zu langes Sitzen (die »Zierde des Gelehrten«!) oder Stehen, allgemeiner Bewegungsmangel sowie bei Frauen eine Schwangerschaft.

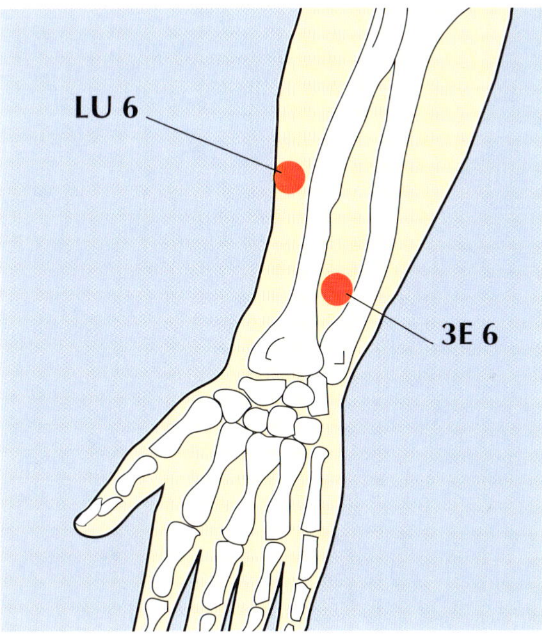

Inzwischen diskutieren die Mediziner noch weitere Ursachen einer Hämorrhoidenerkrankung: übermäßiger Alkoholgenuss, Prostataveränderungen, Leberfunktionsstörungen, Nahrungsmittelallergien sowie Allergien im Analbereich, beispielsweise auf Duftstoffe im Toilettenpapier oder in Seifen.

Der Großteil der Patienten mit Hämorrhoiden befindet sich im ersten Stadium dieser Erkrankung, das bedeutet, dass die Gefäßknoten noch nicht tastbar sind, keine Schmerzen bestehen, aber bereits gelegentlich leichte Blutungen auftreten. Setzt die Behandlung in diesem Stadium ein, sind die Erfolgsaussichten recht hoch.

Sind in Ihrer Familie schon einmal Hämorrhoiden aufgetreten, sollten Sie zur Vorbeugung eine ballaststoffreiche Ernährung bevorzugen: viel faserreiches Obst und Gemüse sowie Vollkornprodukte. Achten Sie auf ausreichende Flüssigkeitszufuhr.

Die durch Hämorrhoiden verursachten Beschwerden wie Schmerzen während und nach der Stuhlentleerung und beim Sitzen sowie Juckreiz am After lassen sich durch Akupressur deutlich lindern. Zur Sicherung der Diagnose und Einleitung einer entsprechenden Behandlung sollten Sie allerdings zuerst einen Arzt aufsuchen. Die Akupressurbehandlung dient nur zur Unterstützung seiner Therapie.

So akupressieren Sie

Kongzui – LU 6

- *An der Innenseite des Unterarms, 7 Fingerbreit oberhalb der Handgelenksfurche, liegt dieser Druckpunkt.*

Zhigou – 3E 6

- *Etwa 3 Fingerbreit über dem Handgelenk an der Innenseite des Unterarms finden Sie Zhigou, den 6. Punkt des Dreifachen-Erwärmer-Meridians.*

HEXENSCHUSS

Charakteristisch für den Hexenschuss ist der blitzartig einschießende Schmerz im unteren Lenden- und Kreuzwirbelbereich, der einen wie aus heiterem Himmel überfällt und bis in die Oberschenkel hinein ausstrahlen kann. Die Folge ist, dass man sich kaum oder nur unter starken Schmerzen bewegen kann. Der Grund ist der: Ein oder mehrere Wirbelgelenke sind blockiert oder leicht gegeneinander verschoben. Der Hexenschuss, im Fachjargon akute Lumbalgie genannt, tritt meist nach ungewohnten, abrupten Bewegungen, schwerem Heben, Bücken oder nach Unterkühlung (Durchnässung, Zugluft) auf. Die wahren Ursachen liegen jedoch viel tiefer. Sie sind in jahrelanger Fehlhaltung beim Sitzen und andauerndem Bewegungsmangel zu suchen. Infolgedessen wird der Bewegungsapparat derart anfällig und instabil, dass bereits kleine Belastungen ausreichen, um den schmerzhaften Hexenschuss auszulösen.

Im akuten Stadium des Hexenschusses helfen warme Bäder, unter Umständen mit einem Zusatz von Heublumen, sowie Einreibungen mit Franzbranntwein und natürlich absolute Ruhigstellung durch Bettruhe.

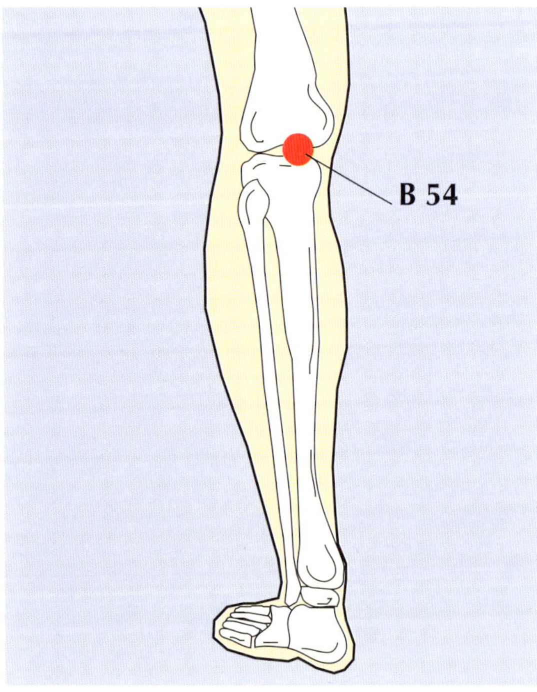

Durch Akupressur lassen sich die starken Schmerzen spürbar lindern und die Muskelverspannungen lockern.

Bei Missempfindungen, also Taubheitsgefühlen, an den Innenseiten der Oberschenkel sowie Schwäche oder Lähmung der Oberschenkel- oder Wadenmuskeln kann es sich um eine eingeklemmte Bandscheibe handeln, die auf den im Wirbelkanal verlaufenden Nervenstrang drückt. In diesem Fall sollten Sie dringend einen Arzt aufsuchen, um das Ausmaß des Vorfalls abklären zu lassen. Danach richtet sich dann auch die Form der Behandlung

So akupressieren Sie

Zhibian – B 54

- *Diesen Punkt finden Sie an der Rückseite des Beins in der Mitte der Kniekehle. Drücken Sie ihn sanft für 3 Minuten.*

Xiaxi – G 43

- *Am Grundgelenk der 4. Zehe liegt dieser Akupressurpunkt, den Sie 5 Minuten kräftig drücken sollten.*

Zulinqui – G 41

- *Dieser Punkt liegt auf dem Fußrücken.*

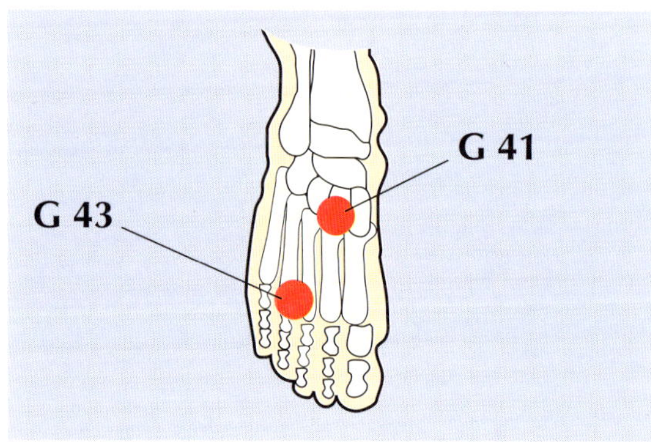

HUSTEN

Durch Husten versucht der Körper, Fremdkörper und Schleim aus den Atemwegen zu entfernen: als trockener Husten, der starke Schmerzen verursacht, als Reizhusten bei großer Empfindlichkeit z. B. gegen kalte Luft oder Rauch, als krampfartiger Husten, der zu Atemnot führen kann, oder als tiefsitzender Husten mit Schleimansammlung. Neben Hustenreiz und Heiserkeit besteht meist ein Engegefühl im Kehlkopf, Schnupfen, manchmal auch Atemnot und Brechreiz bis hin zu Würganfällen.

Akupressur wirkt beruhigend auf die gereizten Schleimhäute und lockert die verkrampfte Atemmuskulatur.

So akupressieren Sie

Hegu – DI 4

■ *Pressen Sie Ihren Daumen an den ausgestreckten Zeigefinger – dadurch bildet sich eine Muskelwölbung. Am höchsten Punkt dieser Erhebung liegt DI 4, »Verbindung mit dem Tal« oder »Talsenke« genannt. Drücken Sie hier kräftig für 5 Minuten.*

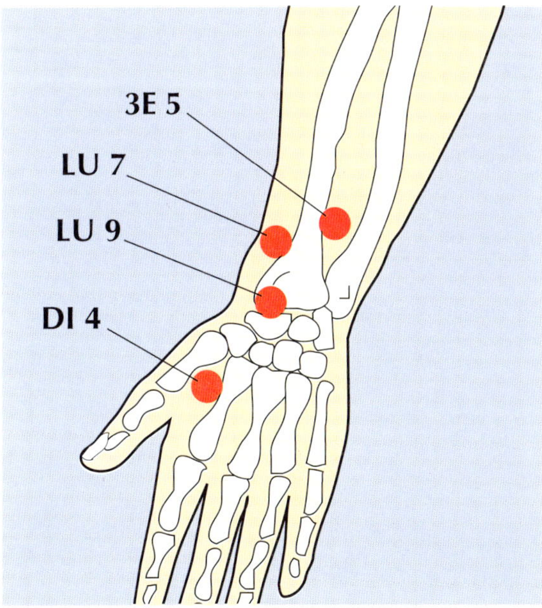

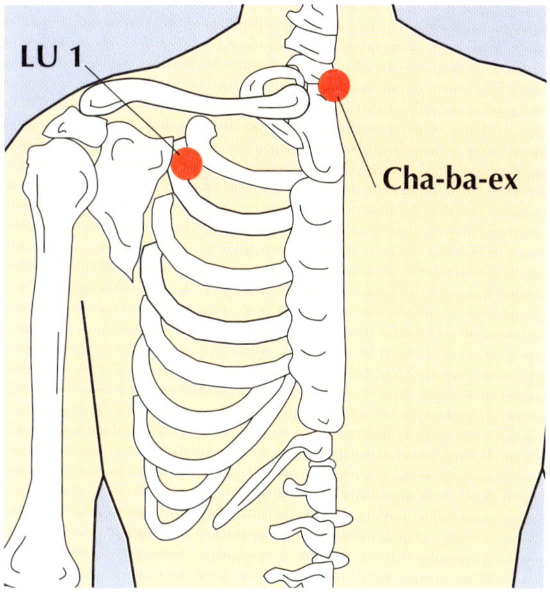

Zhongfu – LU 1

■ *Dieser 1. Punkt des Lungenmeridians liegt im Mittelraum zwischen der 1. und der 2. Brustrippe, unterhalb des Schlüsselbeines.*

Lieque – LU 7

■ *Den Punkt finden Sie innen am Unterarm, etwa 3 Fingerbreit über dem Daumengelenk.*

Taiyuan – LU 9

■ *Dieser Punkt liegt am äußeren Ende der Handgelenksfurche.*

Waiguan – 3E 5

■ *Der Punkt liegt an der Innenseite des Unterarms, 3 Fingerbreit über der Handgelenksfalte.*

Cha-ba-ex

■ *Diesen Spezialpunkt am Halsgrübchen, genau in der Mitte zwischen den beiden Schlüsselbeinen, akupressieren Sie bei einem starken Hustenanfall 5 Minuten mit kräftigem Druck im Wechsel mit Hegu (DI 4).*

IMPOTENZ

Mit Impotenz bezeichnet man die Unfähigkeit des Manns zur Erektion zu gelangen. Diese in den letzten Jahren immer häufigere Störung beruht – wenn nicht auf dem natürlichen Alterungsprozess des Mannes – immer auf seelischem Ungleichgewicht, das durch erhöhten Stress, traumatische Erlebnisse in der Kindheit, intolerante Sexualerziehung oder unangenehme sexuelle Erfahrungen bedingt ist. Gelingt es dem Mann, sich zu entspannen und der Situation die Schwere zu nehmen, vergeht die Impotenz meist so rasch, wie sie aufgetreten ist.

In langwierigen Fällen von Impotenz sowie bei psychischen Traumata sollten Sie einen Psychotherapeuten aufsuchen.

Nach Auffassung der traditionellen chinesischen Medizin werden Potenz und sexuelle Aktivität von den Nieren gesteuert. Wird deren Funktion und Gesundheit durch falsche Lebensweise, ungesunde Ernährung, zu viel Alkohol und Drogen sowie Kälteeinwirkung geschwächt, kann es auf lange Sicht zu Impotenz kommen. Diese Zusammenhänge sollten Sie bei der Ursachenfindung und Behandlung Ihres sexuellen Problems mit im Auge behalten.

Erstes Ziel der Selbstbehandlung sollte es sein, den Leidensdruck zu verringern und allein oder am besten gemeinsam mit dem Partner zu versuchen, die Ursachen zu ergründen. Darüber hinaus sollten Sie sich um gegenseitige Offenheit bemühen, Ihre Emotionen zum Ausdruck bringen und vor allem versuchen, sich von den überhöhten Erwartungen in Sachen Sexualität zu befreien, um den steigenden Leistungsdruck unserer Zeit nicht auch noch mit ins Schlafzimmer zu nehmen.

So akupressieren Sie

Zusanli – M 36

■ *Den »Dreimeilenpunkt« finden Sie unter der Kniescheibe außen am Schienbein (siehe Abb. Seite 71). Er verbessert den Energiefluss in den Meridianen und wirkt sich positiv auf das seelische wie körperliche Empfinden aus.*

Taixi – N 3

■ *Dieser 3. Punkt des Nierenmeridians liegt zwischen Knöchelspitze und Achillessehne an der Ferse.*

Guanyuan – KG 4

■ *Knapp oberhalb der Schambeinmitte finden Sie diesen 4. Punkt des Konzeptionsgefäßes.*

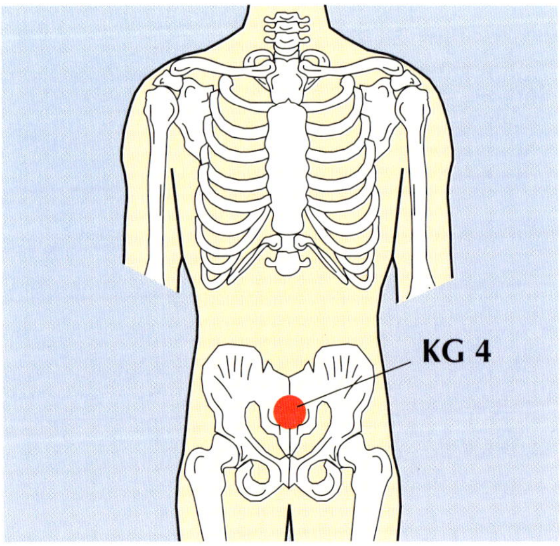

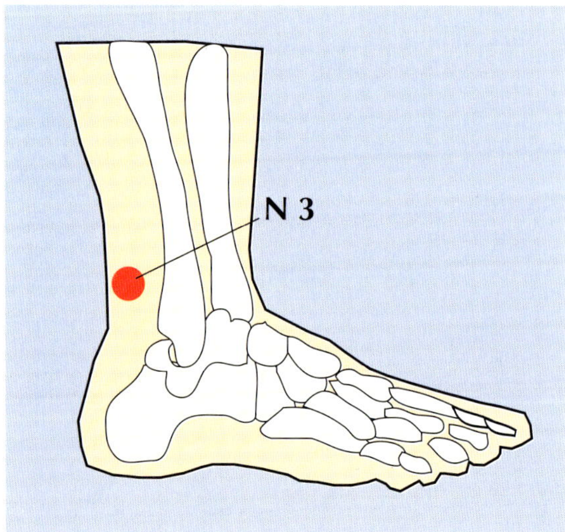

ISCHIASBESCHWERDEN

Ischiasbeschwerden treten durch bohrende, dumpfe, stechende Nervenschmerzen in Erscheinung. Sie können nur das Gesäß betreffen, bandförmig an der Vorderseite des Oberschenkels verlaufen oder aber seitlich oder hinten am Bein bis in die Zehen hinabziehen. Ischiasbeschwerden sind meist die Folge einer Reizung des Ischiasnervs sowie von abnutzungsbedingten Veränderungen der unteren beiden Bandscheiben, im schlimmsten Fall eines Bandscheibenvorfalls.

Durch die Akupressur werden die unangenehmen Schmerzen erleichtert und die Verkrampfungen der Muskeln im Lendenwirbelbereich gelockert. Die Wirksamkeit der nachstehenden Behandlung kann durch Wärmebehandlung (Bäder, Wärmflasche) verstärkt werden.

Bei Ischiasschmerzen können Muskelschwäche oder sogar Lähmungserscheinungen auftreten. In diesem Fall müssen Sie umgehend einen Arzt aufsuchen.

So akupressieren Sie

Zhibian – B 54

- *Diesen Punkt, die »Befehlende Mitte«, finden Sie an der Rückseite des Beins in der Mitte der Kniekehle. Drücken Sie ihn sanft für 3 Minuten.*

Xiaxi – G 43

- *Außen am Grundgelenk der 4. Zehe liegt dieser Punkt, den Sie 5 Minuten kräftig drücken sollten.*

Huantiao – G 30

- *Dieser Punkt, »Stützende Stelle« genannt, befindet sich am oberen inneren Ende des Oberschenkelknochens. Da er selbst sehr schwer zu akupressieren ist – zumal man mit Ischiasschmerzen nicht gerade zu den Beweglichsten gehört –, sollten Sie Ihren Partner um die Behandlung bitten: bis zu 10 Minuten kräftig drücken und vereinigen.*

Yanlingquan – G 34

- *Außen am Unterschenkel, im Grübchen neben dem oberen Wadenbeinende, finden Sie diesen Punkt des Gallenblasenmeridians.*

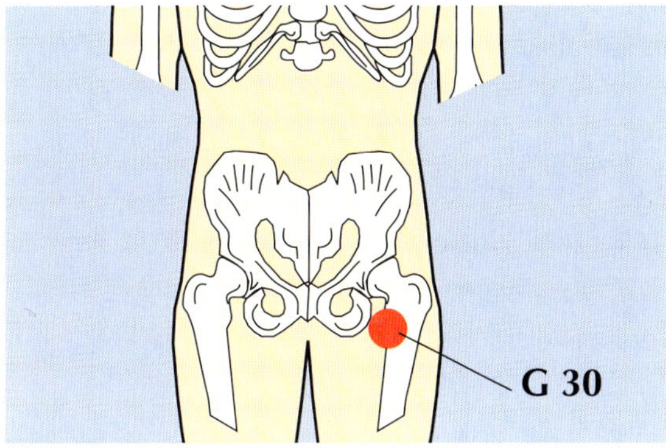

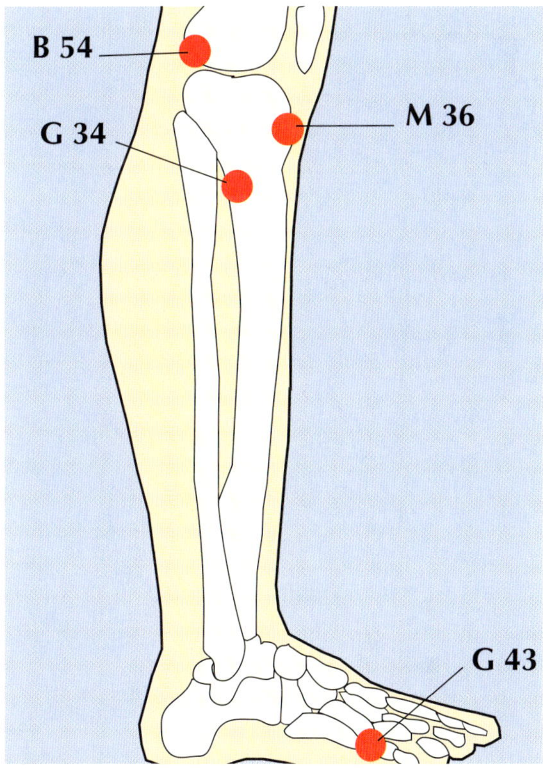

KONZENTRATIONSSCHWIERIGKEITEN

Schwierigkeiten, sich auf eine Sache zu konzentrieren und sich intensiv mit ihr auseinanderzusetzen, können verschiedene Ursachen haben. Eine ist sicherlich in der zunehmenden Reizüberflutung und der Vielfalt der Eindrücke, die täglich an uns herantreten, zu suchen. Vor allem Kinder sind stark davon betroffen.

Menschen mit Konzentrationsproblemen sind meist sehr nervös und unruhig oder sie sind niedergeschlagen und können ihre Gedanken aufgrund eines großen Kummers nicht ruhen lassen. Eine andere Ursache, die zu Konzentrationsstörungen führen kann, ist die mangelnde Versorgung des Gehirns mit Blut und damit mit Sauerstoff und wichtigen Nährstoffen. Der Grund dafür ist meist eine falsche Lebensweise (zu viel vitaminarme Speisen, zu viel Alkohol und Nikotin, zu wenig Bewegung) und ein Übermaß an Stress.

Akupressur bringt innerlich zur Ruhe und hilft so, Energiemängel im geistigen Bereich auszugleichen.

So akupressieren Sie

Qihai – KG 6

■ *Der 6. Punkt des Konzeptionsgefäßes, auch »Meer der Energie« genannt, liegt oberhalb des Schambeins, etwa 3 Fingerbreit unter dem Bauchnabel. Akupressieren Sie ihn 5 Minuten sanft durch Drücken und Teilen (siehe Seite 41).*

Zhongwan – KG 12

■ *Auch der Punkt Zhongwan liegt auf dem Konzeptionsgefäß, und zwar etwa 5 Fingerbreit über dem Nabel.*

Spezialpunkte

■ *An den Fingerkuppen liegen Punkte, die eine reflektorische Beziehung zum Gehirn, vor allem zur Hirnanhangsdrüse, besitzen und dabei helfen, die geistigen Aktivitäten zu harmonisieren. Drücken Sie diese täglich morgens und abends kräftig für jeweils 5 bis 10 Minuten pro Hand.*

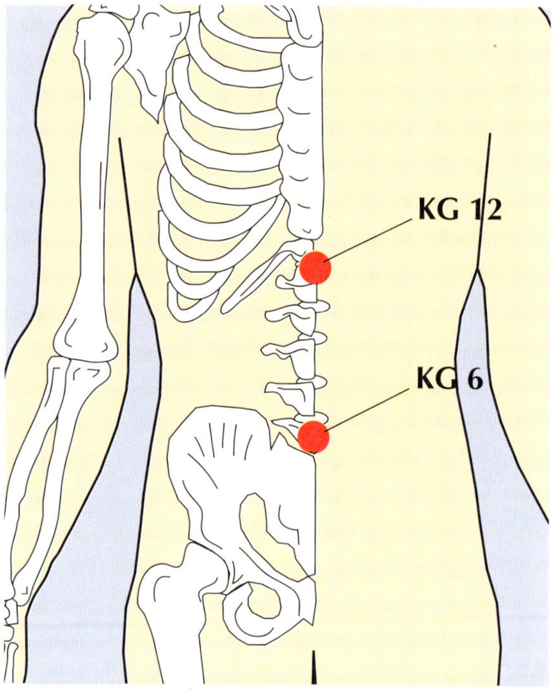

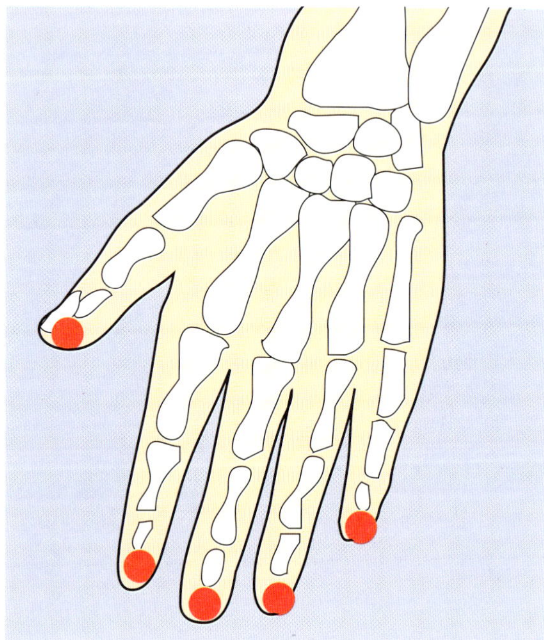

KOPFSCHMERZEN

Kopfschmerzen werden durch die unterschiedlichsten Ursachen hervorgerufen und treten entsprechend in den mannigfaltigsten Ausprägungen auf. Generell unterscheidet man eigenständige Kopfschmerzen von solchen, hinter denen andere Grunderkrankungen wie Infektionen, Erkältungskrankheiten oder Schleudertraumata stehen. Unter den eigenständigen Kopfschmerzen ist der Spannungskopfschmerz am häufigsten. Er zeigt sich durch dumpfe, diffuse Schmerzen im Stirn- und Augenbereich. Ursachen können Stress, Depressionen, Erschöpfung, aufgestaute Aggressionen sowie körperliche Fehlhaltungen sein. Aber auch hormonelle Umstellungen, Wetterfühligkeit sowie stickige Luft können Kopfschmerzen verursachen.

So akupressieren Sie

Jingming – B 1

■ *Der 1. Punkt des Blasenmeridians liegt genau an der Nasenwurzel.*

Shuigou – LG 26

■ *Diesen Punkt finden Sie im Oberlippengrübchen zwischen den beiden Hautfalten, die von den Nasenlöchern zur Oberlippe ziehen.*

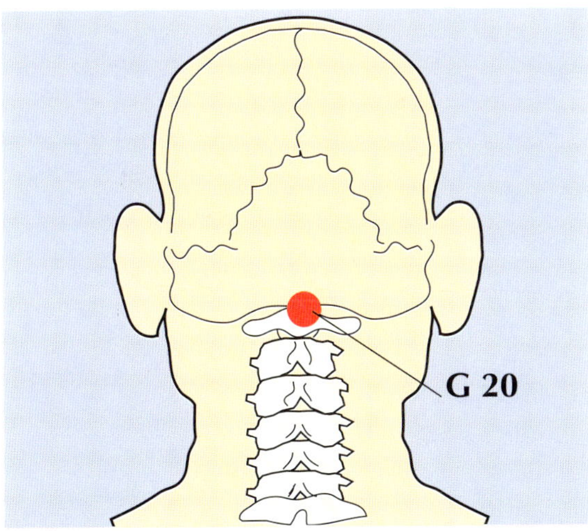

Fengchi – G 20

■ *Am unteren Hinterhauptrand liegt dieser Punkt; Sie finden ihn leicht, wenn Sie mit dem Finger an Ihrem Nacken hinauf zum Haaransatz wandern: Er ist genau an der Stelle, wo der Hals in den Schädel übergeht.*

Yin Tang

■ *Dieser Spezialpunkt ist der Mitte zwischen den Augenbrauen auf dem »Dritten Auge« gelegen; drücken Sie ihn kräftig für 5 Minuten.*

Hegu – DI 4

■ *Pressen Sie Ihren Daumen an den ausgestreckten Zeigefinger – dadurch bildet sich eine Muskelwölbung. Am höchsten Punkt dieser Erhebung liegt DI 4. Drücken Sie hier kräftig für 5 Minuten.*

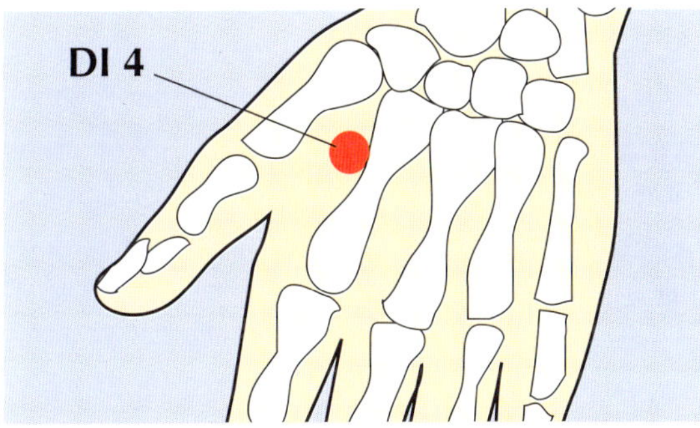

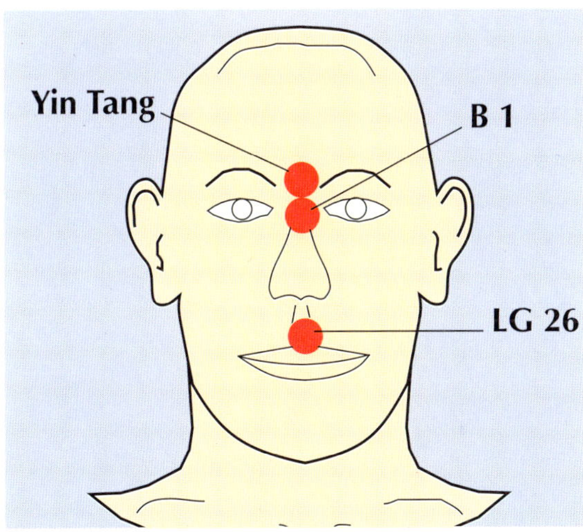

MAGENBESCHWERDEN

Die Gastritis, eine Entzündung der Magenschleimhaut, ist die häufigste Magenerkrankung, die mit Völlegefühl, Sodbrennen, Aufstoßen und Schmerzen im Oberbauch einhergeht. Häufig treten auch Magenkrämpfe, Durchfall, Blähungen oder Verstopfung auf. Ursache ist meist eine falsche Ernährung: zu schnelles und zu heißes Essen, aber auch der Genuss von zu viel Kaffee, Alkohol und Zigaretten. Neben diesen eher »materiellen« Auslösern liegen einer Gastritis und als Folge davon auch Magengeschwüren – neben einer bakteriellen Infektion mit Helicobacter Pylori – vor allem emotionale Ursachen zugrunde. Eine Übersäuerung des Magens ist oft die Folge von jahrelang aufgestautem Ärger und ungelösten Konflikten. Menschen mit häufigen Magenbeschwerden haben meist Probleme, ihren Konflikten offen zu begegnen und ihre Emotionen zu zeigen.

Leichte Magenschleimhautentzündungen können Sie mit Akupressur innerhalb von 3 bis 5 Tagen zum Abklingen bringen. Ein guter Tip aus dem Reich der Mitte zur Verringerung der Magensäure: Legen Sie 1 Salzpflaume (aus dem Naturkost- oder Asienladen) in 1 Tasse mit heißem Wasser, zerdrücken Sie sie, und essen Sie sie, nachdem sie etwa 1/2 Stunde eingeweicht ist. Wenn Magenschmerzen nach einigen Tagen keine Besserung zeigen, sollten Sie den Arzt aufsuchen.

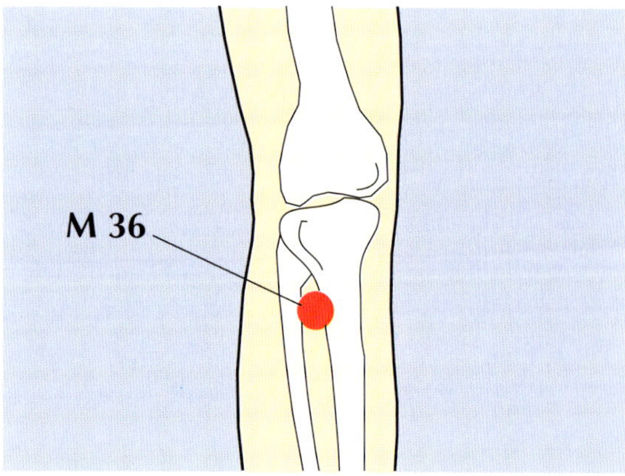

So akupressieren Sie

Zusanli – M 36

- *Dieser Druckpunkt, unterhalb der Kniescheibe außen am Schienbein gelegen, verbessert den Energiefluss in allen Meridianen und wirkt sich günstig auf die Funktionen der Verdauungsorgane aus; man nennt ihn auch »Dreimeilenpunkt«.*

Huaroumen – M 24

- *Dieser Punkt des Magenmeridians liegt seitlich knapp oberhalb des Bauchnabels.*

Tianshu – M 25

- *Etwas unterhalb von M 24, zwischen Nabel und Schambeinmitte gelegen.*

Qihai – KG 6

- *Der 6. Punkt des Konzeptionsgefäßes, auch »Meer der Energie« genannt, liegt oberhalb des Schambeins, etwa 3 Fingerbreit unter dem Bauchnabel. Akupressieren Sie ihn 5 Minuten sanft durch Drücken und Teilen (siehe Seite 41).*

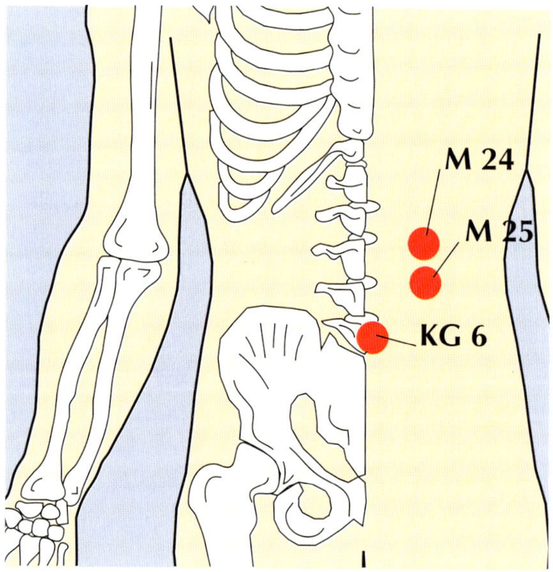

MENSTRUATIONSBESCHWERDEN

Die Tage vor und während der Tage gestalten sich, vor allem bei jungen Mädchen und Frauen, oftmals nicht gerade angenehm. Ganz zu schweigen von der gereizten Stimmung, den depressiven Neigungen und den Heißhungerattacken – so manche Frau fühlt sich als Spielball ihrer Hormone. Wer von den genannten Unpässlichkeiten verschont bleibt, bei dem lässt die Periode vielleicht stets zu lange auf sich warten, ist sehr stark oder so schwach, daß man sie kaum mehr als solche bezeichnen kann. Die Ursachen all dessen sind, sofern nicht organische Störungen zugrunde liegen, überwiegend in seelischer Anspannung, Stress und Überlastung zu suchen.

Mit Akupressur lassen sich leichte Menstruationsbeschwerden lindern und oftmals ganz beseitigen. Das Stimulieren bestimmter Druckpunkte harmonisiert den Allgemeinzustand und reguliert die Hirnanhangsdrüse, die Hypophyse, der als hormoneller Schaltzentrale die Versorgung des Körpers mit den multifunktionalen Botenstoffen obliegt.

So akupressieren Sie

Sanyinjiao – MP 6

■ *Den 6. Punkt des Milz-Pankreas-Meridians, »Treffpunkt der 3 Yin« genannt, finden Sie an der Innenseite des Unterschenkels, 3 Fingerbreit über dem Knöchel. Akupressieren Sie ihn, vor allem bei Gebärmutterkrämpfen und Unterleibsschmerzen, sanft für 5 bis 10 Minuten.*

Qihai – KG 6

■ *Der 6. Punkt des Konzeptionsgefäßes, auch »Meer der Energie« genannt, liegt oberhalb des Schambeins, etwa 3 Fingerbreit unter dem Bauchnabel. Akupressieren Sie ihn sanft für 5 Minuten.*

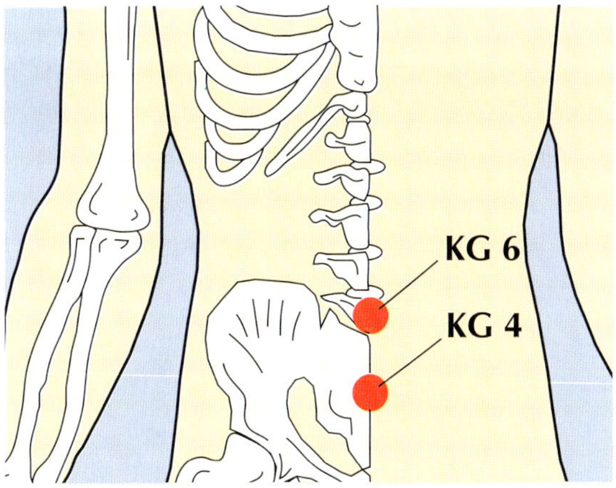

Guanyuan – KG 4

■ *Der 4. Punkt des Konzeptionsgefäßes liegt knapp oberhalb des Schambeins, unter dem Bauchnabel.*

Yinbai – MP 1

■ *Am Nagel des großen Zehs, an der Fußinnenseite, liegt dieser Punkt.*

Gongsun – MP 4

■ *Diesen Punkt finden Sie in der Mitte Ihrer Fußinnenseite.*

Vor einer selbstständigen Behandlung Ihrer Menstruationsbeschwerden müssen organische Störungen von einem Gynäkologen ausgeschlossen worden sein.

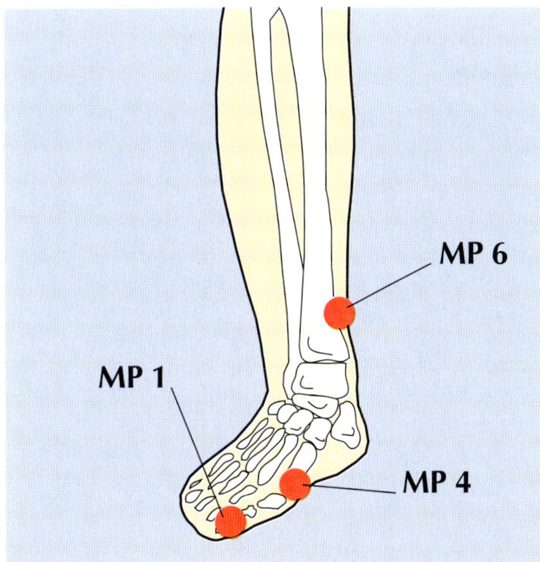

MIGRÄNE

Bei einer Migräne handelt es sich um krampfartige, oft extrem starke Kopfschmerzen, die anfallartig auftreten und meist mit Augenflimmern, Sehstörungen, Übelkeit und Erbrechen einhergehen. Die Palette an Auslösern eines Migräneanfalls reicht von Stress, Überarbeitung, Erschöpfung und Schwankungen im Hormonspiegel über sensorische Reize wie Lichtblitze, Geräusche und Gerüche bis hin zu bestimmten Nahrungsmitteln, beispielsweise Käse oder Nüsse. Auch die Ausschüttung von Histamin, einem Hormon, das bei allergischen Reaktionen freigesetzt wird, trägt zur Entstehung von Migränekopfschmerz bei. Die Krankheit kann jedoch auch familiär veranlagt sein. Viele Migränepatienten spüren bei einem Anfall einen heftigen pulsierenden Schmerz im Bereich der Schläfenarterie. Dieses typische Symptom veranlasst die medizinische Forschung immer mehr zu der Vermutung, dass Migräneschmerz auf eine Entzündung der Gefäße in der Gehirnhaut zurückzuführen ist.

Bevor Sie mit der Selbstbehandlung beginnen, sollten Sie einen Facharzt zurate ziehen, denn Migräne wird sehr häufig fehldiagnostiziert.

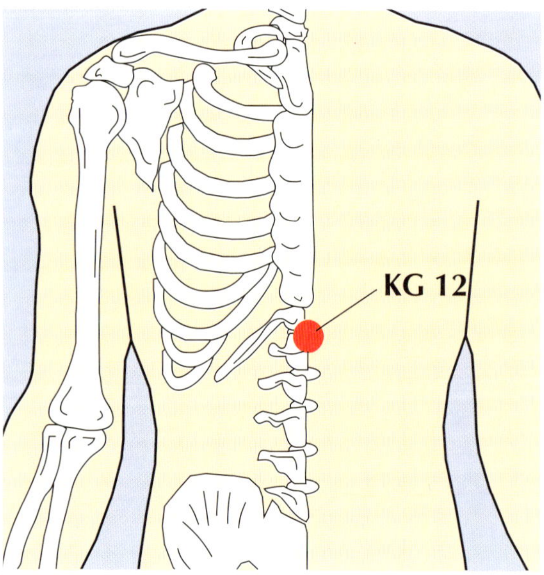

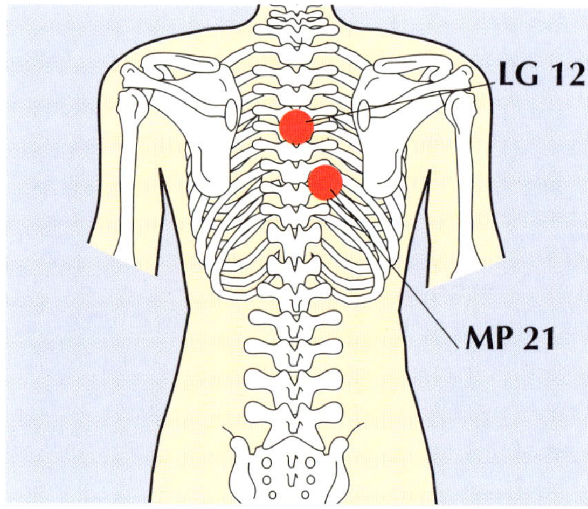

Alternativ oder ergänzend zu den immer neuen Präparaten, die die moderne Schulmedizin auf den Markt bringt und die nur für den Augenblick Linderung bringen, bewähren sich natürliche Heilmethoden wie die Akupressur.

So akupressieren Sie

Hegu – DI 4

- *Pressen Sie Ihren Daumen an den ausgestreckten Zeigefinger – dadurch bildet sich eine Muskelwölbung. Am höchsten Punkt dieser Erhebung liegt DI 4, auch »Verbindung mit dem Tal« genannt (siehe Abb. Seite 78).*

Zhongwan – KG 12

- *Dieser Punkt ist auf dem Konzeptionsgefäß etwa 5 Fingerbreit über dem Nabel gelegen.*

Shenzu – LG 12

- *Diesen Punkt des Lenkergefäßes finden Sie am Dornfortsatz des 3. Brustwirbels, etwa in der Mitte zwischen den Schlüsselbeinen.*

Dabao – MP 21

- *Dieser Punkt liegt im Zwischenraum zwischen der 4. und der 3. Brustrippe.*

MÜDIGKEIT

Körperliche und seelische Belastungen kann unser Körper einige Zeit lang relativ problemlos verkraften. Doch nach einer Phase der Belastung benötigt der Mensch eine Phase der Erholung, um seine körperliche und geistige Leistungsfähigkeit wiederherzustellen. Und genau hier liegt heute das Problem: Einerseits fallen die Ruhepausen, in denen wir wieder auftanken könnten, immer kürzer oder sogar ganz aus, andererseits werden die Anforderungen, denen wir uns stellen müssen, oft immer größer. Die Folge sind permanente seelische und körperliche Überlastung und ständiger Schlafmangel, die letztlich in chronische Erschöpfung münden. Ständige Müdigkeit und Abgeschlagenheit können auch auf eine versteckte Infektion, auf Verdauungsstörungen sowie auf einen Mangel an bestimmten Mineralstoffen hinweisen.

So akupressieren Sie

Qihai – KG 6

- *Der 6. Punkt des Konzeptionsgefäßes, »Meer der Energie« genannt, liegt oberhalb des Schambeins, etwa 3 Fingerbreit unter dem Bauchnabel.*

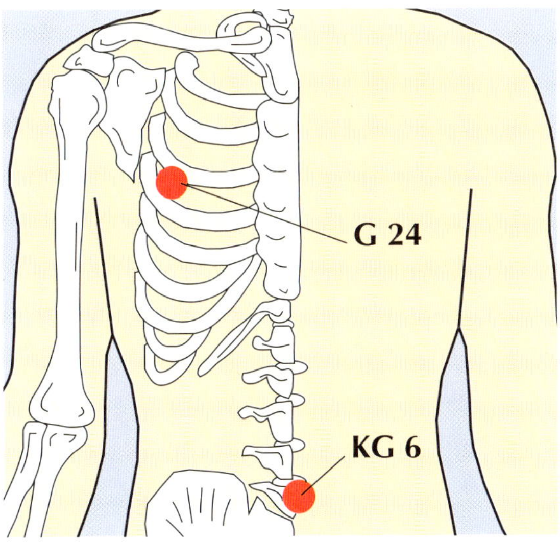

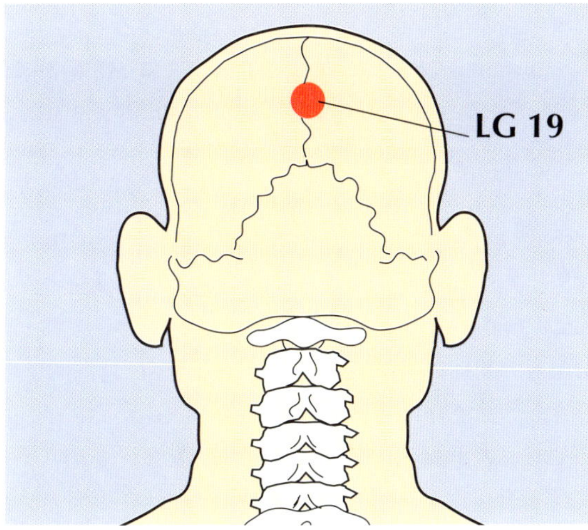

Dadu – MP 2

- *Dieser Punkt liegt am Grundgelenk des großen Zehs an der Fußinnenseite.*

Shangqui – MP 5

- *Sie finden diesen Punkt unterhalb des Knöchels, knapp über dem Sprunggelenk.*

Riyue – G 24

- *Im 6. Zwischenrippenraum – von unten nach oben gezählt – liegt dieser Punkt des Gallenblasenmeridians.*

Houding – LG 19

- *Dieser Punkt liegt am Hinterkopf, genau auf der Hinterhauptfontanelle – tasten Sie dazu mit den Fingerspitzen den Hinterkopf ab, bis Sie eine kleine Vertiefung spüren.*

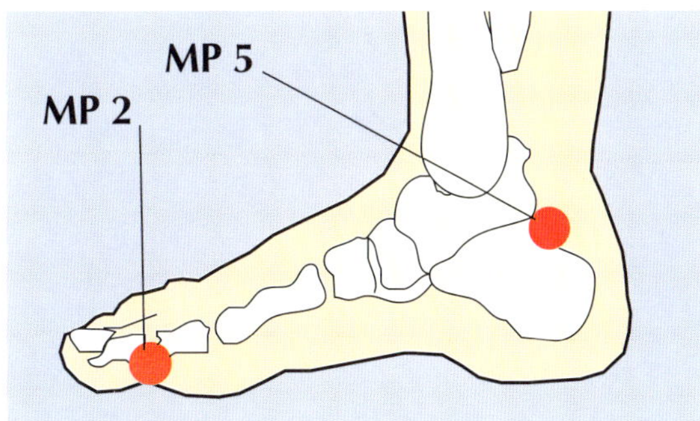

NASENBLUTEN

Zu Nasenbluten kann es durch heftiges Schnäuzen oder Niesen, durch eine Verletzung der Nasenschleimhäute und natürlich auch nach einem Stoß auf die Nase kommen. Beschränken sich die Blutungen auf ein Nasenloch, liegen meist solche örtlichen, direkten Ursachen zugrunde. Blutet es hingegen aus beiden Nasenlöchern, deutet dies auf eine allgemeine Störung wie starken Bluthochdruck oder krankhafte Blutveränderungen hin.

Wenn die Blutungen längere Zeit anhalten und unter Umständen sogar noch stärker werden, sollten Sie einen Arzt rufen. Das gilt auch für Nasenbluten nach Kopf- oder Nackenverletzungen.

Bei Nasenbluten sollten Sie sich auf keinen Fall schnäuzen und den Kopf nach hinten beugen. Setzen Sie sich aufrecht hin, und atmen Sie ruhig. Schnelle Linderung bringen meist Eisbeutel, in den Nacken gelegt.

So akupressieren Sie

Hegu – DI 4

- *Pressen Sie Ihren Daumen an den ausgestreckten Zeigefinger – dabei bildet sich ein Muskelbauch. Am höchsten Punkt dieser Erhebung liegt DI 4, auch »Talsenke« genannt. Drücken Sie ihn kräftig für 5 Minuten.*

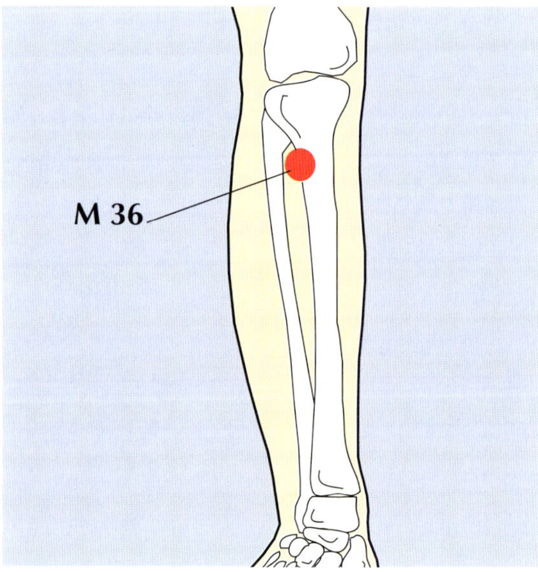

Zusanli – M 36

- *Dieser Druckpunkt, unterhalb der Kniescheibe außen am Schienbein gelegen, verbessert den Energiefluss in allen Meridianen und wirkt beruhigend; man nennt ihn auch »Dreimeilenpunkt«. Akupressieren Sie hier ebenfalls mit kräftigem Druck für 5 Minuten.*

Qiuxu – G 40

- *Oben auf dem Fußrücken, nahe des Großzehengrundgelenks, finden Sie diesen Punkt, die »Höchste Attacke«. Drücken Sie ihn kräftig für 3 bis 5 Minuten.*

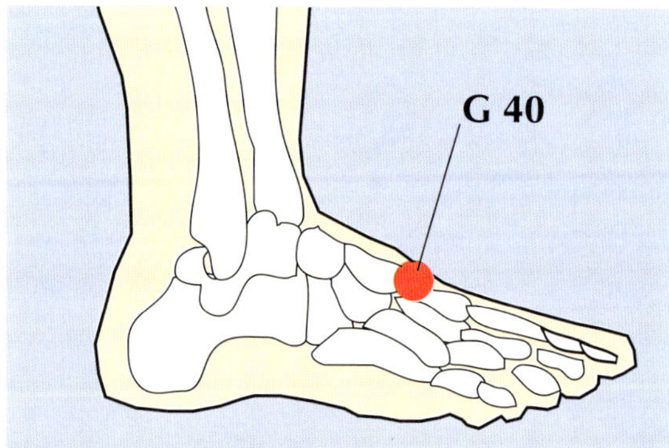

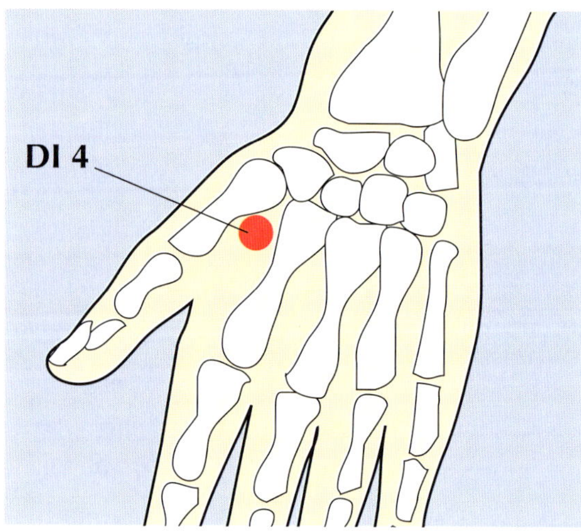

NEBENHÖHLENENTZÜNDUNG

Entzündungen der Nasennebenhöhlen – Kieferhöhlen-, Stirn-, Keilbeinhöhle und Siebbeinzellen – treten durch starken Schnupfen, Kopfschmerzen und ein Druckgefühl im Kopf in Erscheinung. Hinzu gesellen sich meist noch Müdigkeit, Ohrenschmerzen und Fieber. Nebenhöhlenentzündungen sind häufig die Folge eines Schnupfens oder eines grippalen Infekts. Ein weiterer Grund für akute oder chronische Entzündungen der Nasennebenhöhlen ist im seelischen Bereich zu suchen, denn psychische Belastungen beeinträchtigen unmittelbar die Abwehrkräfte. Besonders die Nebenhöhlen reagieren sehr gefühlssensibel: Sorgen, Ängste oder aufgestaute Emotionen können sich hier in Form einer Entzündung manifestieren. Aber auch Polypen oder Fehlstellungen der Nasenscheidewand, die die Nasenatmung und die Belüftung der Nebenhöhlen beeinträchtigen, können diese Beschwerden hervorrufen.

Nebenhöhlenentzündungen sollten Sie nicht auf die leichte Schulter nehmen, denn sie ziehen sich oft sehr lange hin und werden eventuell chronisch. Ergreifen Sie deshalb schon bei den ersten Vorboten die Initiative. Neben der Akupressur, die die Beschwerden deutlich lindert und bei früher Anwendung verhindern kann, dass sich die Entzündung ausweitet, empfehlen sich Kopfdampfbäder, Wärmebehandlungen sowie pflanzliche Medikamente aus der Apotheke.

So akupressieren Sie

Hegu – DI 4

■ *Pressen Sie Ihren Daumen an den ausgestreckten Zeigefinger – dadurch bildet sich eine Muskelwölbung. Am höchsten Punkt dieser Erhebung liegt DI 4, »Talsenke« oder »Verbindung mit dem Tal« genannt. Hegu hilft, die Nebenhöhlen zu öffnen und frei zu machen.*

Erjian – DI 2

■ *Diesen Punkt finden Sie am 2. Glied des Zeigefingers.*

Jingming – B 1

■ *Dieser erste Punkt des Blasenmeridians liegt genau an der Nasenwurzel.*

Shaoshang – LU 11

■ *Dieser Meisterpunkt der Lunge, »Junger Händler« genannt, liegt am Nagelbett des Daumens am inneren Winkel.*

Gehen Sie zum Arzt, wenn sich Ihre Beschwerden nicht nach ein bis zwei Tagen gebessert haben. Das gilt vor allem dann, wenn Sie hohes Fieber (über 39 °C) haben und die Schmerzen immer stärker werden.

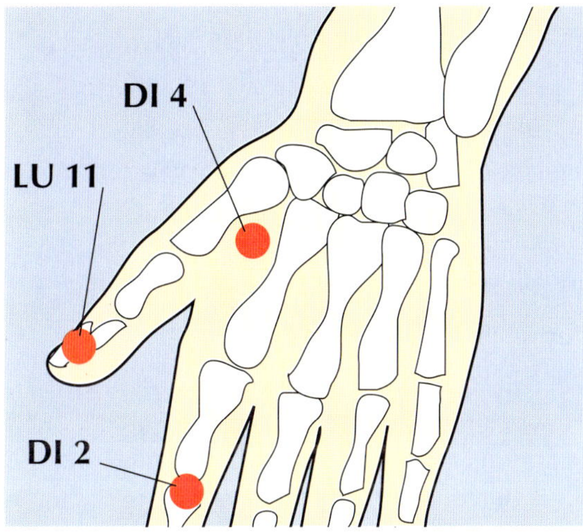

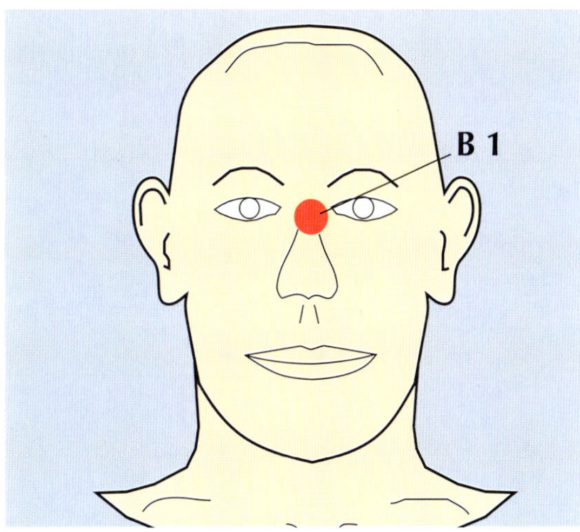

NERVOSITÄT

Über nervös bedingte Gesundheitsstörungen, übermäßige Gereiztheit und schnelle geistige Ermüdung klagen mehr und mehr Menschen. Selbst die Kleinsten sind schon häufig davon betroffen, sind aggressiv, haben Schlafstörungen, Probleme, sich zu konzentrieren und dem Schulunterricht zu folgen. Typisch für Nervosität sind eine starke Erregbarkeit der psychischen Funktionen, Herzklopfen und -beklemmung, innere Unruhe, Schlaflosigkeit, Schwindelgefühl und Spannungskopfschmerz. Auch Druckgefühle im Magen, Potenz- und Verdauungsstörungen sowie Zittern sind häufige Symptome. Ein Teil der Betroffenen leidet unter kalten Füßen und Händen, andere hingegen neigen zu schweißnassen Händen.

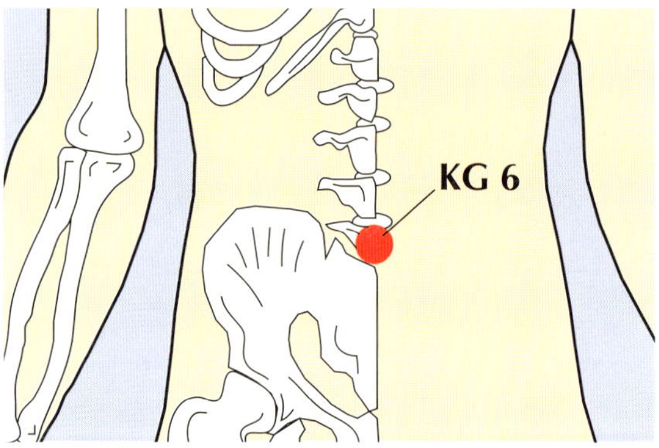

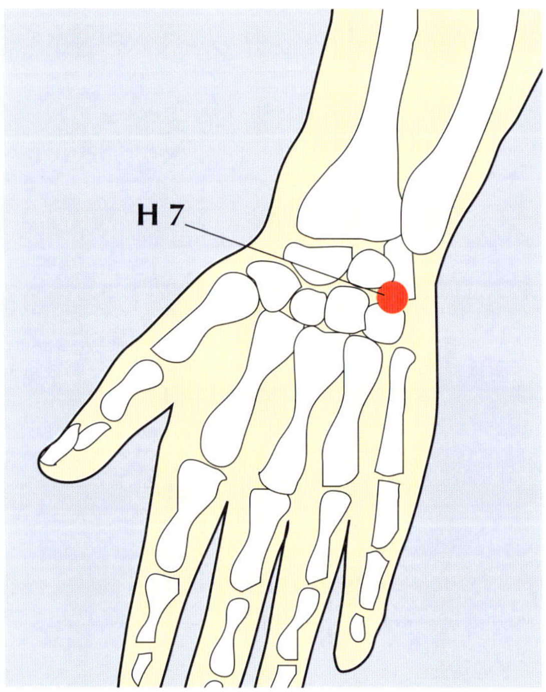

Gerade bei Nervosität und innerer Unruhe bietet die Akupressur eine wertvolle Hilfe, denn sie reguliert die Energien im geistig-seelischen Bereich und gleicht Disharmonien aus.

So akupressieren Sie

Qihai – KG 6

- *Der 6. Punkt des Konzeptionsgefäßes, sehr treffend »Meer der Energie« genannt, liegt oberhalb des Schambeins, etwa 3 Fingerbreit unter dem Bauchnabel. Akupressieren Sie ihn 5 bis 10 Minuten.*

Shenmen – H 7

- *Dieser Druckpunkt, »Tor des Geistes« und »Göttliches Tor« genannt, liegt in der Handgelenksfurche, etwas unterhalb von deren Mitte.*

Shenmai – B 62

- *Dieser Punkt ist 2 Fingerbreit unterhalb des Knöchels gelegen.*

Kunlun – B 60

Diesen Punkt finden Sie außen am Fersenbein, knapp oberhalb des Knöchels.

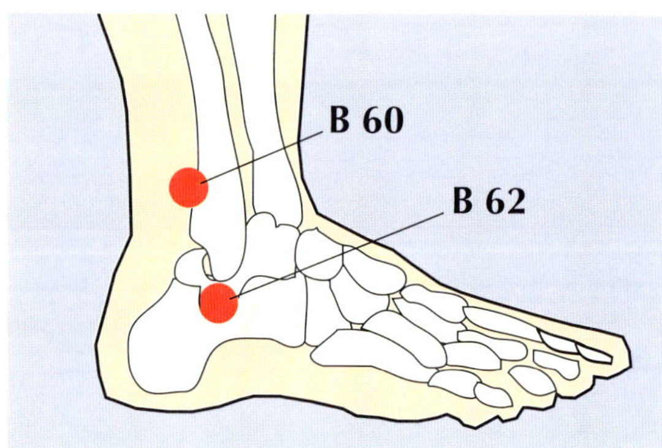

PROSTATABESCHWERDEN

Beschwerden rund um die Vorsteherdrüse sind ein heikles Thema, über das man nicht gern spricht. Die häufigsten Erkrankungen dieser kastaniengroßen Drüse, die am Blasenausgang gelegen die Harnröhe umschließt, sind Entzündungen sowie gutartige Vergrößerungen, bekannt als Prostataadenom. Das gefürchtete Prostatakarzinom, eine bösartige Krebswucherung der Vorsteherdrüse, tritt deutlich seltener auf. Durch die Vergrößerung der Prostata wird die Harnröhre oft massiv eingeengt; die Folge sind häufiger Harndrang, Brennen beim Wasserlassen und ein verzögerter Beginn des Wasserlassens, das sogenannte Harnträufeln. Im fortgeschrittenen Stadium kann es zur völligen Unfähigkeit der Blasenentleerung und zu starken Schmerzen kommen.

Eine Prostataentzündung, in der Regel hervorgerufen durch Bakterien, zeigt sich durch Rückenschmerzen, häufigen Harndrang und zunehmende Schwierigkeiten beim Wasserlassen. Nervosität, Reizbarkeit und Schlafprobleme gesellen sich nicht selten zu den anderen Symptomen. Die Behandlung dieser Erkrankungen gehört immer in die Hände eines erfahrenen Arztes. Unterstützend und ergänzend zu seiner Therapie empfehlen sich jedoch sanfte und natürliche Heilmethoden, wie beispielsweise die Akupressur. Mit ihrer Hilfe lassen sich die Beschwerden bei Prostatavergrößerung oder -entzündung mildern und verhindern, dass sie chronisch werden.

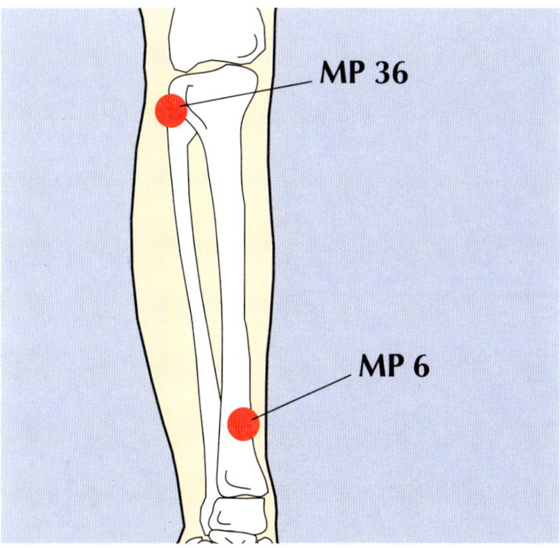

So akupressieren Sie

Zusanli – M 36

- *Dieser Druckpunkt, auch »Dreimeilenpunkt« genannt, liegt unterhalb der Kniescheibe außen am Schienbein. Akupressieren Sie ihn mit mittelstarkem Druck für 10 Minuten.*

Qihai – KG 6

- *Der 6. Punkt des Konzeptionsgefäßes, »Meer der Energie« genannt, liegt oberhalb des Schambeins, etwa 3 Fingerbreit unter dem Bauchnabel. Akupressieren Sie ihn bis zu 10 Minuten kräftig durch Drücken und Teilen (siehe Abb. Seite 41).*

Sanyinjiao – MP 6

- *Den 6. Punkt des Milz-Pankreas-Meridians finden Sie an der Innenseite des Unterschenkels, 3 Fingerbreit über dem Knöchel. Akupressieren Sie ihn mit kräftigem Druck für 5 Minuten.*

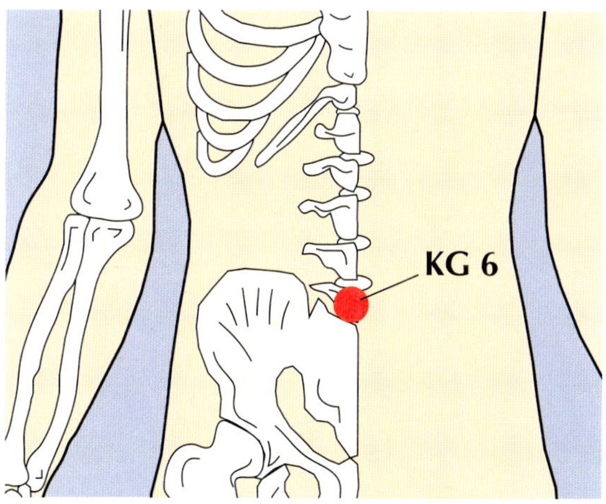

REISEKRANKHEIT

Übelkeit, Erbrechen, Kreislaufstörungen, Schweißausbrüche: Symptome, die bei Reisen im Auto, Bus oder zur See die Vorfreude auf den bevorstehenden Urlaub enorm trüben können. Den Unglücklichen, die zu Reise- oder Seekrankheit neigen, versagt bei Fahrten in schwankendem Gefährt das Koordinationsvermögen ihres Gleichgewichtsorgans. Die motorischen Nervenimpulse, zuständig für die richtige Haltung des Körpers in jeder (Lebens-)Lage, geraten außer Kontrolle und werden fehlgeleitet. Außer dem altbewährten Rat, sich auf einen fixen Punkt außerhalb des Fahrzeugs, beispielsweise auf den Horizont oder einen weit entfernten Baum, zu konzentrieren, hilft hier Akupressur. Denn sie wirkt beruhigend auf die Magen-Darm-Motorik und entspannt; zumal, wenn man weiß, dass sich nach kurzer Zeit der Reise der Magen selbst auf Wanderschaft begeben möchte …

So akupressieren Sie

Zusanli – M 36

■ *Der »Dreimeilenpunkt« liegt unterhalb der Kniescheibe außen am Schienbein. Akupressieren Sie ihn mit sanftem Druck für 5 bis 10 Minuten.*

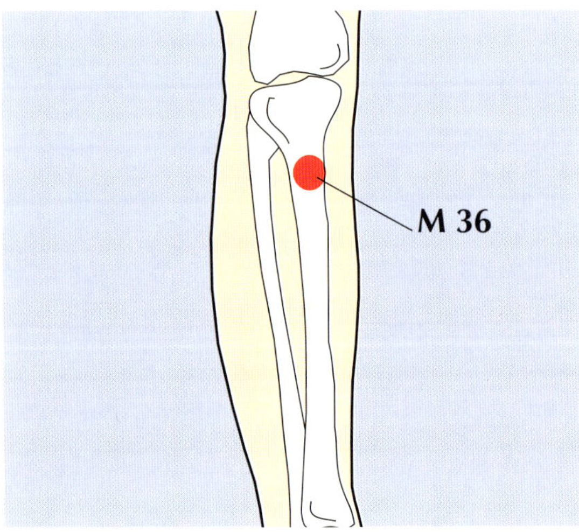

Shenmen – H 7

■ *Dieser Druckpunkt, »Tor des Geistes« genannt, liegt in der Handgelenksfurche, ein wenig unterhalb von deren Mitte. Drücken Sie ihn kräftig für 5 Minuten.*

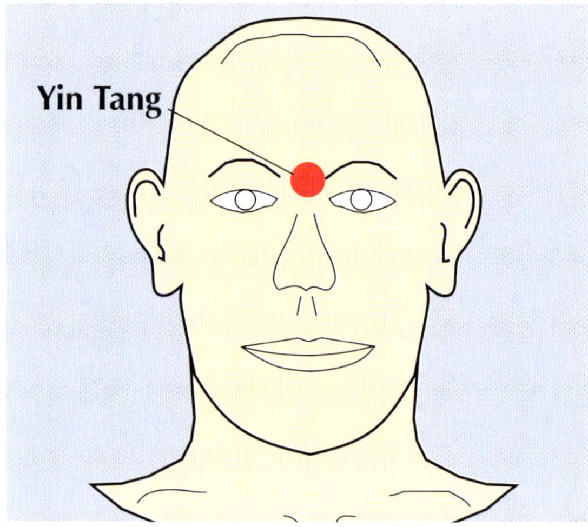

Neiguan – KS 6

■ *Dieser Punkt liegt an der Innenseite des Unterarms, etwa 3 Fingerbreit über der Handgelenksfurche.*

Yin Tang

■ *Dieser Spezialpunkt, in der Mitte zwischen den Augenbrauen auf dem »Dritten Auge« gelegen, ist speziell bei Übelkeit und Schwindelanfällen zu empfehlen.*

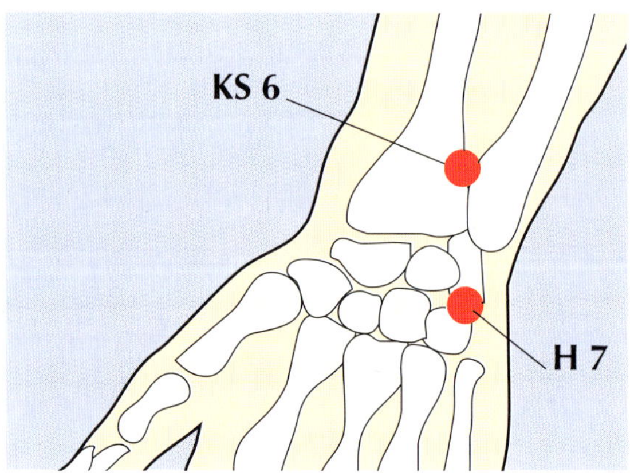

RHEUMATISCHE BESCHWERDEN

Der Sammelbegriff »Rheuma« umfasst entzündliche, degenerative sowie schmerzhafte Allgemeinerkrankungen vor allem der Gelenke, aber auch der Weichteile. Zu solchen Beschwerden zählen u. a. rheumatisches Fieber, Polyarthritis, Bechterewsche Erkrankung sowie Arthrose und Gicht. Typisch für viele rheumatische Beschwerden sind morgendliche Steifheit der Gelenke, Schmerzen bei Bewegung oder Druck, Gelenkschwellungen und -rötungen, schmerzende Knoten an den Gelenken sowie knorpelige Verformungen. Diesen Beschwerden liegt meist eine Überbeanspruchung der Gelenke zugrunde, manchmal auch eine fehlerhafte Ernährung sowie vorzeitige Gelenkalterung. Daneben spielen auch genetische Faktoren und immunologische Prozesse eine Rolle. Akupressur kann die Beschwerden – insbesondere die Schmerzen – lindern und auf natürliche und sanfte Weise eine allgemeine Erleichterung bringen.

So akupressieren Sie

Sanyinjiao – MP 6

■ *Den 6. Punkt des Milz-Pankreas-Meridians, »Treffpunkt der 3 Yin« genannt, finden Sie an der Innenseite des Unterschenkels, 3 Fingerbreit über dem Knöchel. Akupressieren Sie ihn 5 Minuten mit mittlerem Druck.*

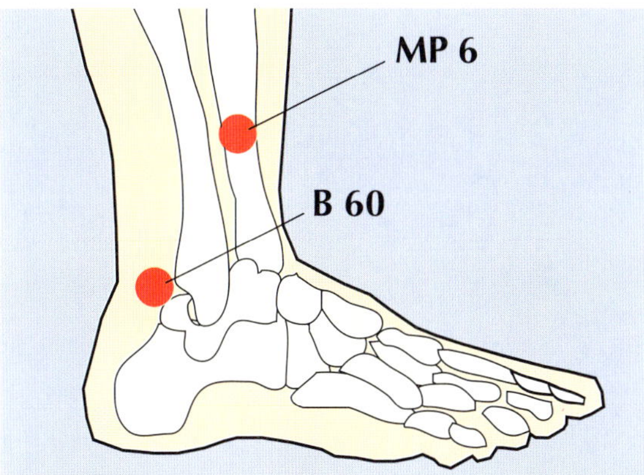

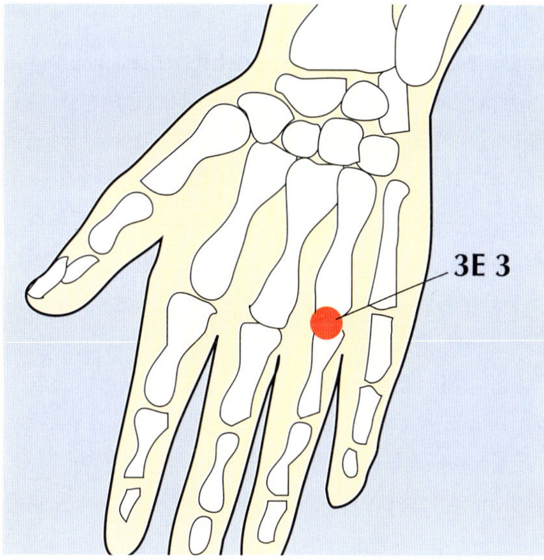

Jianyu – DÜ 11

■ *Ertasten Sie diesen Punkt am Schulterblatt, in der Höhe des 4. Brustwirbels.*

Zhongzu – 3E 3

■ *Am Grundgelenk des Ringfingers liegt dieser Druckpunkt.*

Kunlun – B 60

■ *Diesen Punkt finden Sie außen am Fersenbein knapp oberhalb des Knöchels.*

Bei länger anhaltenden Gelenkbeschwerden sollten Sie einen Arzt aufsuchen. Die hier empfohlene Akupressurbehandlung dient der Unterstützung der ärztlichen Therapie.

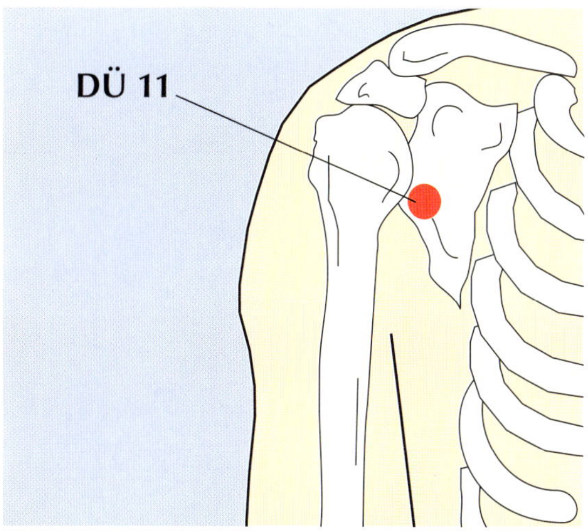

RÜCKENSCHMERZEN

Rückenschmerzen gehen in nahezu allen Fällen auf dauernde Überbelastung, falsche Sitzhaltung, chronischen Bewegungsmangel sowie auf psychische Belastungen zurück. Denn dauerhafter Stress, seelische Probleme, Kummer und Sorgen lasten im wahrsten Sinn des Wortes »schwer auf den Schultern« und schaden der Wirbelsäule ebenso wie Fehlhaltungen und Bewegungsmangel. Charakteristisch für Rückenschmerzen ist, dass sie sich in der Regel im Lauf des Tages verschlimmern.

Im akuten Fall helfen bei Rückenschmerzen auch Wärmebehandlungen, beispielsweise ein heißes Vollbad oder eine Wärmflasche. Dies dürfen Sie jedoch nur dann durchführen, wenn Ihren Beschwerden keine Entzündung zugrunde liegt.

So akupressieren Sie

Qihai – KG 6

■ *Der 6. Punkt des Konzeptionsgefäßes, »Meer der Energie« genannt, liegt oberhalb des Schambeins, etwa 3 Fingerbreit unter dem Bauchnabel. Er tonisiert schwache Muskeln am unteren Rücken und beugt allgemein Beschwerden in diesem Bereich vor.*

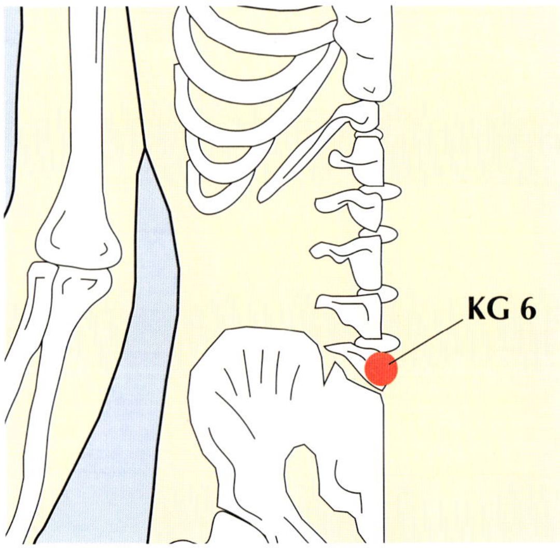

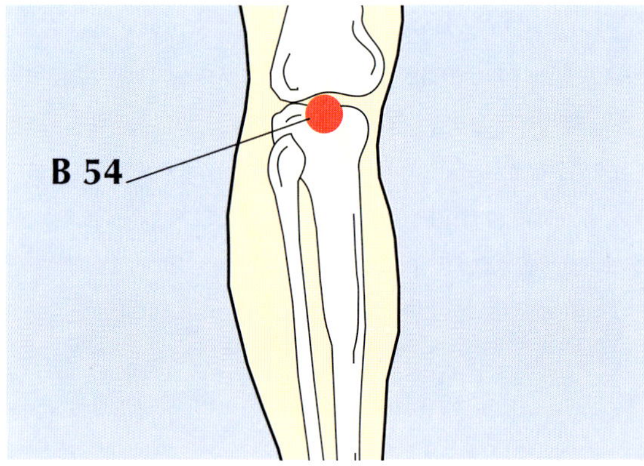

Zhibian – B 54

■ *Diesen Punkt finden Sie an der Rückseite des Beins in der Mitte der Kniekehle. Akupressieren Sie ihn mit sanftem Druck für 3 Minuten.*

Yaoshu – LG 2

■ *Dieser 2. Punkt des Lenkergefäßes liegt am oberen Ende der Pofalte, zwischen Kreuz- und Steißbein.*

Shangliao – B 31

■ *Diesen Punkt finden Sie in der Vertiefung des Kreuzbeins, etwas oberhalb des Gesäßes. Drücken Sie ihn sanft für 10 Minuten.*

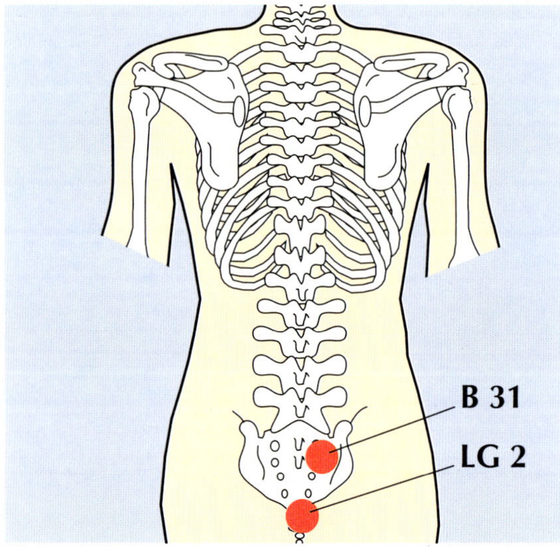

SCHLAFSTÖRUNGEN

Hinter Schlafstörungen, gleich welcher Intensität und Ausprägung, stehen in der Regel zu viel Stress, seelische Probleme, Kummer und das Unvermögen, den Tag und seine Geschehnisse nachts hinter sich lassen zu können. Weitere Ursache kann zu schweres und zu eiweißreiches Essen am späten Abend sein, das nun schwer im Magen liegt. Auch Alkohol ist, entgegen der weitläufigen Meinung, kein guter Schlummertrunk: Wer zu tief ins Glas geschaut hat, kann oft ebenfalls nicht oder nur schwer einschlafen. Der traditionellen chinesischen Medizin zufolge kann auch eine ungleiche Energieverteilung in den Meridianen Schlafprobleme verursachen. Dabei sind einige Meridiane überaktiv und mit Energie überbelastet, während andere blockiert sind. Solche Disharmonien können durch das Stimulieren bestimmter Druckpunkte ausgeglichen werden. Neben diesen Behandlungen sorgen auch eine angemessene Ernährungsweise und genügend Bewegung an der frischen Luft dafür, dass sich Ihre Schlafstörungen dauerhaft bessern und oft vollkommen verschwinden.

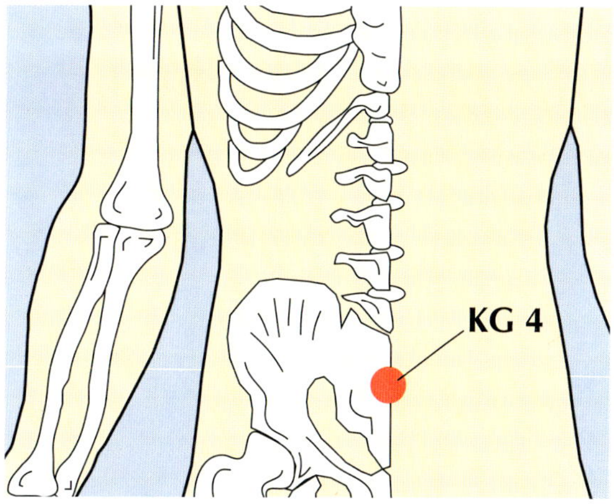

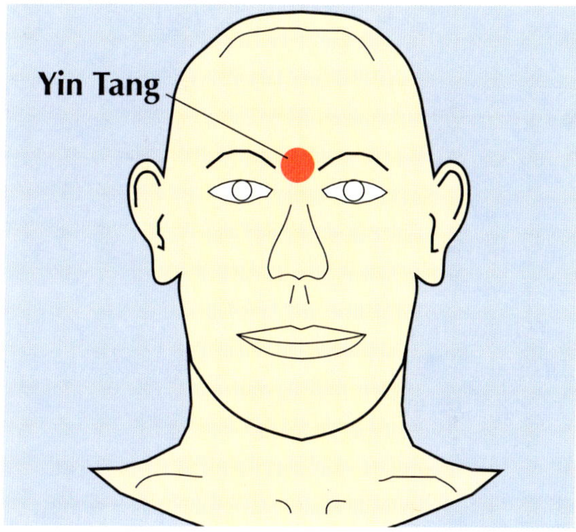

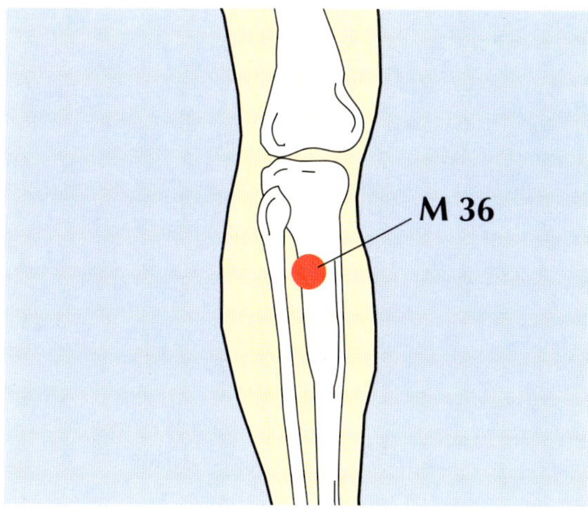

So akupressieren Sie

Guanyuan – KG 4

- *Knapp oberhalb der Schambeinmitte finden Sie den 4. Punkt des Konzeptionsgefäßes.*

Yin Tang

- *Dieser Spezialpunkt liegt in der Mitte zwischen den Augenbrauen auf dem sogenannten »Dritten Auge«. Drücken Sie ihn sanft für 3 bis 5 Minuten.*

Zusanli – M 36

- *Dieser Druckpunkt, unterhalb der Kniescheibe außen am Schienbein gelegen, verbessert den Energiefluss in allen Meridianen und gleicht Disharmonien aus. Zugleich wirkt er sich auf die Verdauung sowie auf das Immunsystem günstig aus.*

SCHUPPENFLECHTE (PSORIASIS)

Schuppenflechte zeigt sich durch gerötete, silbrigschuppende, verschieden große Entzündungsherde auf der Haut, die zum Teil stark jucken und beim Aufkratzen leicht bluten. Meist sind die Innenseiten von Armen und Beinen, die Kopfhaut, der Rücken sowie die Finger- und Fußnägel befallen. Schuppenflechte tritt bei Frauen wie Männern gleichermaßen häufig auf: erstmals meist im Alter zwischen 20 und 30 und dann wieder zwischen 50 und 70 Jahren.

Psoriasis ist anlagebedingt. Sie kommt jedoch nicht bei jedem Träger tatsächlich zum Ausbruch, sondern wird vielmehr durch unterschiedliche Auslöser hervorgerufen. Das können akute Infekte wie Grippe oder Lungenentzündung, aber auch Unfälle oder klimatische Einflüsse sein.

Vor einer selbstständigen Behandlung sollte die Schuppenflechte von einem Facharzt diagnostiziert worden sein.

Darüber hinaus spielen übermäßiger Alkoholgenuss, Übergewicht und psychische Stresssituationen eine wichtige Rolle.

Eine durch zu viel Stress, aufgestaute Emotionen, Ängste und Kummer angegriffene Seele kann bewirken, dass Ihnen alles im wahrsten Sinn »zu sehr unter die Haut geht«. Auch Medikamente gegen Bluthochdruck sowie Rheuma- und Malariapräparate können einen akuten Schuppenflechteschub auslösen.

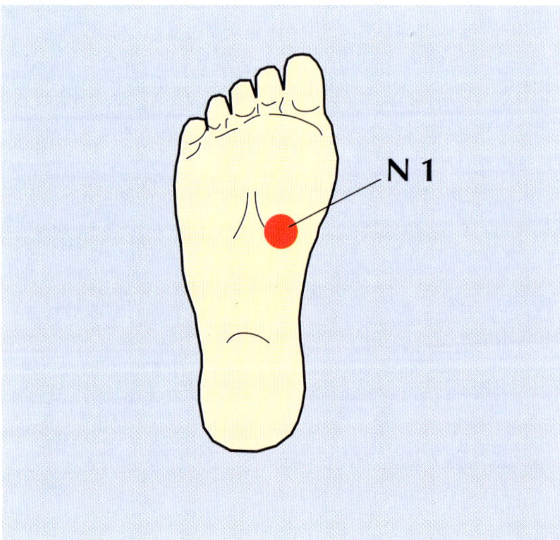

Akupressur kann die unangenehmen Beschwerden bei Schuppenflechte spürbar erleichtern und sorgt darüber hinaus für einen ausgeglicheneren Gemütszustand.

So akupressieren Sie

Rangu – N 2

- *Der 2. Punkt des Nierenmeridians liegt auf der Fußinnenseite, knapp unterhalb des Kahnbeinvorsprungs.*

Yongquan – N 1

- *Wenn Sie mit den Fingern auf der Fußsohle von der Mittelfurche aus nach außen bis in die Höhe des Fußballens wandern, stoßen Sie auf diesen Punkt.*

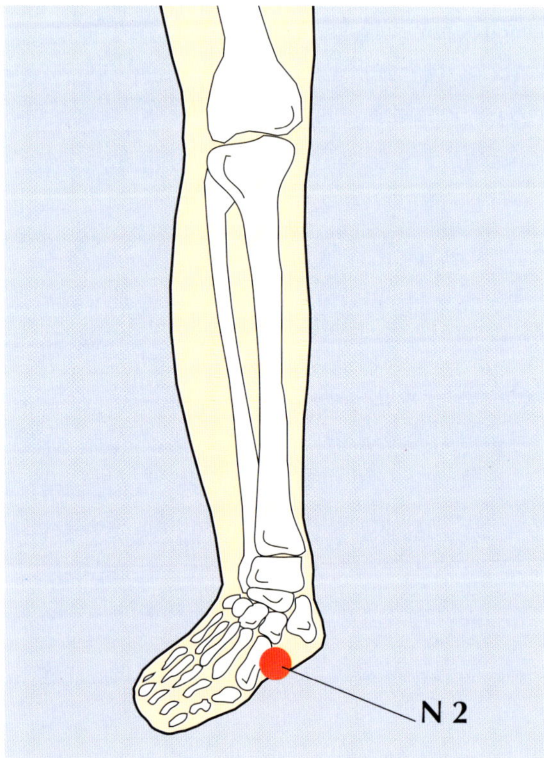

SCHWANGERSCHAFTSBESCHWERDEN

Die hormonelle Umstellung während der Schwangerschaft stellt für manche Frauen einen schwierigen Prozess dar. So können gerade die ersten Schwangerschaftsmonate von depressiven Verstimmungen verdunkelt sein, und der Körper kann auf den Hormonschub mit Schwangerschaftserbrechen reagieren. Um seelische Spannungen auszugleichen, den Energiefluss zwischen Mutter und Kind zu erhalten und körperliche Beeinträchtigungen zu lindern, ist die Akupressur eine sanfte Hilfe.

So akupressieren Sie

Qihai – KG 6

■ *Der 6. Punkt des Konzeptionsgefäßes, das »Meer der Energie«, liegt oberhalb des Schambeins, etwa 3 Fingerbreit unter dem Bauchnabel. Dieser Punkt, das Hara, dient der allgemeinen Tonisierung des Unterleibs.*

Zhongwan – KG 12

■ *Auf dem Konzeptionsgefäß, etwa 5 Fingerbreit über dem Nabel, liegt dieser Punkt; er hilft bei Schlaflosigkeit, Niedergeschlagenheit und anderen emotionalen Problemen.*

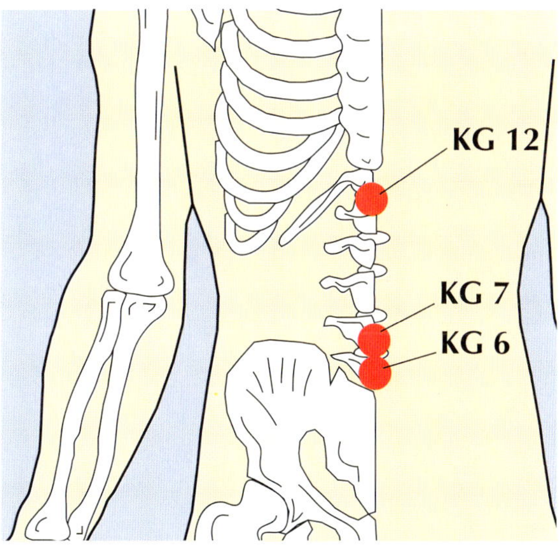

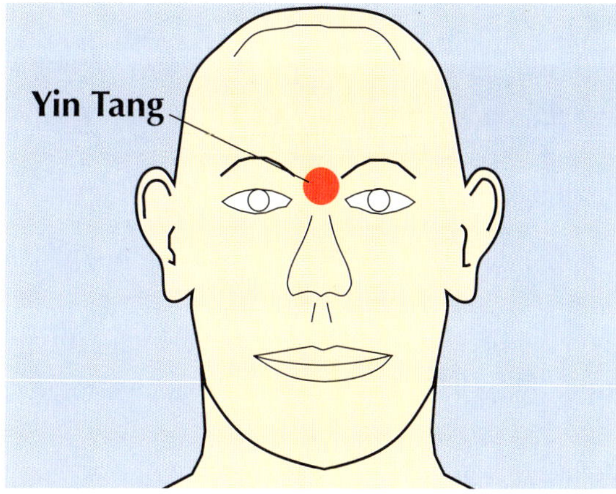

Yinjiao – KG 7

■ *Diesen Punkt finden Sie 1 Fingerbreit unterhalb des Bauchnabels; er dient auch der Linderung von nachgeburtlichen Schmerzen.*

Yin Tang

■ *Dieser Spezialpunkt, in der Mitte zwischen den Augenbrauen auf dem »Dritten Auge« gelegen, reguliert das hormonelle Ungleichgewicht während der Schwangerschaft und hilft bei Verdauungsstörungen.*

Zusanli – M 36

■ *Der »Dreimeilenpunkt« liegt unterhalb der Kniescheibe außen am Schienbein. Er stärkt den Energiefluss im gesamten Körper.*

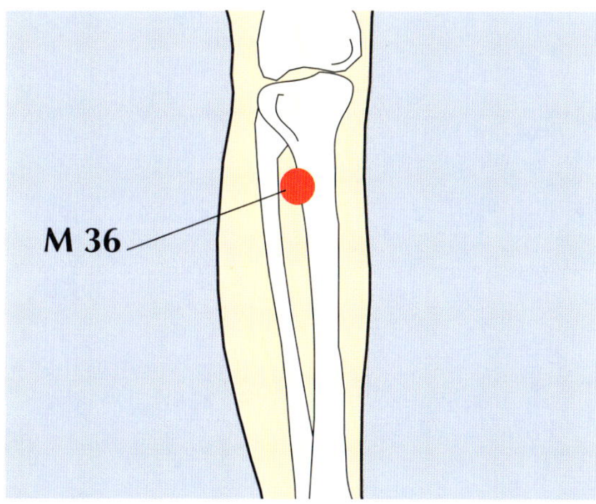

STOTTERN

Manche Menschen haben Probleme, Wörter fließend auszusprechen; sie setzen mehrmals dabei ab, um dann wieder von neuem zu beginnen. Diese Sprachstörung nennt man Stottern. Betroffen sind vor allem Kinder (interessanterweise sind viermal mehr Vertreter des männlichen Geschlechts darunter zu finden). Obwohl Stottern erblich bedingt sein und familiär gehäuft auftreten kann, liegen ihm meist psychische Ursachen zugrunde. Man kann immer wieder beobachten, dass stotternde Kinder überwiegend aus einem konfliktbeladenen oder sehr strengen Elternhaus kommen. Die Ängstlichkeit, Unsicherheit und innere Anspannung dieser Kinder macht sich als Ausdruck der Hilflosigkeit in dieser Sprachstörung bemerkbar. Werden die Kleinen dann auch noch von ihren Eltern ausgeschimpft und ständig wegen ihres Sprachfehlers zurechtgewiesen, verstärkt sich ihr Problem immer mehr.

Leiten Sie Ihr Kind dazu an, sich selbst mit Akupressur zu behandeln. Das erhöht den Heilungserfolg ganz erheblich.

Häufig ist Stottern nur vorübergehender Natur und gibt sich, Einfühlsamkeit und Geduld seitens der Eltern und Lehrer vorausgesetzt, von selbst wieder. Sollte die Störung jedoch bestehen bleiben, empfiehlt es sich, den Rat des Kinderarztes und eines erfahrenen Psychotherapeuten einzuholen. Neben deren Behandlung wirkt Akupressur unterstützend, denn sie hilft, Atmung und Sprechen wieder in Einklang zu bringen, und gleicht die seelischen Spannungen und Disharmonien des Kindes aus.

So akupressieren Sie

Zusanli – M 36

- *Der »Dreimeilenpunkt«, der eine generelle Harmonisierung des Energieflusses und damit des Gesamtbefindens bewirkt, liegt unterhalb der Kniescheibe außen am Schienbein. Drücken Sie ihn 5 bis 10 Minuten.*

Jiuwei – KG 15

- *An der untersten Spitze des Brustbeins finden Sie diesen Punkt des Konzeptionsgefäßes.*

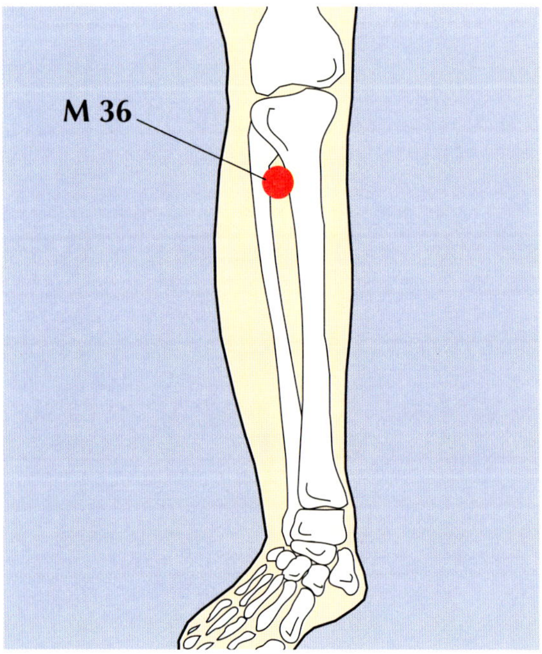

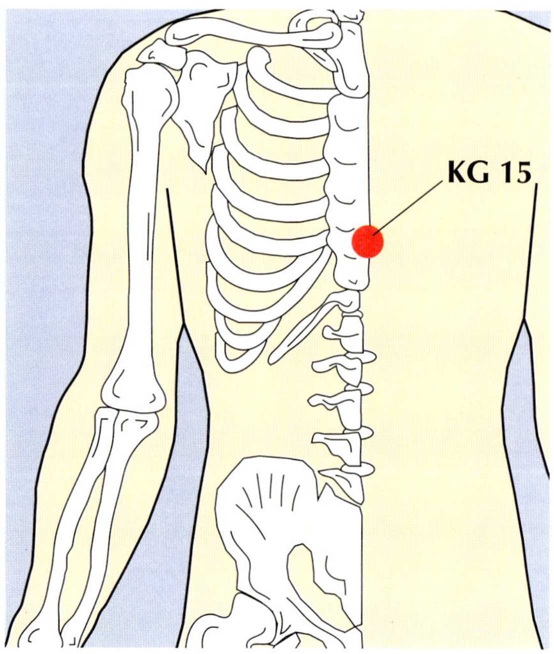

TENNISARM

Um an dieser schmerzhaften Beschwerde zu leiden, müssen Sie nicht zu den Assen des weißen Sports gehören. Auch Sekretärinnen, Datentypistinnen und Mechaniker leiden oft unter dieser Überbelastung des Sehnen-Knochen-Übergangs des Ellenbogens. Zu einem Tennisarm, einer Form von Weichteilrheumatismus, kann jede gleichförmige Bewegung des Arms führen, die über lange Zeit hinweg ausgeführt wird; beispielsweise Tippen an der Schreibmaschine und am Computer sowie das Anziehen von Schrauben. Früher rückte man einem Tennisarm schnell und gerne mit dem Skalpell zu Leibe. Heute ist man etwas weiser geworden und empfiehlt das Tragen einer Elastikbinde, die die Umgebung des Ellenbogengelenks stützt. Nur noch in schweren Fällen raten die Ärzte zum Gang in den Operationssaal.

Akupressur kann zwar einen Tennisarm nicht heilen, wohl aber die Schmerzen lindern und die Verkrampfungen der Muskeln und Sehnen lockern. Darüber hinaus wirkt sie dem Entzündungsprozess entgegen. Voraussetzung zur Heilung ist natürlich

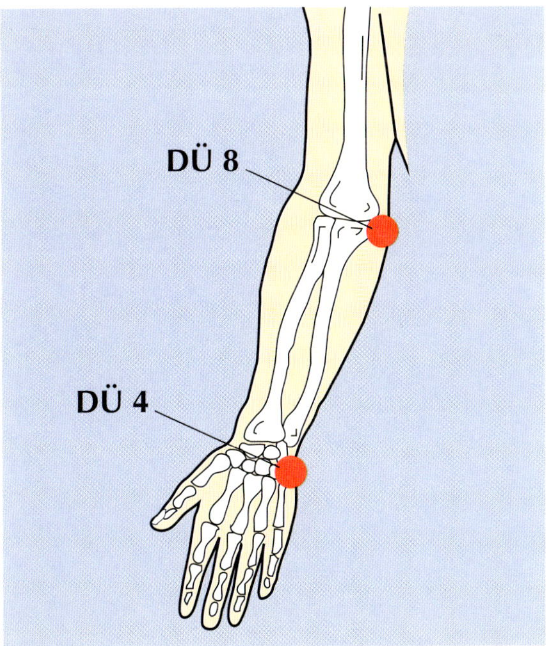

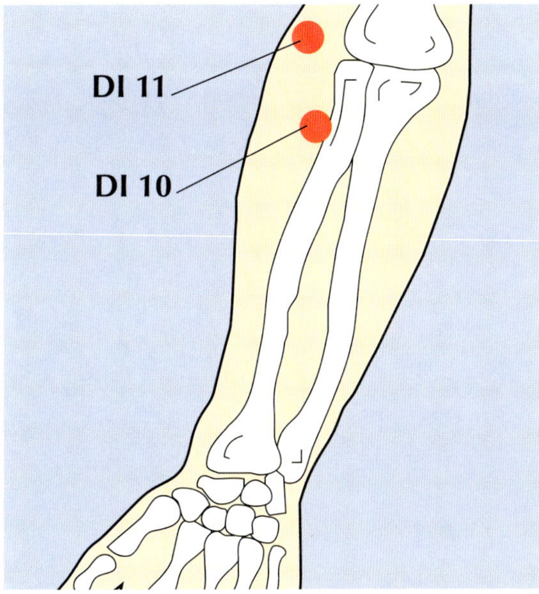

auch, dass Sie Ihren Arm nicht in der Weise wie früher überbelasten. Lassen Sie Ihre Beschwerden vor einer Selbstbehandlung auf alle Fälle vom Arzt untersuchen und diagnostizieren; ein Tennisarm wird oft fehldiagnostiziert.

So akupressieren Sie

Wangu – DÜ 4

- *Dieser Punkt liegt am Innenrand der Hand knapp oberhalb des Handgelenks.*

Xiaohai – DÜ 8

- *An der Innenseite des Ellenbogengelenks finden Sie diesen Punkt.*

Shousanli – DI 10

- *Dieser Druckpunkt liegt an der Außenseite des Unterarms.*

Quchi – DI 11

- *Am äußeren Ende der Ellenbogenfalte finden Sie diesen Punkt des Dünndarmmeridians.*

ÜBERGEWICHT

In fast allen Fällen liegen einem zu hohen Gewicht psychische Probleme zugrunde. Heißhungeranfälle sind meist nichts anderes als der Ausdruck eines Verlangens nach Geborgenheit und Liebe. Die Weichen für diese folgenschwere Einstellung zum Essen werden schon in frühester Kindheit gestellt.

Aus einem solchen Fehlverhalten auszubrechen, ist nicht einfach. Der erste Schritt sollte sein, sich über die Gründe klar zu werden, die einen dazu veranlassen, unkontrolliert zu essen. Hilfreich sind Gespräche mit Freunden, mit dem Partner und anderen Betroffenen.

Als nächstes sollten Sie versuchen, zu einem besseren Körpergefühl zu gelangen. Hier sind die traditionellen Heil- und Entspannungsmethoden ideal, denn sie verhelfen zu einem anderen Erleben des Körpers, führen zur inneren Mitte. Neben Yoga, Meditation, Tai Chi Chuan eignen sich auch autogenes Training und die Akupressur.

So akupressieren Sie

Zhongzu – 3E 3

- *Am Grundgelenk des Ringfingers liegt dieser Druckpunkt.*

Zhongwan – KG 12

- *Dieser Punkt ist auf dem Konzeptionsgefäß, etwa 5 Fingerbreit über dem Nabel gelegen.*

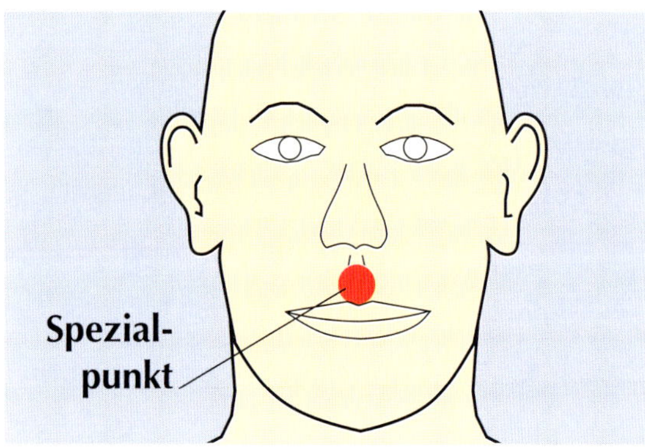

Spezialpunkt

- *Zwischen Oberlippe und den Nasenöffnungen befindet sich ein Spezialpunkt, den Sie besonders bei nahenden Heißhungeranfällen leicht für 60 bis 90 Sekunden drücken sollten.*

Zusanli – M 36

- *Dieser Druckpunkt, unterhalb der Kniescheibe außen am Schienbein gelegen, verbessert den Energiefluss in allen Meridianen und somit das gesamte Befinden.*

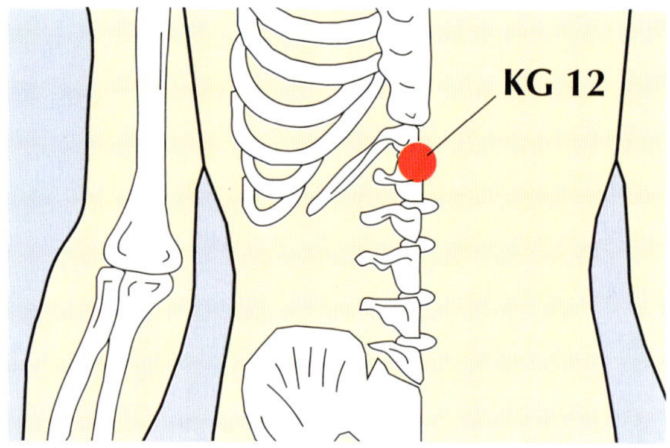

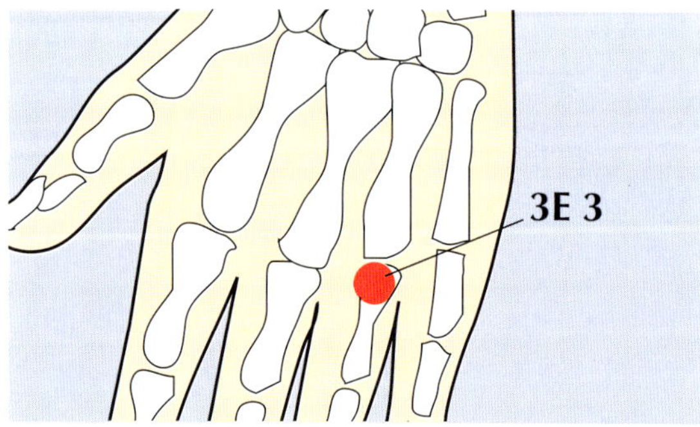

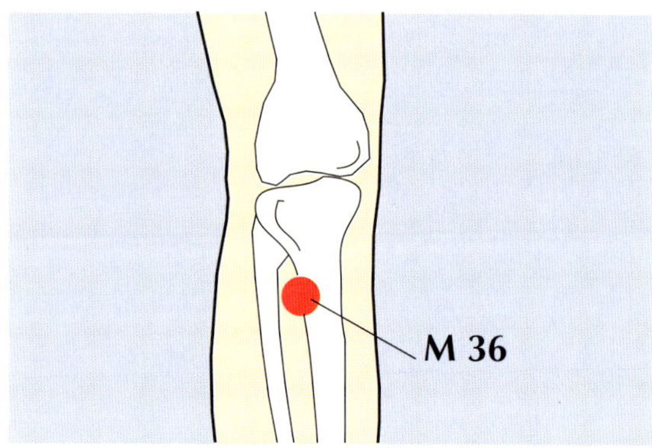

VERSTOPFUNG

Verstopfung entsteht meist durch ballaststoffarme Kost, zu geringe Flüssigkeitsaufnahme, Bewegungsmangel oder Missbrauch von Abführmitteln. Auch seelische Probleme spielen eine wichtige Rolle: Wer im emotionalen Bereich nicht loslassen kann, der hat auch tiefer damit Schwierigkeiten. In seltenen Fällen können Psychopharmaka sowie chronische Leber- und Gallenblasenerkrankungen für den trägen Darm verantwortlich sein. Begleitet wird Darmträgheit meist von Völlegefühl, Blähungen und leichter Übelkeit. Akupressur harmonisiert Ungleichgewichte im körperlichen wie im seelischen Bereich und stimuliert die Verdauungsaktivitäten.

So akupressieren Sie

Qihai – KG 6

■ *Der 6. Punkt des Konzeptionsgefäßes, »Meer der Energie« genannt, liegt oberhalb des Schambeins, etwa 3 Fingerbreit unter dem Bauchnabel. Akupressieren Sie ihn mit mittlerem Druck für 5 Minuten.*

Hegu – DI 4

■ *Pressen Sie Ihren Daumen an den ausgestreckten Zeigefinger – dadurch bildet sich eine Muskelwölbung. Am höchsten Punkt dieser Erhebung liegt DI 4, »Verbindung mit dem Tal« genannt.*

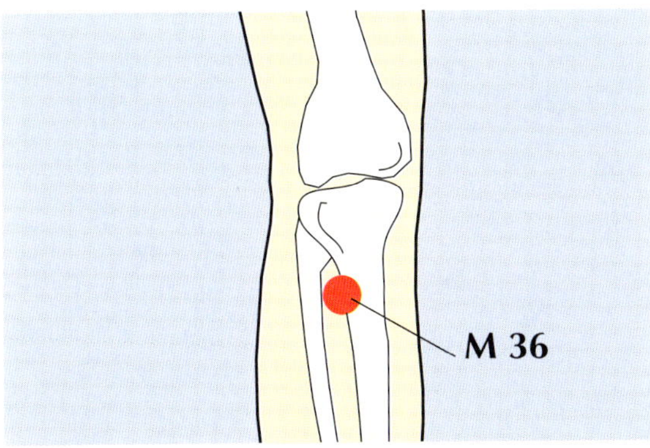

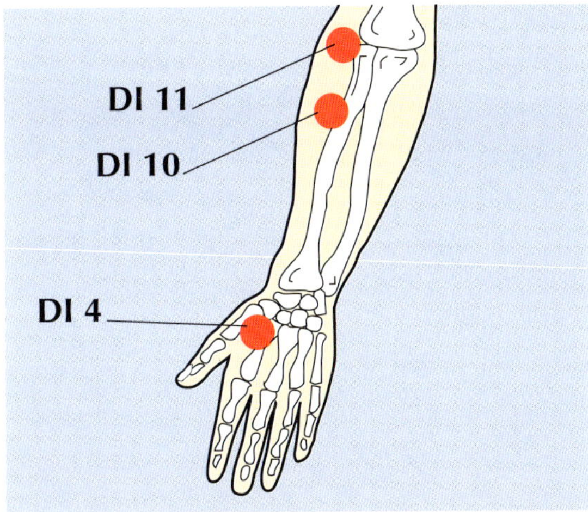

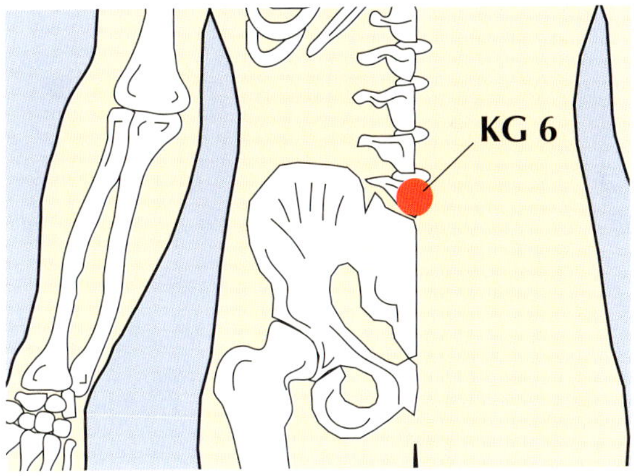

Zusanli – M 36

■ *Dieser Druckpunkt, »Dreimeilenpunkt« genannt und unterhalb der Kniescheibe außen am Schienbein gelegen, verbessert den Energiefluss in allen Meridianen und wirkt stimulierend auf die Verdauung. Drücken Sie ihn kräftig für 10 Minuten.*

Quchi – DI 11

■ *Am äußeren Ende der Ellenbogenfalte finden Sie diesen 11. Punkt des Dünndarmmeridians.*

Shousanli – DI 10

■ *Dieser Druckpunkt liegt an der Außenseite des Unterarms.*

WADENKRÄMPFE

Wadenkrämpfe treten meist nach Überanstrengungen auf, beispielsweise beim Sport, aber auch nachts im Bett. Dabei ziehen sich die Muskeln krampfartig zusammen, schmerzen und lassen sich nicht mehr wie gewohnt bewegen. Auch wenn Muskeln kalt werden, kann es zu Krämpfen kommen; während des Schlafens ist dies oft der Fall. Darüber hinaus kann ein Mangel an bestimmten Mineralstoffen, beispielsweise an Magnesium oder Kalium, zu Wadenkrämpfen führen – lassen Sie dies durch eine Blutuntersuchung abklären.
Wenn Sie öfter unter Wadenkrämpfen leiden, sollten Sie einen Facharzt, etwa einen Orthopäden, aufsuchen. Er muss ausschließen, dass hinter Ihren Beschwerden keine Deformationen des Fußes oder Wirbelsäulenerkrankungen stehen. Auch ein Lendenwirbelsäulensyndrom und Bandscheibenprobleme können zu Wadenkrämpfen führen.

So akupressieren Sie

Waiguan – 3E 5

■ *Dieser Punkt ist an der Innenseite des Unterarms, 3 Fingerbreit über der Handgelenksfalte gelegen.*

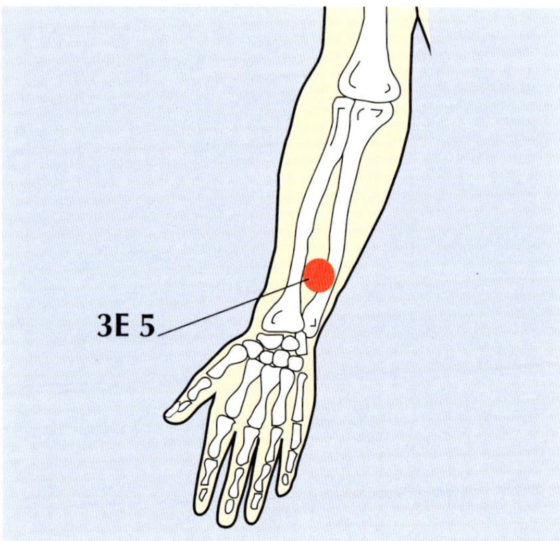

Xingjiang – LE 2

■ *Am Grundgelenk der großen Zehe finden Sie den 2. Punkt des Lebermeridians.*

Qiuxu – G 40

■ *Oben auf dem Fußrücken, nahe des Großzehengrundgelenks, finden Sie diesen Punkt, auch »Höchste Attacke« genannt.*

Feiyang – B 58

■ *An der Rückseite des Unterschenkels, etwa schräg oberhalb des Knöchels, liegt dieser Druckpunkt.*

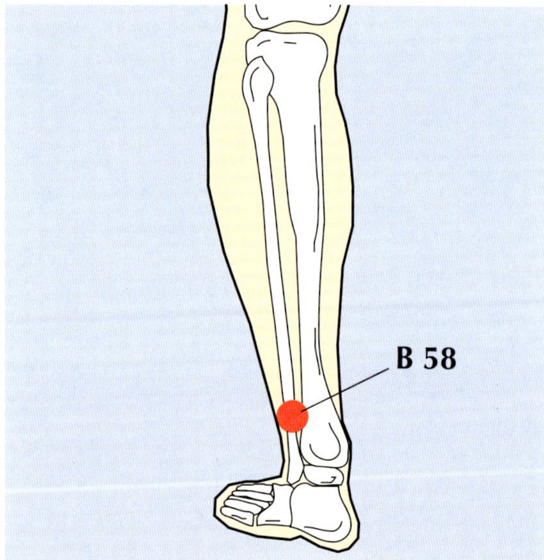

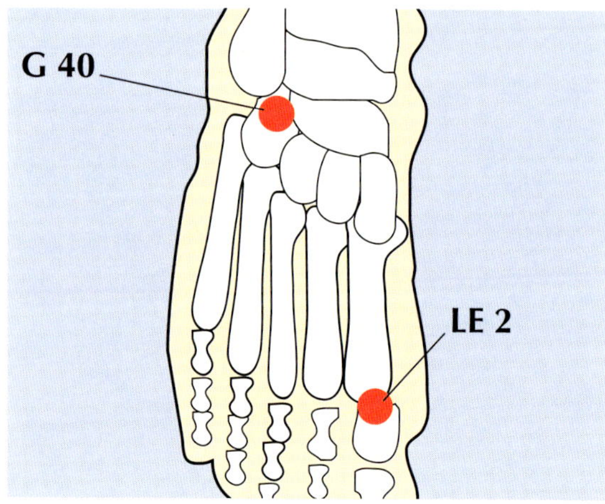

WECHSELJAHREBESCHWERDEN

Neben dem Ausbleiben der Periode sind Hitzewallungen, Schwindelgefühle, Herzenge, Neigung zu Bluthochdruck, Gewichtszunahme (manchmal auch Abmagerung), Verdauungsstörungen, Blähungen und nervöses Schwitzen Kennzeichen der Wechseljahre. Im psychischen Bereich sind depressive Verstimmungen, Reizbarkeit, Angstgefühle und aggressive Stimmungen häufige Symptome.
Das Akupressieren harmonisierender und stabilisierender Punkte unterstützt den Veränderungs- und Anpassungsprozess von Körper und Psyche während der Wechseljahre.

So akupressieren Sie

Zusanli – M 36

■ *Dieser Druckpunkt, unterhalb der Kniescheibe außen am Schienbein gelegen, verbessert den Energiefluss in allen Meridianen und wirkt ausgleichend und beruhigend. Akupressieren Sie ihn für 5 bis 10 Minuten.*

Spezialpunkt

■ *Direkt im Grübchen des Kinns liegt ein Spezialpunkt, den Sie mehrmals täglich kräftig für 3 bis 5 Minuten drücken sollten.*

Taiyuan – LU 9

■ *Dieser Punkt, »Verbindung zur Innenwelt« genannt, liegt am äußeren Ende der Handgelenksfurche, 1 Daumenbreit über dem Handgelenk. Akupressieren Sie ihn mit mittelstarkem Druck für 3 bis 5 Minuten.*

Sanyinjiao – MP 6

■ *Den 6. Punkt des Milz-Pankreas-Meridians, »Treffpunkt der 3 Yin« genannt, finden Sie an der Innenseite des Unterschenkels, 3 Fingerbreit über dem Knöchel.*

Shangliao – B 31

■ *Diesen Punkt finden Sie in der Vertiefung des Kreuzbeins, einige Zentimeter oberhalb einer Gesäßhälfte.*

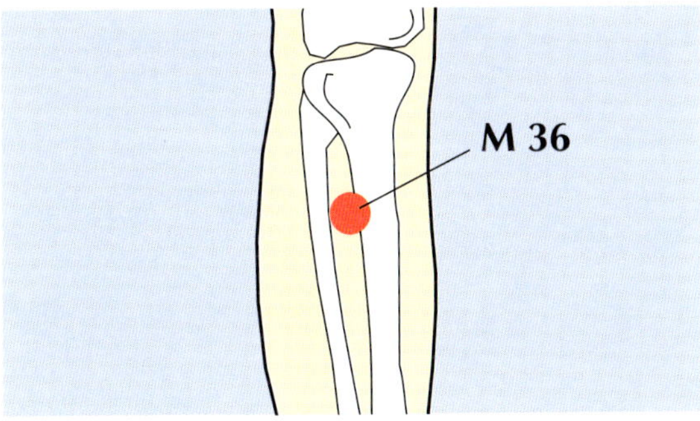

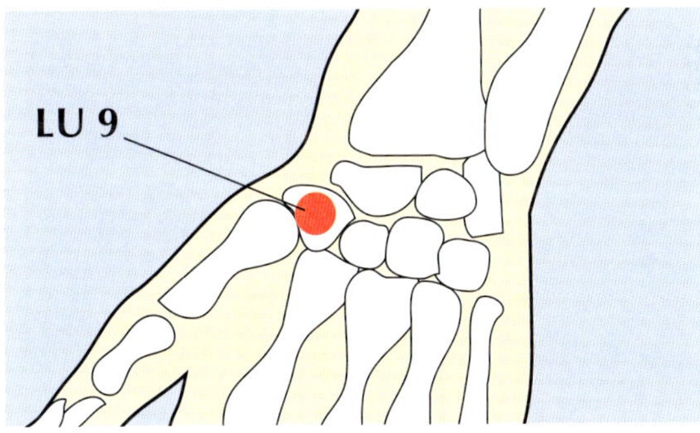

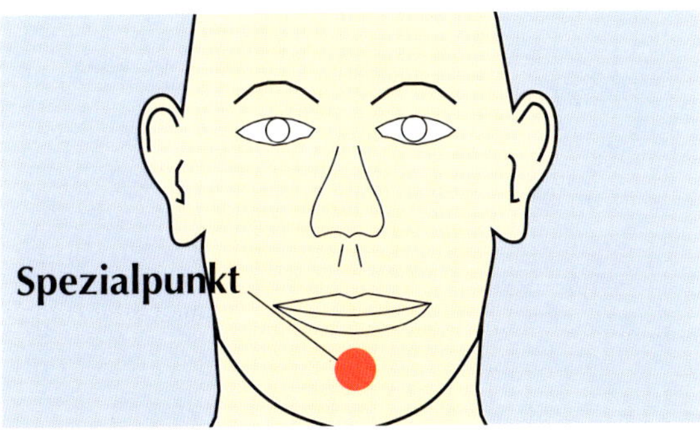

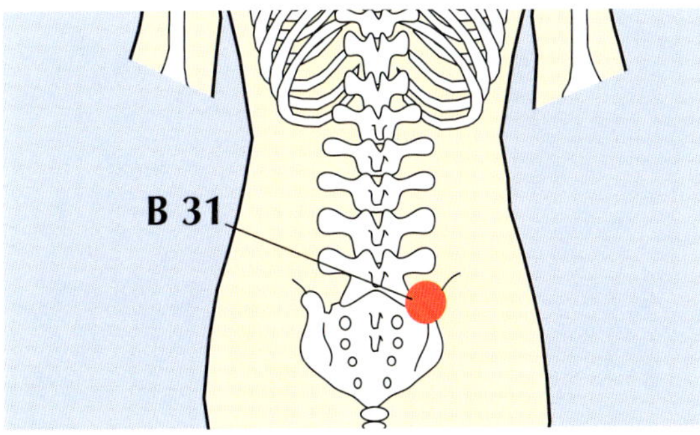

ZAHNSCHMERZEN

Vorübergehende Zahnschmerzen durch kalte, heiße, süße oder saure Speisen deuten auf eine Schädigung des Zahnschmelzes hin, spontan auftretende Schmerzattacken sind hingegen Anzeichen einer oberflächlichen Entzündung des Zahnmarks. Dauernder Zahnschmerz kennzeichnet die totale Entzündung des Zahnmarks. Hier muss besonders die psychische Komponente berücksichtigt werden: Wer häufig Probleme mit den Zähnen hat, muss oft »schwer an etwas kauen«. Ausdruck dieser seelischen Verkrampfung ist beispielsweise nächtlich auftretendes Zähneknirschen. Woher auch Ihre Beschwerden rühren, Sie gehören in jedem Fall in zahnärztliche Behandlung, denn nur der Zahnarzt kann die genaue Ursache diagnostizieren und die Behandlung darauf abstimmen. Akupressur kann indessen die Zahnschmerzen deutlich lindern und Ihnen die Zeit bis zum Zahnarzttermin erleichtern. Akupressur kann und soll jedoch nie die ärztliche Therapie ersetzen.

Gegen Zahnschmerzen hilft es auch, das Zahnfleisch, das den schmerzenden Zahn umgibt, mit Nelkenöl einzureiben.

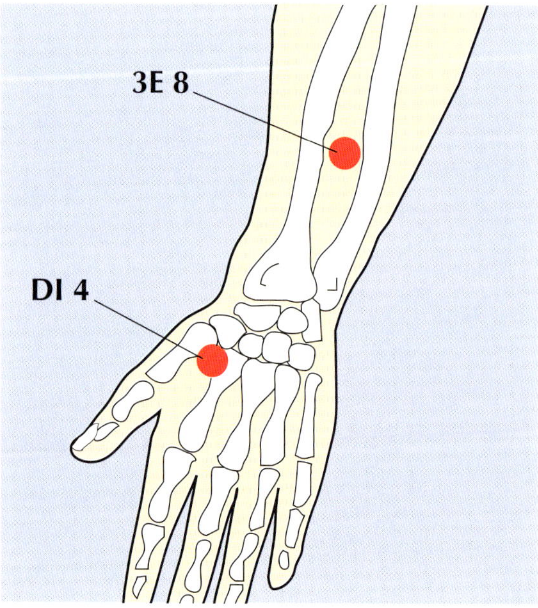

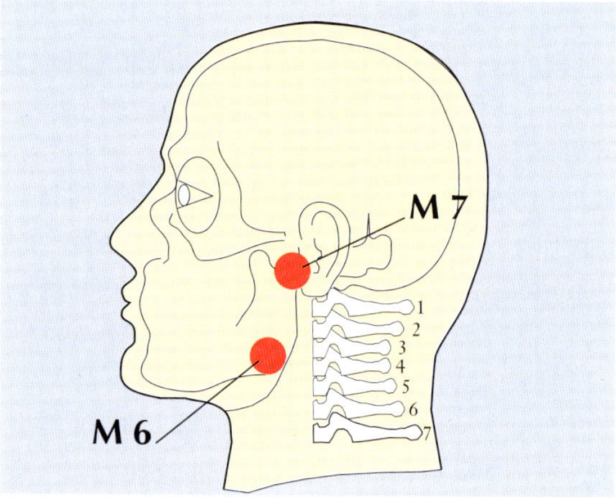

So akupressieren Sie

Hegu – DI 4

- *Pressen Sie Ihren Daumen an den ausgestreckten Zeigefinger – dadurch bildet sich eine Muskelwölbung. Am höchsten Punkt dieser Erhebung liegt DI 4.*

Sanyanglo – 3E 8

- *1 Handbreit über der Handgelenksfurche zwischen Elle und Speiche finden Sie diesen Punkt des Dreifacher-Erwärmer-Meridians.*

Jiache – M 6

- *Der 6. Punkt des Magenmeridians liegt über dem Kaumuskel, kurz vor dem Unterkieferwinkel.*

Xiaguan – M 7

- *In der kleinen Vertiefung des Kiefergelenkes finden Sie diesen Punkt.*

»Schieben«

- *Bei Kindern bewährt sich das Schieben mit Zeigefinger und Daumen an der Außenseite des kleinen Fingers (vom Nagelbett bis hinunter zur Fingerwurzel); pro Hand 5 bis 7 Minuten (siehe Abb. Seite 58).*

ALLROUNDPROGRAMM

Zum Abschluss noch ein Wohlfühlprogramm, bestehend aus einfachen Akupressurübungen, das Sie problemlos zu Hause oder am Arbeitsplatz durchführen können. Alles was Sie brauchen, sind fünf Minuten Zeit und einen Stuhl, auf den Sie sich setzen (und zwar vorne auf die Kante).

Übung 1

▶ Setzen Sie sich aufrecht, und legen Sie beide Handrücken längs der Wirbelsäule auf den Kreuzbereich.

▶ Reiben Sie mit den Handrücken nun 1 Minute lang kräftig auf und ab, bis Wärme entsteht (siehe Foto links).

Wer im Kreuzbereich empfindlich ist, sollte nur mit schwachem Druck arbeiten. Bei schwachen Bandscheiben sollten Sie auf diese Übung verzichten.

Übung 2

▶ Halten Sie Ihren Kopf gerade, und legen Sie eine Hand an Ihren Hinterkopf, an die Schädelbasis.

▶ Mit dem Zeige- oder Mittelfinger der anderen Hand drücken Sie auf den Punkt Yin Tang, der genau zwischen den beiden Augenbrauen auf dem »Dritten Auge« liegt (siehe Foto rechts).

▶ Neigen Sie nun den Kopf etwas zurück, schließen Sie die Augen, und atmen Sie 3-mal tief ein und aus. Halten Sie dabei nach jedem Einatmen die Luft für einige Sekunden an, und lassen Sie sie dann langsam ausfließen.

▶ Stellen Sie sich beim Atmen vor, dass Sie mit jedem Atemzug eine heilende, wohl tuende Kraft in sich aufnehmen, die jeden Schmerz durchdringt und jede Spannung auflöst.

Übung 3

▶ Setzen Sie sich nun bequem mit entspannten Schultern im Stuhl zurück, und drücken Sie mit Zeige- und Mittelfinger beider Hände den Punkt Qihai, das »Meer der Energie«. Er liegt oberhalb des Schambeins, etwa 3 Fingerbreit unter dem Bauchnabel.

▶ Akupressieren Sie ihn 1 Minute lang mit kräftigem Druck, und atmen Sie im Anschluss noch mehrmals langsam ein und aus.

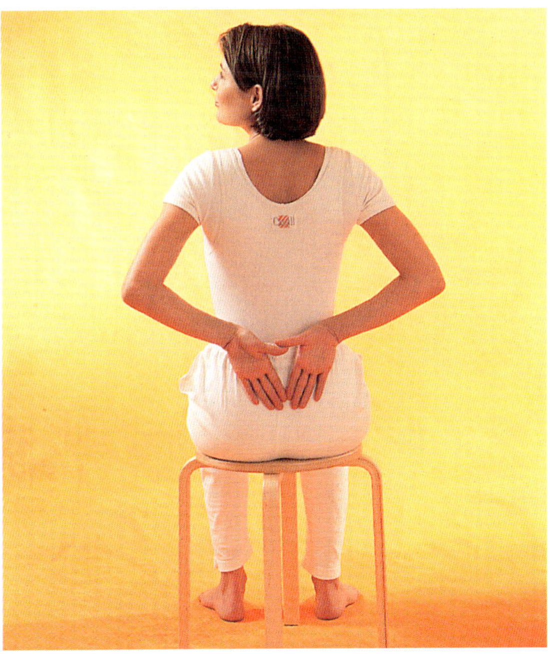

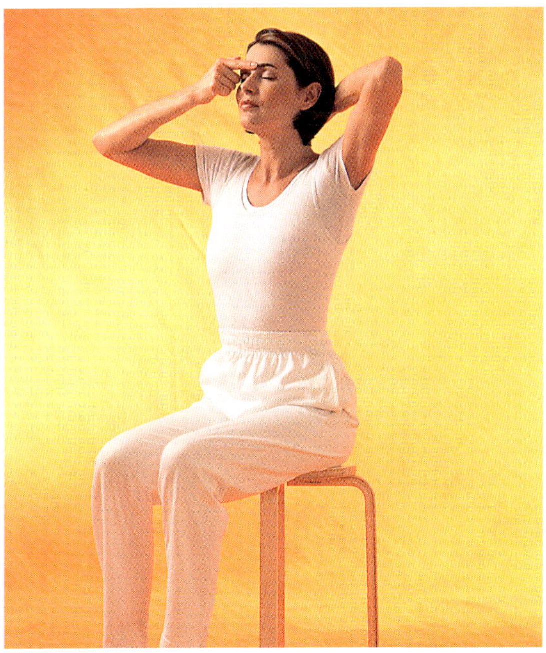

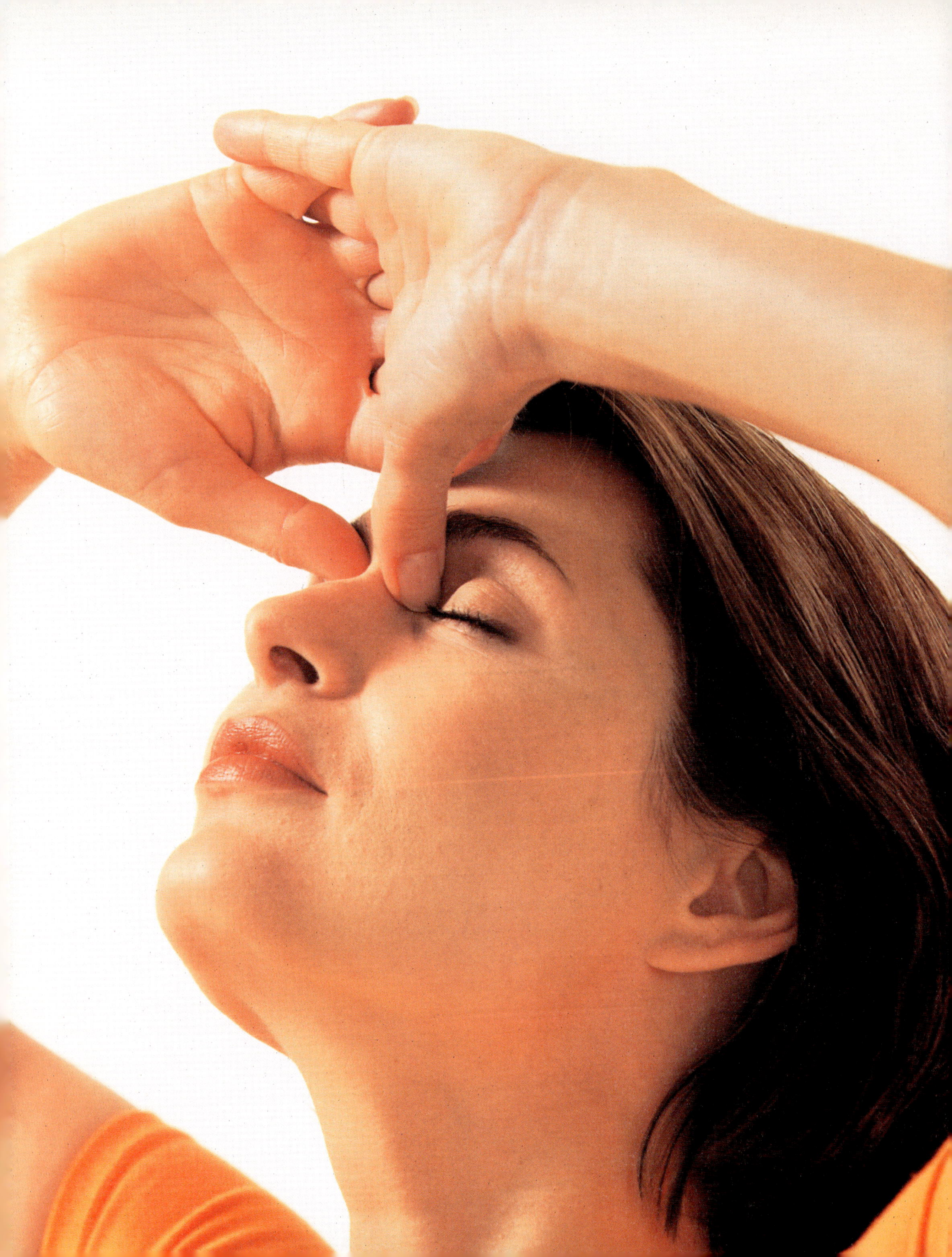

4 Shiatsu – Heilen auf Japanisch

Shiatsu ist nichts anderes als das japanische Pendant zur Akupressur. Es basiert auf den gleichen Grundannahmen vom ungestörten Fluss der Lebensenergie, der die Gesundheit garantiert; aber es kommen zwei wichtige Elemente hinzu: Stärker als bei den chinesischen Heilmethoden wird die meditative Komponente unterstrichen, die sich in der starken Betonung regelmäßiger und tiefer Atmung äußert. Darüber hinaus ist Shiatsu etwas mehr gymnastisch ausgerichtet als die Akupressur: Druck wird nicht nur punktuell ausgeübt, sondern auch mit Ellenbogen, Knie und Handflächen. Zudem fordern einige Behandlungsarten dem Anwender durchaus etwas Gelenkigkeit ab. Aber keine Bange: Mit der Zeit kommt die Beweglichkeit von ganz allein …

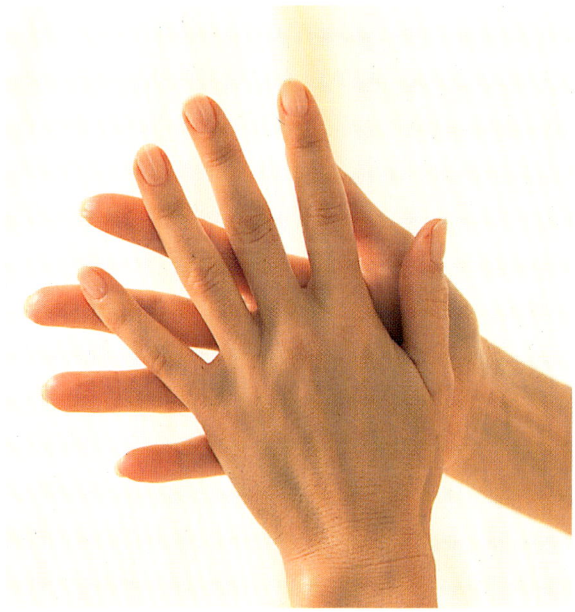

Links: Shiatsu ist eine »Kunst der Berührung«, ähnlich wie die Akupressur. Oben: Der Anwender – ob bei sich selbst oder bei anderen – sollte zu Beginn der Behandlung seine Hände wärmen.

Die jüngere Schwester der Akupressur

Heilmassage für Gesundheit und Wohlbefinden

Die einen halten es für so etwas wie Akupunktur ohne Nadeln, die anderen meinen sich zu erinnern: »Ist das nicht das, wo man auf einen Punkt drückt, und schon geht es einem besser?« Ganz so einfach ist es natürlich nicht, doch beide Ansichten treffen schon recht gut den Kern der Sache. Denn die wörtliche Übersetzung von Shiatsu ist »Fingerdruck«: »Shi« bedeutet Finger und »atsu« Druck. Mit fließenden und spielerischen Bewegungen und mit Hilfe des eigenen Körpergewichts wird über die Fingerkuppen sowie über die Handballen ein heilsamer Druck auf bestimmte Punkte des Körpers ausgeübt. Ähnlich wie bei der Akupressur werden auch durch die Techniken des Shiatsu die Meridiane, die Energiebahnen unseres Körpers, ganz gezielt aktiviert und so die Lebensenergie, das Qi, angeregt. Energieblockaden werden aufgelöst und etwaiger Energiemangel beseitigt. Die »Kunst der Berührung«, wie diese Heilmethode auch genannt wird, dient sowohl der Vorbeugung wie auch der akuten Symptombehandlung von Beschwerden. Darüber hinaus fördert Shiatsu die Selbstheilungskräfte des Körpers und bringt tiefe Entspannung; eben einfach »Wohlbefinden auf Fingerdruck«.

Zunächst hieß die japanische Heilmassage Shiatsu Ryoho, »Heilen durch Fingerdruck«, und Shiatsu Ho, »Fingerdruckverfahren«. 1964 wurde offiziell die Bezeichnung Shiatsu eingeführt.

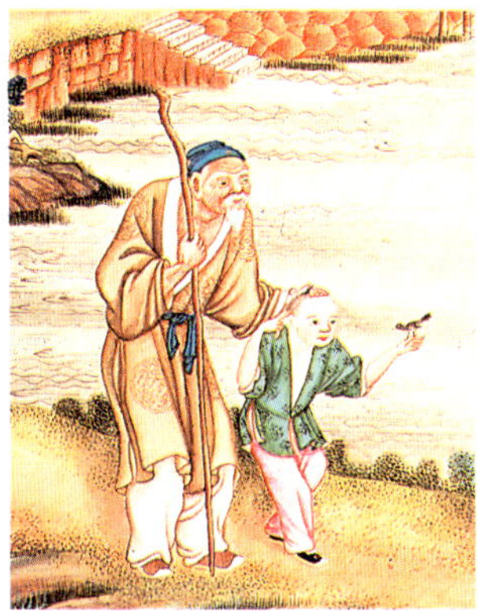

Japanische Heilkunst mit langer Tradition: Shiatsu

Um in den Genuss der wohl tuenden Wirkungen der japanischen Heilmassage zu kommen, benötigen Sie rein gar nichts – weder kostspielige Gerätschaften noch eine spezielle Ausbildung. Ihre Hände, ein bisschen Sensibilität, die Kenntnis der Drucktechniken und die Bereitschaft, sich der Philosophie, die dieser Heilmethode zugrunde liegt, zu öffnen, sind alles, was Sie brauchen.

Aktivierung der Lebensenergie

Shiatsu dient ebenso wie Akupressur zur Aktivierung der Lebensenergie, indem bestimmte Körperpunkte gedrückt und gehalten werden. Auch die Philosophie, die hinter dieser Heilmassage steht, ist die gleiche: das Tao, die Lehre von Yin und Yang sowie die Vorstellung, dass unsere Lebensenergie, das Qi – die Japaner nennen es Ki –, auf speziellen Meridianen durch den Körper zirkuliert. Shiatsu, das japanische Pendant zur Akupressur, basiert ebenso wie diese ganzheitliche Massageform auf der traditionellen chinesischen Medizin und Philosophie. Die »Kunst der Berührung« bringt tiefe Entspannung, aktiviert die Meridiane und auf diese Weise die Selbstheilungskräfte des Körpers. Shiatsu ist gewissermaßen der Schrittmacher auf dem Weg zu mehr innerer Harmonie.

Bevor es »in medias res« geht, nämlich zu den einzelnen Drucktechniken und deren Anwendung in der Praxis, sollen Sie ein wenig über die Entstehung des Shiatsu, seine Prinzipien und Wirkungen erfahren sowie darüber, worin sich die beiden heilsamen Geschwister Akupressur und Shiatsu voneinander unterscheiden.

FRÜHE WURZELN

Obwohl die Geburtsstunde des Shiatsu erst Anfang diesen Jahrhunderts im Land der aufgehenden Sonne schlug, als der Begriff von dem japanischen Therapeuten Tamai Tempaku geprägt wurde, reichen die Wurzeln dieser Heilmassage weit in die traditionelle östliche Medizin zurück.

Denn die Geschichte der »Kunst der Berührung« lässt sich bis in die Zeit um 530 v. Chr. zurückverfolgen, als in China ein System von Übungen, darunter auch Massagen, bestimmte Atemtechniken und heilsame Meditationen, zur Erhaltung des gleichmäßigen Flusses der Lebensenergien und damit der Gesundheit eingeführt wurde. Diese Methoden, die auch die Selbstbehandlung durch Massage und Druckpunkttherapie umfassten, wurden weithin als Tao Yin bekannt. Tao Yin, das man als sehr frühen Vorläufer unseres heutigen Gesundheits- und Fitnesstrainings bezeichnen könnte, eroberte rasch ganz Südostasien. Zwischen dem 7. und 9. Jahrhundert n. Chr. hielt dieses Übungssystem gemeinsam mit anderen chinesischen Heilmethoden auch rund um den Fujiyama Einzug. Die Japaner entwickelten viele der Methoden aus dem Reich der Mitte entsprechend ihrer Physiologie, ihres Temperaments und nicht zuletzt ihrer eigenen Kultur weiter. Dabei entstand eine Anma (in China Anmo) genannte Massageform, das Drücken, Klopfen, Schieben und Reiben bestimmter Punkte. Es ist gewissermaßen die Urmutter des heutigen Shiatsu, welches sich nur noch des ruhigen, sanften Drucks bedient. Bis weit in die Edo-Ära (16. Jahrhundert) hinein mussten die japanischen Ärzte Anma studieren. Später diente es lediglich zur Lockerung von Muskelverspannungen, bis diese Massagetechnik schließlich zu Beginn des 20. Jahrhunderts nur noch als »angenehme Vergnügung« angewandt werden durfte, der man die gesundheitliche Wirkung absprach.

Theater der Edo-Zeit. Bis ins 16. Jahrhundert hinein gehörte Heilmassage zum Standardrepertoire japanischer Ärzte.

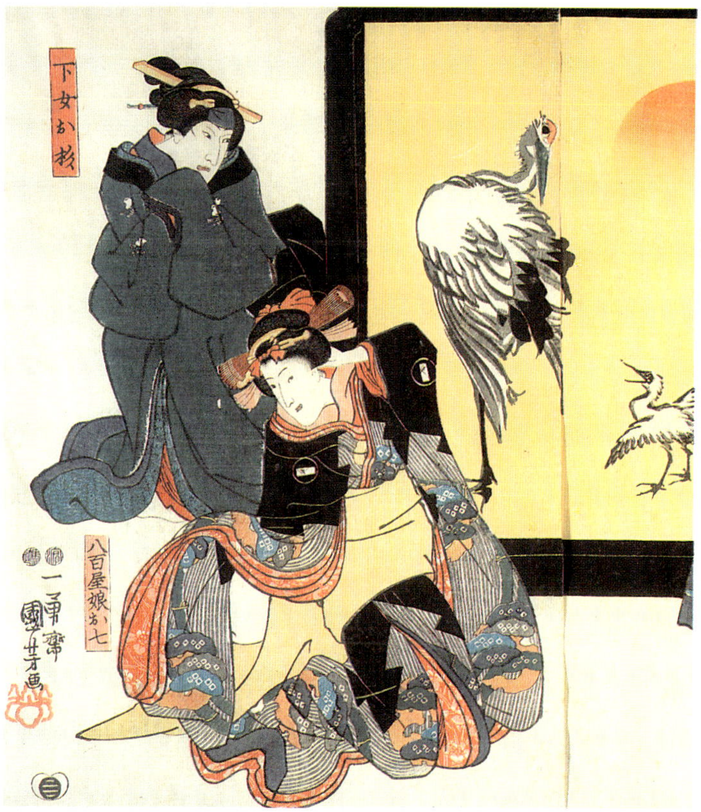

Findige Anmatherapeuten machten jedoch aus dieser Not eine Tugend und kreierten den Begriff »Shiatsu«, um den Bann, der auf Anma gelegt worden war, zu umgehen. Wegen ihrer einfachen und zugleich wirkungsvollen Technik wurde die japanische Heilmassage immer beliebter. Es sollte jedoch noch bis 1964 dauern, dass Shiatsu offiziell als legitime Therapiemethode anerkannt und von Anma abgegrenzt wurde.

In den siebziger Jahren kam die japanische Heilmassage schließlich zu uns nach Europa und schaffte auch den Sprung über den großen Teich in die USA. Bis dahin wurde Shiatsu nur von wenigen verstreuten asiatischen Therapeuten in der westlichen Welt praktiziert. Seitdem sich immer mehr abendländische Therapeuten in die hohe Kunst des Heilens durch Fingerdruck einweisen lassen, ist der Siegeszug des Shiatsu hier zu Lande kaum mehr aufzuhalten – weshalb, werden Sie bestimmt bald nachvollziehen können …

VOM WESEN DES SHIATSU

»Shiatsu ist eine Form der manuellen Behandlung, bei der Daumen, Finger und Handteller, jedoch keine mechanischen oder anderweitigen Instrumente benutzt werden, um Druck auf die menschliche Haut auszuüben. Ziel dieser Behandlung ist es, innere Fehlfunktionen zu korrigieren, und die Gesundheit zu fördern und zu erhalten sowie bestimmte Krankheiten zu behandeln.«

So weit, so nüchtern die offizielle Definition des japanischen Gesundheitsministeriums. Doch Shiatsu ist weit mehr als nur manuelle Behandlung. In ihm verbindet sich feine Intuition mit tiefem Verständnis der körperlich-geistig-seelischen Einheit des Menschen. Denn obwohl Shiatsu mit »Fingerdruck« übersetzt wird, ist es seinem Wesen nach vielmehr »Kommunikation durch Berührung«. So kann eine Shiatsumassage den individuellen Bedürfnissen niemals nur allein mittels perfekter Kenntnis der Behandlungstechniken und mittels ausführlicher Studien des zugrunde liegenden Systems gerecht werden. Eine wirklich gute Shiatsubehandlung erfordert Sensibilität, denn nur dann kann offenbar werden, wie es um die Vitalität eines Menschen, die Grundlage seiner Gesundheit, tatsächlich bestellt ist. Die Vitalität, also unsere Lebenskraft, zeigt wie ein Seismograf Stärke und Harmonie des Energieflusses, der Zirkulation des Ki, an. Eine sensible Shiatsubehandlung korrigiert Ungleichgewichte, indem sie den Ki-Fluss tonisiert oder sediert, und trägt so dazu bei, die Vitalität zu stärken und Krankheiten vorzubeugen.

Die Hüftrotation ist eine der eher gymnastischen Shiatsuanwendungen. Gleichwohl dient sie nicht nur der Gelenkigkeit: Ziel ist die Aktivierung der Lebensenergie.

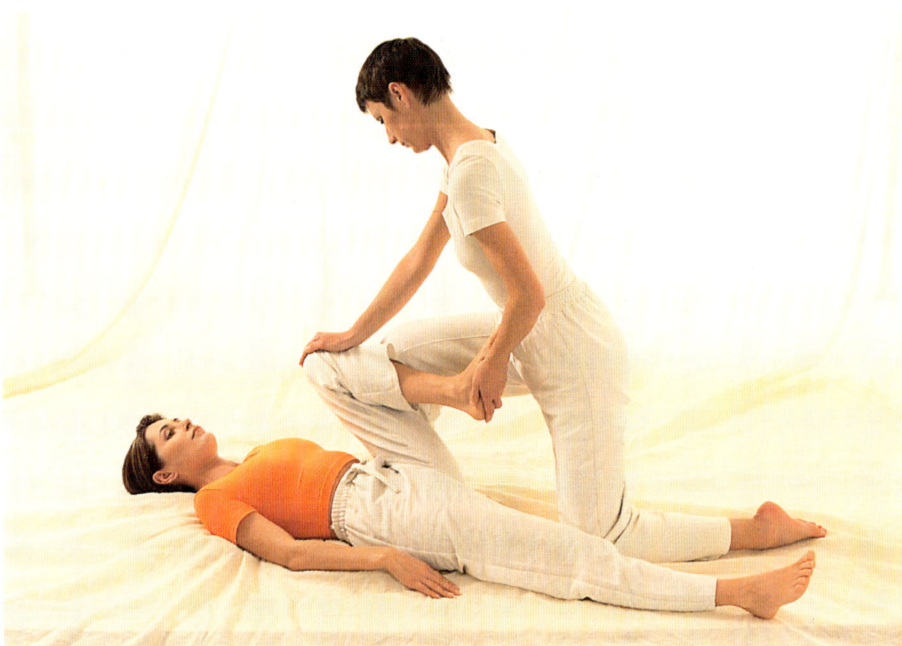

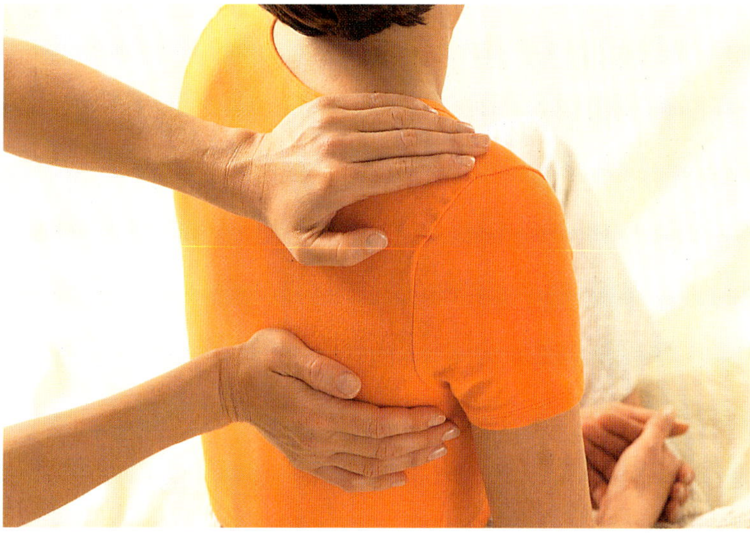

Shiatsu ist eine ideale Partnerbehandlung. Viele der Massageformen sind allein gar nicht durchzuführen.

Voraussetzung für eine solcherart wirkungsvolle Behandlung ist, dass der Massierende vollkommen entspannt und innerlich bereit für das Geben und Empfangen von Energie ist.
Dazu gehört auch, dass sein energetisches Potential im Unterbauch, im Shiatsu Hara genannt, fokussiert ist. Doch darauf, was zu Shiatsu erforderlich ist und was eine erfolgreiche Behandlung auszeichnet, wird später noch ausführlich eingegangen (siehe Seite 104ff.).

EIN ZIEL – ZWEI WEGE

Obwohl Akupressur und Shiatsu auf der gleichen Weltanschauung basieren und den gleichen Gedanken verfolgen – die Energieaktivierung und Heilung durch Berühung –, unterscheiden sie sich doch in einigen wichtigen Punkten. So hat die Akupressur generell das Anliegen, mit Hilfe bestimmter, festgelegter Druckpunkte spezifische körperliche, seelische und geistige Reaktionen hervorzurufen. Entsprechend wird versucht, über die Druckpunkte ein schwaches Qi anzuregen, ein überaktives zu beruhigen sowie ein blockiertes zu zerstreuen. Shiatsu hingegen zielt weniger auf spezielle einzelne Punkte als auf die Meridiane selbst und deren Beziehungen untereinander ab. Bei dieser Heilmassage geht man davon aus, dass Energiemangel, Kyo, in einem bestimmten Meridian mit einem Energieüberschuss, Jitsu genannt, in einem anderen Meridian einhergeht, und dass solche Ungleichgewichte Disharmonien im Geist-Körper-System und damit erste Krankheitsanzeichen widerspiegeln.
Auf den Punkt gebracht: Akupressur versucht, den Energiefluss über ganz spezifische, »klassische« Punkte anzuregen, zu dämpfen sowie auszugleichen, während Shiatsu sich hierzu auf die Meridiane als solche konzentriert. Aufgrund dessen dient Shiatsu weniger der gezielten Behandlung bestimmter Beschwerden – wie es bei Akupressur der Fall ist – als vielmehr der allgemeinen Erhaltung von Gesundheit und Wohlbefinden. Dieser mehr vorbeugende Charakter der japanischen Heilmassage soll jedoch nicht bedeuten, dass mit ihrer Hilfe nicht auch eine Reihe alltäglicher Beschwerden positiv beeinflusst und gelindert werden kann.

Shiatsu fördert nicht nur die Vitalität und das körperliche Wohlbefinden, es steigert auch die Konzentrationsfähigkeit und die geistige Leistungskraft.

Abschließend muss noch erwähnt werden, dass bei Akupressur und Shiatsu zum Teil unterschiedliche Begriffe für gleiche Dinge verwendet werden: Während man in der Akupressur auf chinesisch von Qi spricht, wenn man die Lebensenergie meint, heißt dies bei Shiatsu auf japanisch Ki. Darüber hinaus gibt es in der japanischen Heilmassage einige Begriffe, die bei Akupressur nicht auftauchen, wie Tsubo, Kyo und Jitsu.

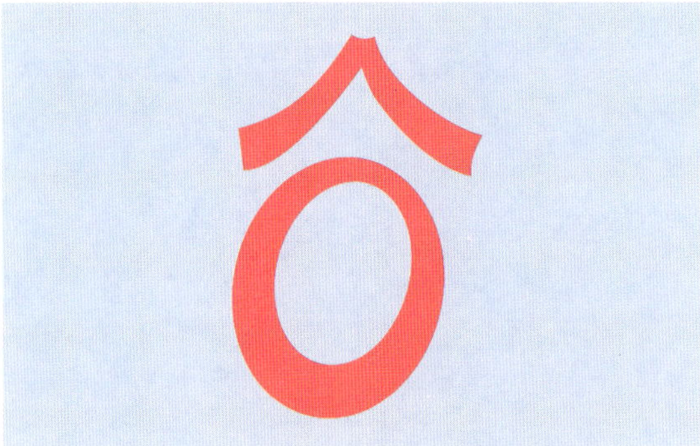

Das japanische Zeichen für »Tsubo« zeigt den Meridianpunkt und den sich verjüngenden Wirbel.

TSUBOS, DIE SCHRITTMACHER DES KI

Als Tsubo wird jeder Punkt auf einem Meridian, der Ki-Leitbahn, bezeichnet, über den man die Lebensenergie eines Menschen unmittelbar durch Druck oder Einstechen einer Akupunkturnadel beeinflussen kann. Tsubos sind also die Pforten zu unserem inneren Energiezustand und dienen als Schrittmacher der Lebensenergie. Akupressur wie auch Akupunktur bedienen sich solcher Tsubos, die an ganz bestimmten Stellen des Körpers liegen und die spezifische körperliche, geistige und seelische Reaktionen auslösen. Daneben gibt es jedoch auch Punkte, die keine fixe Position haben. Die japanische Heilmassage arbeitet mit beiden Arten von Punkten: zum einen mit den festliegenden Punkten auf den Meridianen und zum anderen mit jenen Tsubos, die sich zwischen diesen fixen Punkten befinden.

Tsubos sollen in ihrer (energetischen) Form vasenförmigen Wirbeln ähneln, die sich nach oben verjüngen und einen schmalen Hals bilden.

Anhand der örtlich nicht festgelegten Tsubos kann ein alter erfahrener Shiatsuheiler wandernde energetische Ungleichgewichte, also Störungen im Ki-Fluss, aufdecken und entsprechend – dämpfend oder anregend – auf diese einwirken. Ohne Ki können die Tsubos und genauso die Meridiane, auf denen sie liegen, nicht existieren, denn beide sind Reaktionen auf den inneren Energiezustand, der fortwährend von Ki beeinflusst wird.

KYO UND JITSU – PARAMETER DES ENERGIEZUSTANDS

Darüber hinaus unterscheidet man im Shiatsu energetische Ungleichgewichte in Kyo und Jitsu. Ersteres bezeichnet einen Energiemangel, also ein schwaches Ki, letzteres steht für einen Energieüberschuss, also ein überaktives Ki.
Beide Zustände bedingen einander: Kyo an einer Stelle im Körper bedeutet Jitsu an einer anderen. Shiatsu versucht, die Ursachen solcher Disharmonien zu finden und auszugleichen. Jitsu-Bereiche sind leicht zu entdecken, denn sie sind aktiv und wölben sich auf der Körperoberfläche etwas aus. Mit Kyo ist das nicht so einfach, denn dieser Zustand entsteht meist an tiefer gelegenen Regionen.

Ein Tsubo entspricht häufig den von der Akupressur bekannten Meridianpunkten.

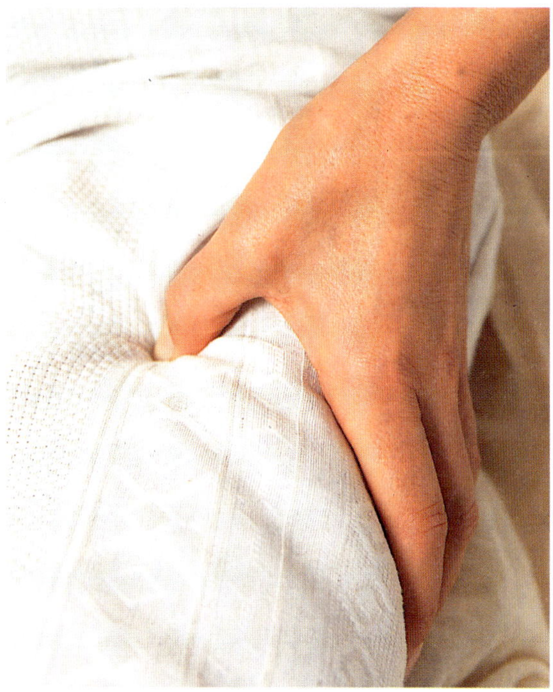

BEGRIFFSKLÄRUNG

- Lebensenergie: Qi oder Ki
- Druckpunkt: Tsubo
- Energiemangel (schwaches Qi): Kyo
- Energieüberschuss (starkes Qi): Jitsu

Die wirkungsvollste Art, um Disharmonien von Kyo und Jitsu auszugleichen, besteht darin, einen Ausgleich zwischen dem Meridian zu schaffen, der die höchste Kyo-, und jenem, der die stärkste Jitsu-Charakteristik aufweist. Wie das Beruhigen des Jitsu, das Sedieren, bzw. das Stärken des Kyo, das Tonisieren, vor sich geht, erfahren Sie auf Seite 106ff.

STÖRUNGEN ERKENNEN UND ANNEHMEN

Shiatsu gilt als eine der besten und auch »alltagstauglichsten« Heilmassagen, die nicht nur der Erhaltung der Gesundheit und damit der Vorbeugung von Krankheiten dient, sondern auch sehr wirksam zu ihrer Behandlung herangezogen werden kann.

Der Reiz, der durch den Fingerdruck hervorgerufen wird, regt die natürlichen Selbstheilungskräfte an und macht Störungen bewusst, einerlei ob im körperlichen, geistigen oder seelischen Bereich. Denn Shiatsu lässt uns die Unstimmigkeiten im Energiefluss fühlen und gibt uns so die unschätzbare Möglichkeit, diese anzunehmen und uns mit ihren möglichen Ursachen auseinanderzusetzen. Wer bislang Schwierigkeiten damit hatte, sich selbst und seine Reaktionen auf äußere Einflüsse wahrzunehmen, lernt mit Shiatsu, aus seinen Empfindungen während der Behandlung zu erkennen, was sich in ihm abspielt und was ihm unter Umständen fehlt. Die japanische Heilmassage führt also zurück auf unser Innerstes und zeigt uns, wo wir den »richtigen Weg« verlassen haben – eine unabdingbare Voraussetzung für dauerhafte Gesundung. Heute ist es eine allgemein anerkannte Grundlage der Psychosomatik, der Wissenschaft, die sich mit dem Zusammenhang zwischen körperlichen Beschwerden und seelischer Befindlichkeit auseinandersetzt, dass Krankheiten uns zeigen, wo wir den für uns richtigen Weg verlassen haben. Das macht sich Shiatsu zunutze, indem es uns auf Störungen im Energiefluss aufmerksam macht.

Wichtig für den Erfolg einer Shiatsubehandlung ist auch die Ernährung: Ausgewogen und auf die individuellen Bedürfnisse abgestimmt soll sie sein und niemals unter Stress und seelischer Anspannung eingenommen werden.

Meditation als Heilmittel: Das Beruhigen der Gedanken fördert das Gleichgewicht der Energie im Körper und stellt so eine wichtige Behandlungsgrundlage dar.

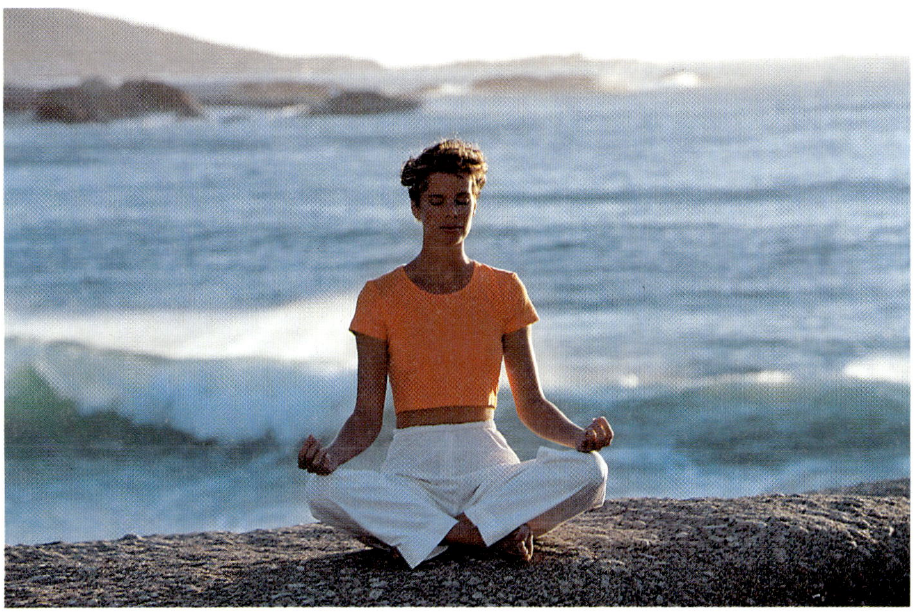

Grundlegende Ziele des Shiatsu

- ▶ Tiefe Entspannung und Abbau von Stresssymptomen
- ▶ Verbesserung des Blutkreislaufs und des Lymphflusses
- ▶ Förderung der Vitalität
- ▶ Stärkung des Immunsystems
- ▶ Linderung von Schmerzen und Auflösung von Verspannungen
- ▶ Entwicklung eines ausgeprägteren Körperbewusstseins

DER ZWISCHENMENSCHLICHE BEREICH

Eine Shiatsubehandlung hilft, sich nicht nur körperlicher Störungen, sondern auch Probleme auf der zwischenmenschlichen Ebene bewusst zu werden: Empfindet jemand eine Shiatsumassage als unangenehm oder gar schmerzhaft, bestehen wahrscheinlich Spannungen zu seinem sozialen Umfeld. Das liegt daran, dass die japanische Heilmassage sich des Hautkontakts bedient, und die Haut ist bekanntermaßen eines unserer Kommunikationsorgane, über das wir Gefühle mit unseren Mitmenschen austauschen. Probleme, sich auszudrücken, sowie Schwierigkeiten, Nähe und Kontakt zuzulassen, zeigen sich hier ganz unmittelbar. So lehrt Shiatsu auch zu erkennen, wie sich seelische Blockaden im Körper manifestieren. Durch die Massage werden sie abgebaut, und die sich dabei einstellende innere Harmonie macht offen und aufnahmebereit für soziale Kontakte und fördert auf diesem Weg unsere Gesundheit.

Das 1×1 des Shiatsu

Die japanische Heilmassage ist – ebenso wie die Akupressur – eine ideale Laientherapie, die Sie selbst ohne großen Aufwand und jederzeit durchführen können.

Um sich diese Therapie zunutze zu machen, bedarf es keiner technischen Hilfsmittel oder langwieriger Studien des Systems der japanischen Kultur. Das Allerwichtigste sind Sensibilität und die Bereitschaft, sich zu öffnen, um Energie zu empfangen und auf die Botschaften zu hören, die Körper, Geist und Seele beim Shiatsu an uns richten. Daneben sollten Sie natürlich auch einige Grundprinzipien des Shiatsu und seiner Anwendung kennen und beherzigen.

Das Hara, im unteren Bauchbereich lokalisiert, ist gemäß fernöstlicher Anschauung Zentrum aller körperlichen Energie.

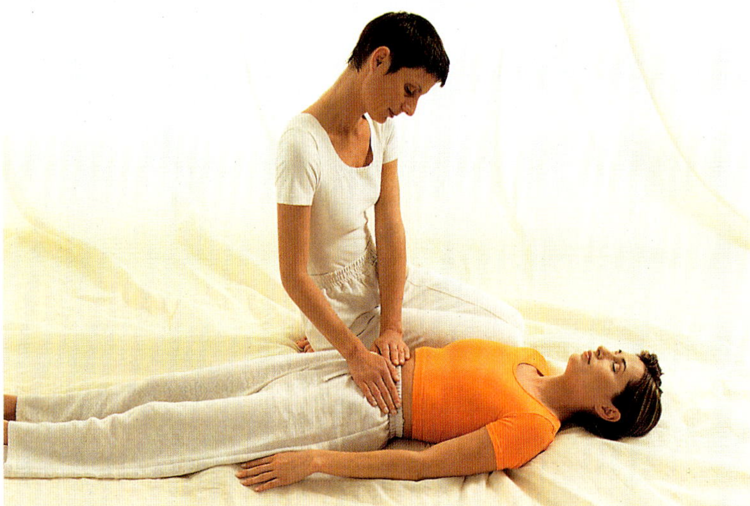

ÜBER DAS HARA

Eines der Grundprinzipien des Shiatsu ist ein starkes und offenes Hara. Ein Meister der östlichen Medizin hat einmal gesagt: »Das Hara ist die Quelle unserer Energie, des Ki (oder Qi). Alle Beschwerden haben ihren Ausgang in diesem Bereich. Deshalb fühlt man alles, wenn man das Hara untersucht.« Mit Hara wird im Shiatsu der Unterbauch, im Grunde die gesamte Bauchgegend bezeichnet. Hier sammelt sich unsere Energie, um stets aufs Neue durch den Körper zu fließen. Beim Erlernen der japanischen Künste, insbesondere der Kampfkünste, geht es immer darum, sich im Hara zu konzentrieren. Erst dann können Bewegungen natürlich und ohne Verspannung ablaufen; dann erst fließen sie und bringen die wahre Schönheit eines Menschen zum Vorschein.

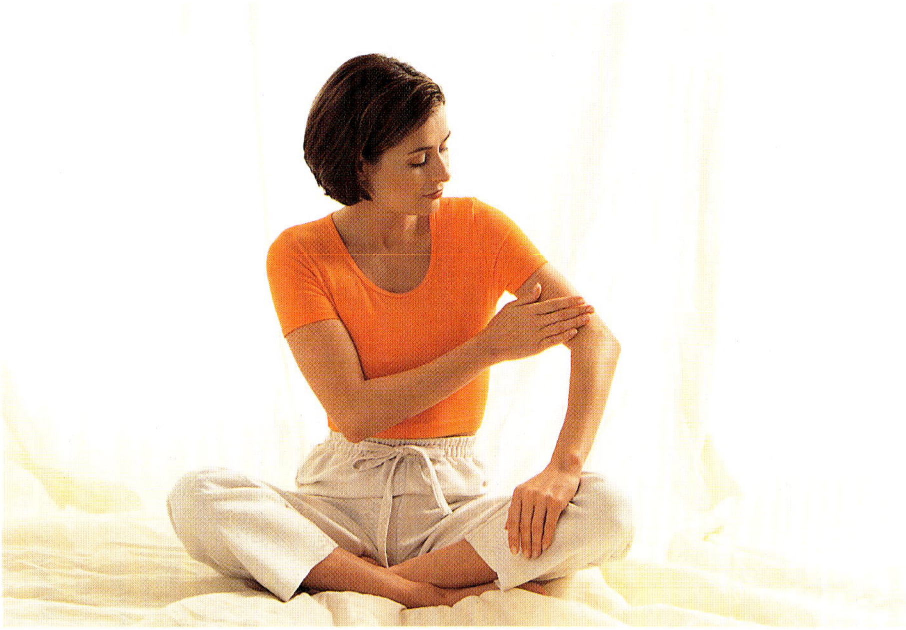

Die Streichmassage zu Beginn des Shiatsu ist ein absolutes Muss. Solcherart gelockerte Muskeln und Bänder sind für die Behandlung empfänglicher.

DAS HANDWERKSZEUG

Das wichtigste Werkzeug, um Shiatsu anzuwenden, sind natürlich Ihre Hände. Darüber hinaus benötigen Sie einen Raum, der ruhig und gut gelüftet sein sollte und Ihnen ausreichend Platz bietet, um sich entspannt auf den Boden zu legen. Als Unterlage, die nicht zu weich sein sollte, eignen sich ein dünner Futon oder aber ein Teppich, auf den Sie ein Bettuch legen. Manche Shiatsutherapeuten empfehlen das Abdecken des Körpers mit einem Baumwoll- oder Seidentuch. Der Grund dafür ist, dass die sensorischen Nervenenden, also jene, die auf Berühungen und somit auch auf Druck am stärksten reagieren, auf der Haut gewissermaßen bloßliegen. Durch den Stoff werden die taktilen Empfindungen gedämpft, und die Aufmerksamkeit richtet sich mehr auf den Fluss der Energie. Probieren Sie aus, wie es Ihnen am angenehmsten ist – manche Menschen empfinden den Stoff als störend, anderen hingegen ist die Shiatsubehandlung ohne Bedeckung zu aufdringlich. Achten Sie darauf, dass Sie nicht frieren, und tragen Sie am besten warme Wollsocken, denn wenn Sie länger liegen und sich wenig bewegen, kann der Kreislauf etwas in die Knie gehen – auch wenn sich das nach der Behandlung gleich wieder ändert.

VOR DER BEHANDLUNG

Vor dem Shiatsu sollten Muskeln und Bänder durch eine sanfte Streichmassage aufgewärmt und gelockert werden. Dazu legen Sie die Hände mit leichtem Druck auf die Haut und massieren – stets herzwärts – an den Beinen beginnend nach oben sowie an den Armen in Richtung Schulter. Dabei lassen sich auch gleich Verspannungen der Muskulatur und der Bänder sowie druckempfindliche Punkte ausfindig machen.

Eine weitere wichtige Voraussetzung für eine gute Shiatsumassage ist, dass man den Körper abstützt. Das gilt sowohl für das Selbst- als auch für das Partnershiatsu. Dazu legt man eine Hand auf einen zentralen Punkt, der als Stützpunkt dient, um den herum man dann mühelos massieren kann.

DIE RICHTIGE ATMUNG

Das A und O der japanischen Heilmassage ist die Atmung. Nur wer entspannt ist, atmet automatisch richtig.

Wird Druck ausgeübt, atmen Sie sanft und natürlich aus; sobald der Druck gelöst wird, erfolgt das Einatmen. Je entspannter Sie sind, desto länger wird die Pause zwischen dem Ein- und dem Ausatmen. Diese Phase beginnt, sobald ein Höchstmaß an Sensibilität für Veränderungen im Energiefluss erreicht ist. Falls Sie oder Ihr Partner sich nicht entspannen können, sollten Sie sich oder ihn bewusst dazu auffordern, jedesmal dann, wenn Sie Druck ausüben, auszuatmen. Nach einer Weile korrigiert sich die Atmung so von selbst.

DIE SHIATSUDIAGNOSE

Der Unterschied zwischen dem Shiatsu für Laien und dem Shiatsu, wie es von erfahrenen und professionellen Therapeuten durchgeführt wird, liegt nicht darin, wie viele Techniken bekannt sind und wie geschickt diese angewendet werden. Sicherlich besitzt ein guter Shiatsuspezialist gründlichere Kenntnisse über die einzelnen Tsubos und ist sicherer in ihrem Auffinden. Doch was ihn von Laien unterscheidet, ist die Fähigkeit des genauen Diagnostizierens und die Sicherheit, aufgrund dieser Diagnose die jeweils geeignetste Behandlung zu konzipieren. Denn, so sagt man in Japan: »Bei Shiatsu ist Behandlung Diagnose und Diagnose Behandlung.« Doch für eine exakte Diagnose, für die sich die östliche Medizin vier verschiedener Arten bedient, bedarf es langjähriger Erfahrung, viel Übung und tiefer Kenntnisse des menschlichen Organismus. Verzichtet man auf die Anwendung diagnostischer Methoden, bleibt Shiatsu eigentlich »nur« ein einfaches Hausmittel – das aber dennoch äußerst wirkungsvoll ist. Um Shiatsu selbst bei sich anzuwenden, sei es zur Steigerung des Wohlbefindens oder zur spezifischen Behandlung einfacher Beschwerden, genügt die vereinfachte Form des Shiatsu, wie sie hier vorgestellt wird, vollauf. Denn, wie Sie sehen oder vielmehr spüren werden, auch »Shiatsu für den Hausgebrauch« entfaltet tief greifende Wirkungen und bringt Entspannung und Harmonie.

Wie tief sich der Massageempfänger entspannt, hängt wesentlich vom Grad der Entspannung des Gebenden ab.

TONISIEREN UND SEDIEREN

Die Energie, die unsere Lebenskraft aufrechterhält, fließt auf zwölf Bahnen, den Meridianen, durch unseren Körper. Anliegen sowohl der Akupressur wie des Shiatsu ist stets, diesen Fluss aufrechtzuhalten und etwaige Störungen zu erkennen und zu beseitigen. Zum Verständnis dieses Systems hilft die Vorstellung eines runden Balls: Bei einem gesunden

Richtige Atmung entspannt; wer entspannt ist, atmet richtig. So kommt Shiatsu zum Erfolg.

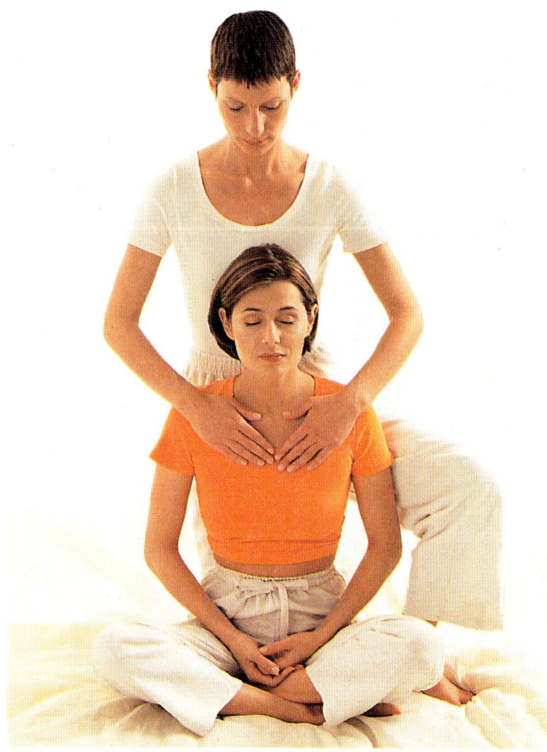

Menschen ist dieser Ball vollkommen makellos gerundet. Führen Sie sich dagegen nun einen alten, zerbeulten Ball mit Dellen und Ausbuchtungen vor Augen: An den Dellen herrscht Kyo, also Energiemangel, an den Ausbuchtungen hingegen Jitsu und damit Energieüberschuss.

Um diese Energiemissverhältnisse wieder in ein harmonisches Gleichgewicht zu bringen, wendet man im Shiatsu allgemein die Technik des Tonisierens und des Sedierens an. Dabei gilt:

- Tonisieren bei Kyo
- Sedieren (Zerstreuen oder Verteilen) bei Jitsu

TONISIEREN

Wie erwähnt, ist es schwieriger, Bereiche aufzuspüren, an denen Energiemangel herrscht, als solche mit Jitsu, also mit zu viel Energie. Hat man Kyo jedoch lokalisiert, kann man den Energiemangel so ausgleichen:

- Drücken Sie mit einem Daumen oder einer Fingerspitze senkrecht auf den Tsubo (den Druckpunkt, siehe Seite 102), und halten Sie den Druck, so dass eine tiefe Verbindung entstehen kann.
- Halten Sie den Druck so lange aufrecht, bis Sie an der betreffenden Stelle eine Reaktion spüren. Manchmal hat man das Gefühl, als fülle sich der vasenförmige Tsubo wieder mit Energie. Normalerweise dauert es zwischen 10 Sekunden und 4 Minuten, bis dieses Gefühl eintritt.
- Wenn Sie die beschriebene Reaktion spüren, sollten Sie den Druck auf den Tsubo ein wenig verringern, damit sich dieser mit Energie, mit Ki, füllen kann.
- Haben Sie nach 4 Minuten noch immer nicht das Gefühl, dass an dem behandelten Punkt wieder Energie herrscht, brechen Sie das Tonisieren an diesem Tsubo ab und versuchen es zu einem späteren Zeitpunkt nochmals. Das kann vorkommen, denn manche Punkte reagieren besonders langsam.
- Achten Sie beim Tonisieren stets darauf, dass der Druck, den Sie auf den energieschwachen Punkt ausüben, nicht zu tief geht, da dies unter Umständen eine schädliche Auswirkung auf Ki hat. Darüber hinaus kann ein zu starker Druck sogar verhindern, dass das Ki zu dem behandelten Punkt gezogen wird. Je sensibler Sie beim Tonisieren vorgehen, desto wirkungsvoller können Sie den Energiemangel ausgleichen und das Ki anziehen.

Ein Punkt wird tonisiert, seine Energie verstärkt. Der Druck mit der Fingerspitze schafft einen – nicht nur oberflächlichen – Hohlraum, der Energie aufnehmen kann.

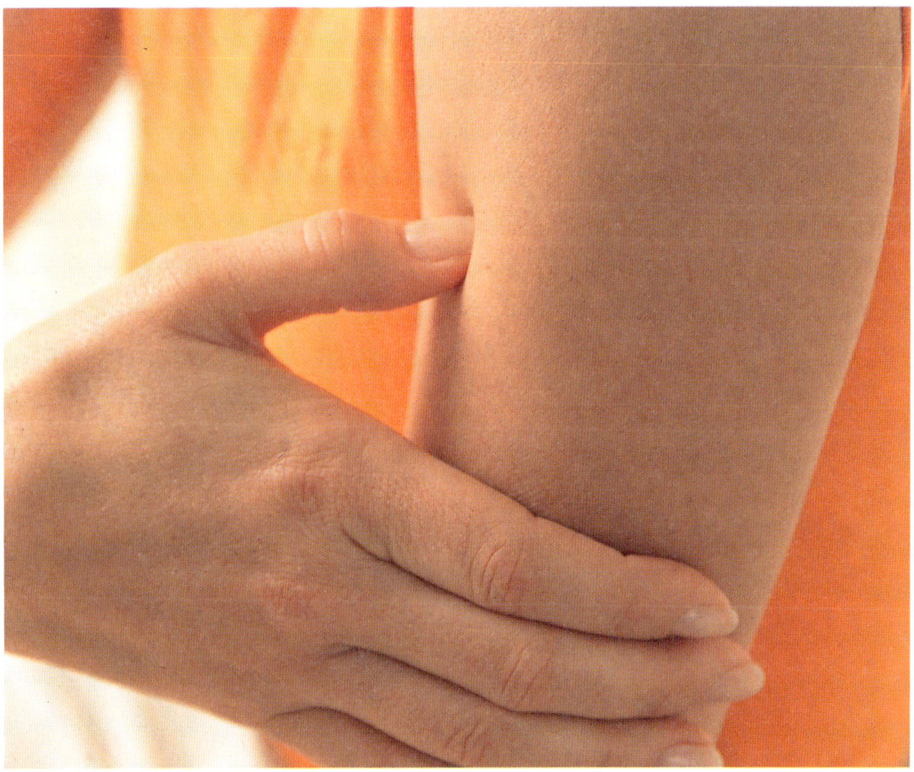

- Wer bereits geübter im Shiatsu sowie im Erfühlen von Energie ist, kann zum Tonisieren auch Handteller oder Ellenbogen verwenden. Mit den Fingerspitzen oder dem Daumen ist es am einfachsten, da diese sehr sensibel sind und man den Energiefluss entsprechend besser spürt.

Das »Anziehen von Ki«, das Ziel des Tonisierens, kann man mit dem Berühren einer Wasseroberfläche mit den Fingerspitzen vergleichen: Durch die Oberflächenspannung können Sie das Wasser an Ihren Fingerspitzen etwas nach oben ziehen. Anders als beim Wasser bleibt die angehobene Energie im Tsubo jedoch bestehen und geht nicht wieder auf ihr altes Niveau zurück.

SEDIEREN

Das Sedieren (Zerstreuen oder Verteilen) dient dazu, eine erhöhte Ki-Konzentration an einem bestimmten Bereich aufzulösen, eben zu zerstreuen. Häufig ist die Ursache für Jitsu eine Blockade, die den freien Fluss der Energie behindert und so zu einer Art »Stauung« führt. Damit sich Ki wieder frei im betreffenden Meridian bewegen kann, gehen Sie wie folgt vor:

- Drücken Sie Ihren Daumen oder einen anderen Finger vorsichtig in den Tsubo hinein, und führen Sie dann eine Drehbewegung aus.
- Stellen Sie sich beim Drehen vor, dass Ki gelockert und verteilt wird.
- Nun verringern Sie den Druck allmählich und bewegen Daumen oder Finger in spiralförmigen Bewegungen aus dem Tsubo heraus.

Bei sehr starken Jitsu-Zuständen sollte man auf das Sedieren verzichten und stattdessen besser die Kyo-Bereiche, die ja mit den Jitsu-Bereichen in einem engen Zusammenhang stehen, tonisieren. Die extremen Jitsu-Bereiche reagieren darauf meist selbst mit einem spontanen Zerstreuen der Energie.

BERUHIGEN

Das Beruhigen ist eine sanftere Form des Sedierens. Diese Technik ist immer dann angezeigt, wenn die Energie in einem Bereich zwar erhöht, jedoch nicht blockiert und damit zu stark konzentriert ist. Und so gehen Sie vor:

- Bedecken Sie den betreffenden Bereich einfach mit Ihren Handflächen, und lassen Sie diese dort einige Minuten lang liegen.
- Stellen Sie sich dabei einfach vor, Sie würden Ihren aufgebrachten Partner oder Freund beruhigen, indem Sie ihm die Hand auf die Schulter oder den Arm legen.
- Alternativ oder zusätzlich können Sie auch sanft über den Meridian streichen, um die Energie zu beruhigen.

Zur Beruhigung erhöhter Energiezustände wird die Handfläche aufgelegt oder über die betroffene Region geführt. Sehr wichtig hierbei ist die mentale Einstellung.

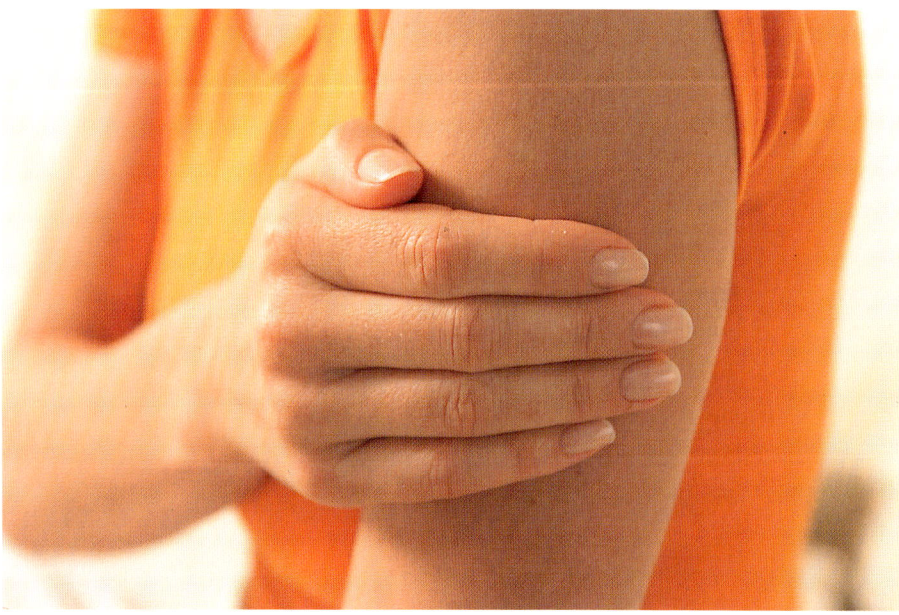

Die wichtigsten Shiatsutechniken

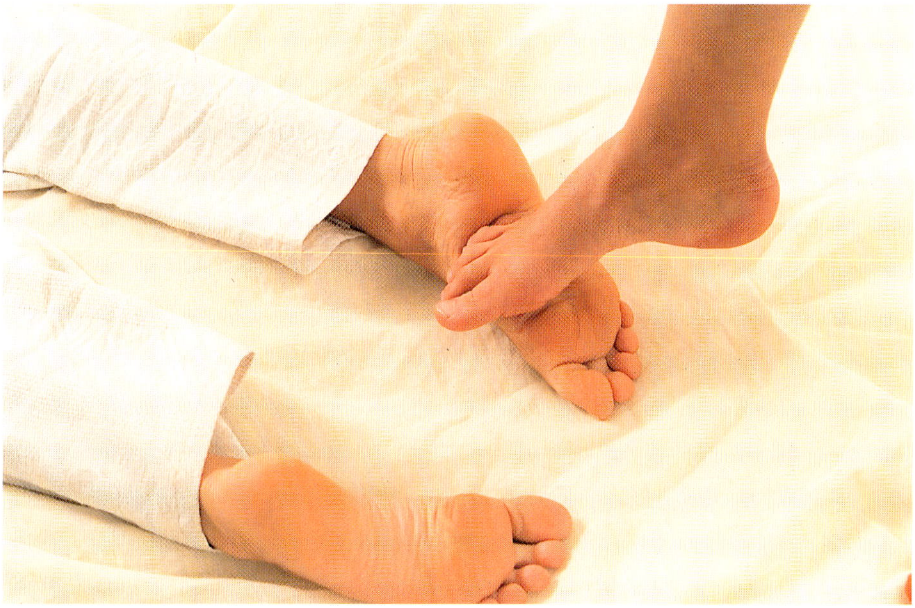

Beim Shiatsu kommen nicht nur Hände und Finger zum Einsatz. Mit Ellenbogen, Knien und Füßen sollten Sie allerdings vorsichtig arbeiten.

Nachfolgend werden die einzelnen Techniken, derer sich Shiatsu seit Generationen erfolgreich bedient, vorgestellt. Fast alle eignen sich zur Selbst- wie auch zur Partnerbehandlung. Bei den Grundprogrammen für das komplette Selbst- sowie das Partnershiatsu wird auf die Drucktechniken noch einmal eingegangen.
Beim Shiatsu können Sie nahezu jeden Teil Ihres Körpers einsetzen, um Ihre Energie wirken zu lassen. Sie können mit Handteller, Daumen, Fingerspitzen, Ellenbogen, Knien und Füßen arbeiten.

DIE WICHTIGSTEN SHIATSUREGELN

Senkrechter Druck

Der senkrechte Druck auf den Körper soll stets kräftig erfolgen, da er dazu dient, die Energiezirkulation zu fördern und so die Selbstheilungskräfte anzuregen. Andere Druckrichtungen fördern zwar ebenso die Durchblutung und den Energiefluss, sind jedoch nicht so gut dazu geeignet, die Selbstheilungskräfte des Körpers im Falle einer Krankheit zu stimulieren.

Druck halten

In der Regel halten Sie den Druck auf einen Tsubo oder einen Meridian zwischen 2 und 7 Sekunden. Sollen jedoch auch das vegetative Nervensystem und innere Organe erreicht werden, ist ein längerer Druck von bis zu 30 Sekunden erforderlich.

Stützender Druck

Einerlei ob wir stehen, sitzen oder uns bewegen, stets stützen uns unsere Muskeln und halten den Körper im Gleichgewicht. Dieses Gefühl des Stützens ist es auch, das beim Shiatsu übertragen wird: Praktizierender und Empfangender hängen eng miteinander zusammen, tauschen ihre Energien aus und stützen sich gegenseitig.
Wenn Sie sich oder einem anderen Menschen Shiatsu geben, und die Muskeln sind angespannt, kann auch der stärkste Druck nicht in die Tiefen des Körpers vordringen und dort seine heilsamen Wirkungen entfalten. Deshalb ist es wichtig, dass die Muskulatur des behandelten Körperteils entspannt ist, aber dem Druck nicht ausweicht. Falls Sie oder Ihr Partner, dem Sie Shiatsu geben, auf dem Boden liegen, übernimmt die Unterlage den erforderlichen Gegendruck. In allen anderen Fällen muss vom Behandelten gegengehalten werden, aber ohne dass dabei der behandelte Körperteil verspannt wird.

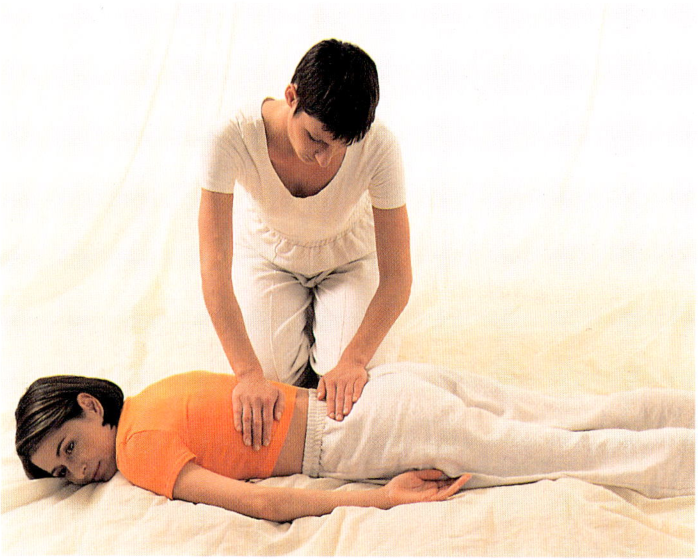

Die beliebteste und am leichtesten anwendbare Technik ist der Einsatz der Handflächen.

Druck ohne Drücken

Die alten Shiatsumeister weisen immer wieder darauf hin, dass bei der Behandlung das Körpergewicht und nicht die Muskelkraft einzusetzen sei: »Aufstützen und nicht drücken«, so steht es geschrieben. Dennoch wird Shiatsu stets im Sinne von Druck beschrieben. Zudem fällt es auch schwer, sich Drücken ohne Druck vorzustellen. Um die Vorgabe der Shiatsumeister zu erfüllen und gutes Shiatsu zu geben, sollten Sie sich stets aufstützen und Ihr Körpergewicht für sich arbeiten lassen, anstatt zu pressen. Beim Shiatsu geht es nicht um Kraftanwendung, sondern vielmehr um ein Zusammenspiel zwischen der Energie des Gebenden und der des Empfangenden. Dasselbe gilt auch für die Selbstbehandlung mit Shiatsu. Am besten kann man sich übrigens während der Behandlung auf das Ki des Partners einstellen, wenn man stets auf seine Atmung achtet – mal tief, mal flach, mal kurz angehalten. Dies zeigt, wie es in dem betreffenden Augenblick um sein Befinden und damit um seinen Energiezustand bestellt ist.

Tip zur Partnerbehandlung: Je dichter Sie an den Shiatsuempfänger heranrücken, desto besser können Sie den Druck den jeweiligen Bedürfnissen – oder besser dem Energiezustand entsprechend – dosieren.

HANDFLÄCHENTECHNIK

Diese Technik, das »Aufstützen« oder »Halten« mit der offenen Hand, ist aufgrund ihrer sanften Tiefenwirkung eine der beliebtesten und entsprechend eine der am häufigsten verwendeten des Shiatsu. Der Handflächendruck unterstützt und tonisiert, regt den Energiefluss an und stellt den Energieaustausch mit Schwächegebieten (Kyo-Bereichen) wieder her. Wenden Sie die Handflächentechnik an, um Starrheit und Abwehrreaktionen sanft zu lösen. Meist werden beide Hände benutzt.

- Legen Sie Ihre beiden Hände mit den Handflächen nach unten nebeneinander auf den zu behandelnden Körperteil. Die Arme sind gestreckt.
- Üben Sie nun mit beiden Handflächen über Ihr Körpergewicht sanften Druck auf den Tsubo aus.
- Achten Sie darauf, dass Handflächen und Finger während der gesamten Zeit der Behandlung entspannt sind.
- Wenn Sie am Rücken arbeiten, legen Sie Ihre Hände vollkommen flach auf. An Rundungen, beispielsweise am Knie oder am Ellenbogen, folgen die Hände dagegen den Körperformen.
- Für eine besonders gute Tiefenwirkung sollten Sie die Handflächentechnik in Liegestützhaltung durchführen. Dazu stützen Sie sich mit Ihren beiden Händen auf der zu behandelnden Körperstelle ab – meist handelt es sich dabei um den Rücken. Diese Behandlung ist natürlich nur beim Partnershiatsu möglich.
- Nach 2 bis 3 Minuten verlagern Sie das Körpergewicht auf eine Hand und streichen mit der anderen den Körper entlang. Dabei wirkt die ruhende Hand tonisierend und die bewegte sedierend.

Handflächentechnik mit überkreuzten Händen

Dazu legen Sie wie oben beschrieben eine Hand mit der Handfläche nach unten auf die zu behandelnde Körperstelle. Die andere Hand wird nun jedoch kreuzweise auf den Handrücken der anderen gelegt, um so noch stärkeren Druck auszuüben.

Kreistechnik

Bei der Kreistechnik üben Sie mit den Handflächen nur leichten Druck aus und beschreiben auf dem Körper kleine Kreise im Uhrzeigersinn. Achten Sie dabei darauf, dass Sie nicht nur die Oberfläche der Haut reiben, sondern das Bindegewebe über den darunter liegenden Knochen bewegen. Obgleich diese kreisenden Bewegungen oberflächlicher wirken als der lokalisierte und anhaltende Druck beispielsweise bei der Daumentechnik, sind sie jedoch sehr wirksam, wenn es darum geht, Muskelverspannungen im Bereich der Schulterblätter aufzulösen oder im Beckenbereich angenehme Wärme und Entspannung zu erzeugen.

Reibetechnik

Bei der Reibetechnik wird der Druck der Handflächen mit einer Art Reibemassage kombiniert, bei der Sie Stück für Stück über die Muskeln reiben, während die Handflächen fest auf der Haut ruhen.

Greiftechnik (Umfassen)

Diese Methode wird vor allem an den Armen und Beinen angewendet; sie wirkt durch den Druck auf die Tsubos, die auf den Meridianen liegen. Dazu umfassen Sie einen Arm oder ein Bein und greifen mit einer Hand, ähnlich wie beim Händegeben, unter ständig wiederholtem Druck hinunter bis zur Hand oder zum Fuß. Die andere Hand sollte das behandelte Glied dabei kräftig stützen.

DAUMENTECHNIK

Der Daumen wird im Shiatsu sehr häufig gebraucht – schließlich ist er der stärkste unserer Finger. Mit ihm kann man hohen Druck ausüben und diesen, falls erforderlich, auch eine Weile halten. Darüber hinaus dringt er tief ein, ist damit präziser und

Kreisende Bewegungen der aufgelegten Hand sind gut dazu geeignet, Verspannungen zu lösen.

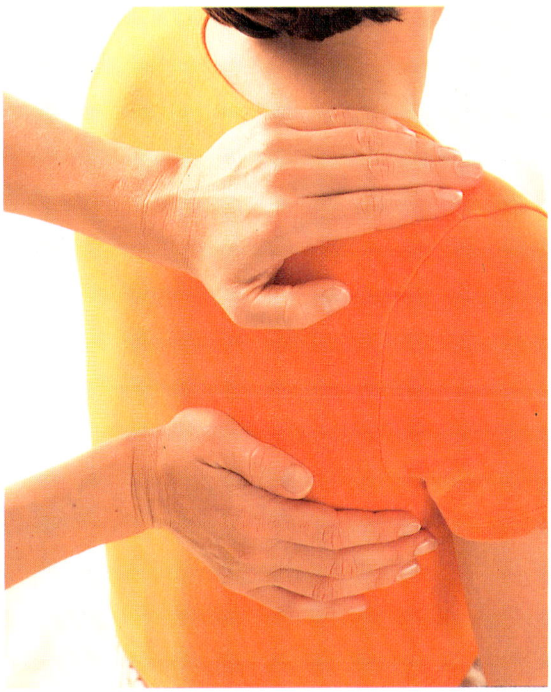

Mit der Greiftechnik kann man sehr präzise auf Meridianpunkte einwirken.

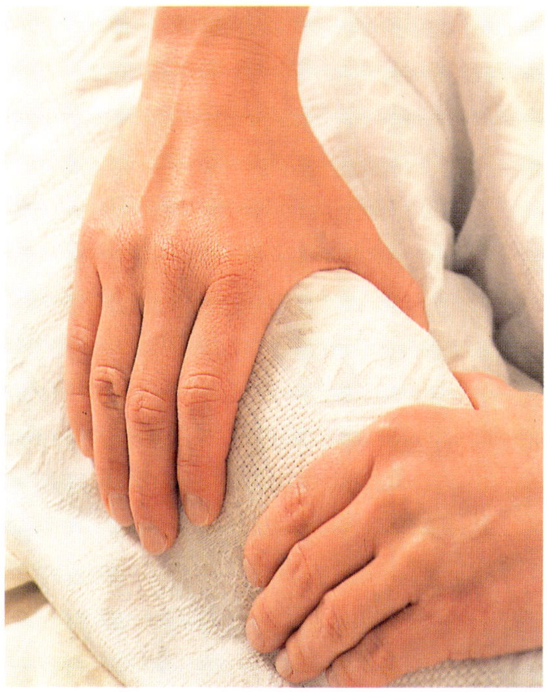

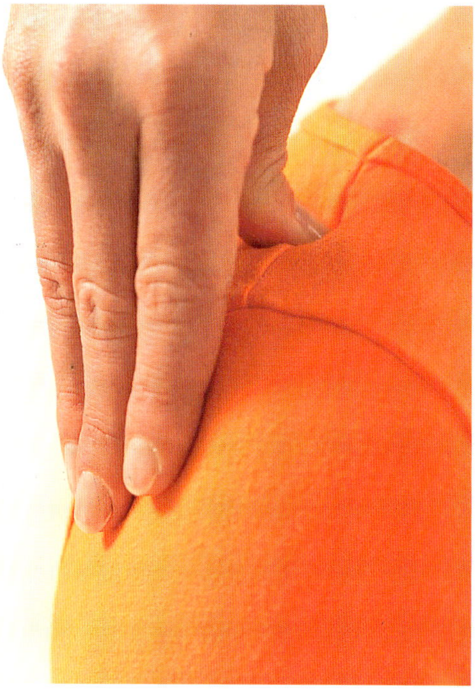

Hohen Druck auf einen Punkt übt die Daumentechnik mit geöffneten Händen aus.

stimuliert stärker als die Handflächen. In der Regel bedient man sich der Daumenkuppe zum Drücken, der Daumen selbst sollte stets gestreckt sein. Eine gute Hilfe ist es, wenn Sie sich vorstellen, Ihr Daumen sei die Verlängerung Ihres Arms.

Daumentechnik mit der Faust

- Ballen Sie Ihre Hand zur Faust, und spreizen Sie dabei den Daumen.
- Legen Sie die Knöchel der geballten Faust und das oberste Daumenglied auf den Körper. Der Druck wird zunächst mit dem Daumen und der ganzen Faust ausgeführt.
- Heben Sie die Faust an und pressen nur noch mit dem Daumen und dem Knöchel des Zeigefingers; er dient darüber hinaus dazu, den Daumen abzustützen.

Für Menschen mit überflexiblen Daumengelenken ist die Arbeit mit der Faust am besten, da so nicht die Gefahr besteht, das Daumengelenk zu überdehnen.

Daumentechnik mit geöffneten Händen

- Setzen Sie außer der Daumenkuppe auch die restlichen vier Fingerkuppen leicht auf dem Körper auf. Dies verleiht dem Daumen mehr Stabilität.
- Verweilen Sie mit allen vier Fingern in dem zu behandelnden Bereich; auf diese Weise wirken Ihre Finger tonisierend, während der Daumen die Energie verteilt.

FINGERTECHNIK

Außer dem Daumen werden im Shiatsu auch gerne die anderen Finger benutzt, denn die Fingerspitzen eignen sich aufgrund ihrer vielen Nervenenden ganz ausgezeichnet dazu, den jeweiligen Energiezustand zu erfühlen und auszugleichen. Auch bei der Fingertechnik gibt es wieder verschiedene Varianten; welche von diesen Sie einsetzen, hängt sowohl von dem zu behandelnden Gebiet als auch von Ihrer persönlichen Vorliebe ab.

Sensibel und präzise: Mit den Fingerspitzen sind Energiezustände am besten zu erfühlen.

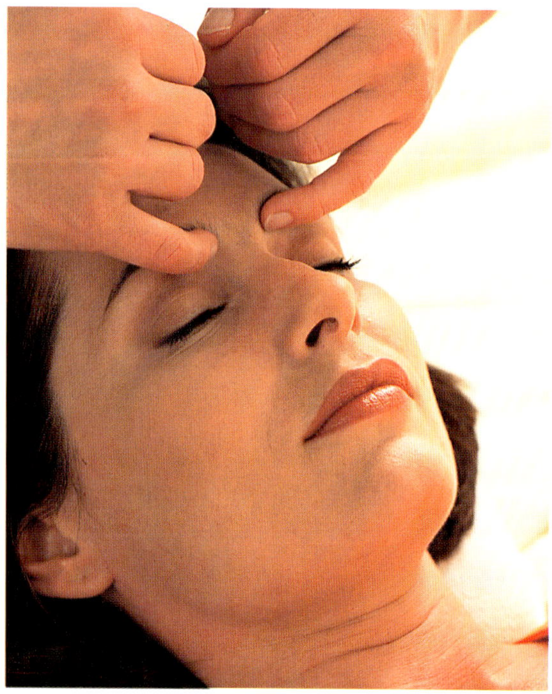

Vierfingertechnik

Die Vierfingertechnik eignet sich u. a. hervorragend, um Muskelverspannungen an den Zwischenrippen aufzulösen.

- Legen Sie die inneren End- und Mittelglieder – vom Zeigefinger bis zum kleinen Finger – auf die zu behandelnde Körperstelle.
- Lassen Sie den Druck von den Ellenbogen ausgehend wirken; Handflächen und Daumen bleiben dabei vollkommen entspannt.

Dreifingertechnik

Die Dreifingertechnik ist die am vielseitigsten einsetzbare Shiatsutechnik. Sie werden schnell merken, dass hier eine sehr natürliche Haltung eingenommen wird. Mit dem kleinen Finger können Sie den Daumen stabilisieren.

- Legen Sie die inneren End- und Mittelglieder des Zeige-, Mittel- und Ringfingers auf die Haut auf. Dabei können Ihre Finger leicht gespreizt oder auch zusammengelegt sein.
- Achten Sie darauf, dass Ihr Daumen entspannt, die Finger hingegen fest sind.
- Lassen Sie die Kraft von Ihren Ellenbogen aus in die Finger fließen – so ist diese Shiatsutechnik am wirkungsvollsten, und es wird verhindert, dass Ihr Handgelenk ermüdet und sich verspannt.

Zweifingertechnik

Ideal für Behandlungen an der Nase und eine nützliche Alternative für all jene, die mit überflexiblen Fingergelenken zu kämpfen haben, ist die Zweifingertechnik.

- Biegen Sie Ihren Zeigefinger um den leicht eingezogenen Daumen, der den Finger von innen her abstützt.
- Führen Sie den Druck mit dem Daumen und dem zweiten Glied des Zeigefingers aus.

Bei der Dreifingertechnik fließt die Kraft vom Ellenbogen in die Fingerspitzen.

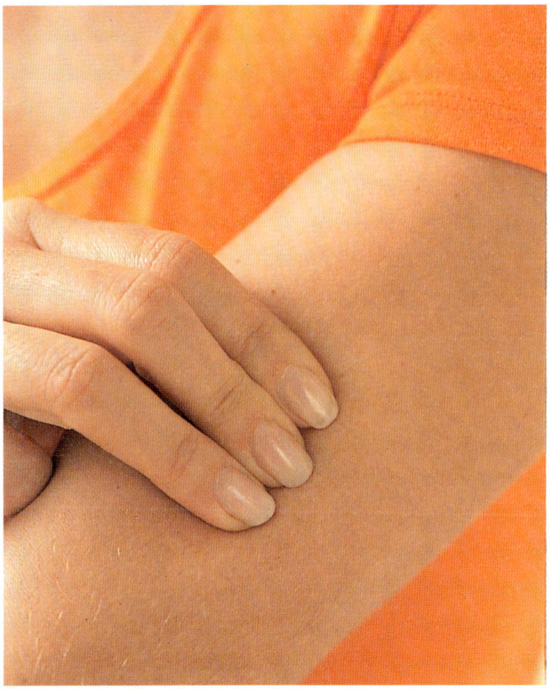

Die einfachere Variante der Zweifingertechnik setzt Zeige- und Mittelfinger parallel ein.

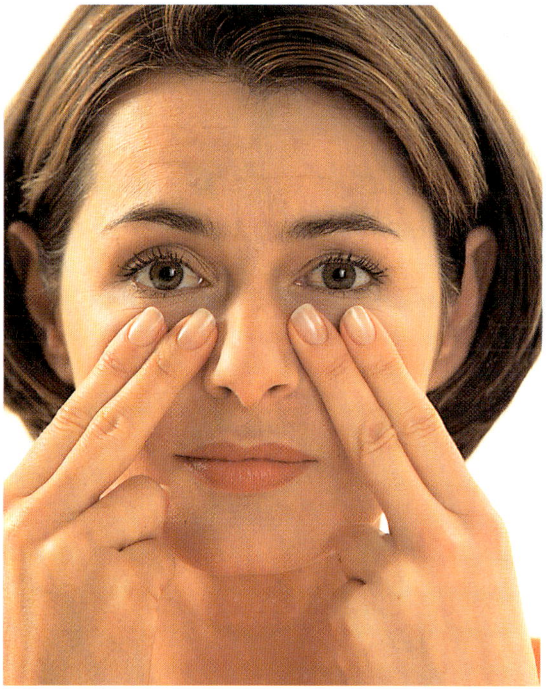

Drachenmaultechnik

Das »Drachenmaul« ist eine Abwandlung der Greiftechnik und eignet sich besonders gut für Behandlungen unmittelbar über dem Knie, auf dem Hinterkopf sowie an den Unterarmen.

- Spreizen Sie Daumen und Zeigefinger voneinander ab, so dass sich ein stumpfwinkliges »V« bildet.
- Üben Sie nun Druck durch dieses »V« aus, das wie ein »Drachenmaul« die zu behandelnde Körperstelle umschließen soll. Der Druck ruht dabei überwiegend auf dem Zeigefingergelenk.

SHIATSU MIT ELLENBOGEN, KNIEN UND FÜSSEN

Es gibt drei gute Gründe, um die oben genannten Körperteile zum Shiatsu einzusetzen. Zum Ersten können Daumen und Finger leicht ermüden, zum Zweiten bieten sich Ellenbogen, Knie und Füße für die Arbeit bei besonders kräftigen Menschen oder Körperteilen an und zum Dritten eignen sich diese hervorragend zur Behandlung schmerzhafter, weil verspannter und steifer Muskeln.

Statt der Ellenbogen, Knie oder Füße können Sie auch die Handballen einsetzen – weniger gebräuchlich, aber auch effektiv.

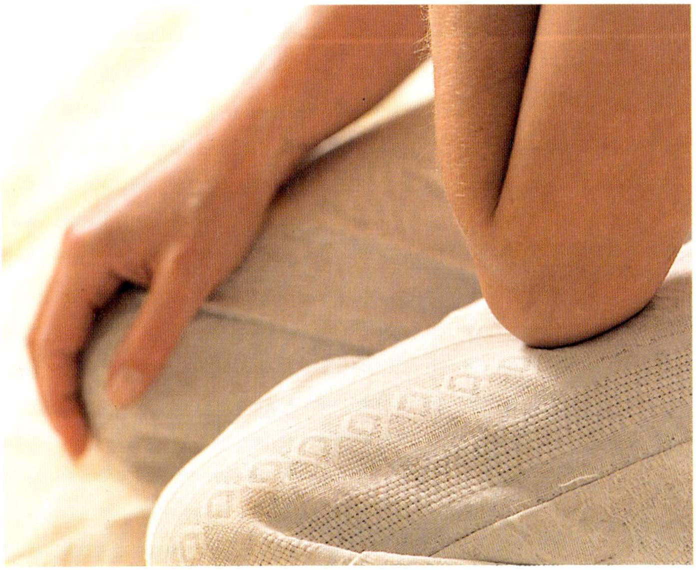

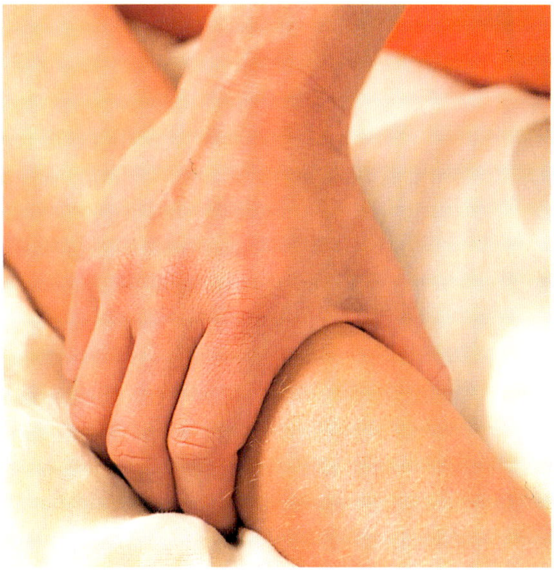

Der Druck bei der Drachenmaultechnik wird nur von Daumen und Zeigefinger ausgeübt.

Shiatsu mit Ellenbogen, Knien und Füßen eignet sich aus nahe liegenden Gründen nicht zur Selbstbehandlung – es sei denn, Sie besitzen die Beweglichkeit eines Yogi ...

Ellenbogen

Der Ellenbogen und der benachbarte Bereich des Unterarms können dazu benutzt werden, starken Druck auf den Rücken, die Hüften und die Füße auszuüben. Auch an Schultern, Po sowie Unter- und Oberschenkeln kann die Ellenbogentechnik angewandt werden. Mit den Ellenbogen können hohe Kräfte freigesetzt werden, der Einsatz empfiehlt sich also eher für Geübte.

- Bevor Sie beginnen, sollten Sie mit Ihren Fingern den Bereich, an dem Sie Shiatsu geben wollen, vorsichtig abtasten, um sich über den Energiezustand zu informieren. Das ist deshalb empfehlenswert, weil die Ellenbogen wesentlich weniger sensibel sind als die Hände.
- Legen Sie dann den Ellenbogen bequem auf. Dabei sollten Unter- und Oberarm einen weiten Win-

kel beschreiben; denn wenn der Ellenbogen weniger stark gebeugt ist, lässt sich ein angenehmerer Druck erzeugen, den man darüber hinaus durch Veränderungen des Winkels zwischen Ober- und Unterarm variieren kann.

Knie

Die Knietechnik, die vor allem an den Oberschenkeln angewendet wird, erfordert einen guten Gleichgewichtssinn und einen entspannten Körper. Da man durch die Knie sehr kräftigen Druck erzeugen kann, sollte man diese Technik nur mit höchster Vorsicht einsetzen.

- Tasten Sie wieder zuerst mit Ihren Fingern den zu behandelnden Bereich ab.
- Dann stützen Sie sich bequem auf alle Viere ab und platzieren ein Knie auf der betreffenden Körperstelle. Die Hände sollten auf dem Körper des Partners liegen.
- Bringen Sie nun das Knie in die endgültige Position, und verlagern Sie langsam Ihr Gewicht darauf. Der Partner sollte einen angenehmen Druck verspüren.

Stützen Sie sich bei der Arbeit mit den Knien möglichst gut ab, damit Sie – falls nötig – diese sofort zurückziehen können und Ihrem Partner keine Schmerzen zufügen.

Füße

Auch die Füße sind im Shiatsu ein beliebtes Instrument, da sie die Massage um ein erdendes Element bereichern. Die Füße können auf zweierlei Arten eingesetzt werden: Entweder Sie stehen auf den Füßen des Partners, oder aber Sie nutzen sie, um Jitsu-Bereiche an den Armen und Beinen zu zerstreuen.

- Stellen Sie sich entweder mit den Fersen oder mit den Fußballen auf die Füße Ihres Partners. Ein Teil der Füße muss dabei noch Bodenkontakt haben.
- Verlagern Sie nun Ihr Körpergewicht zunehmend auf die Füße Ihres Partners, und wechseln Sie das Gewicht dabei auch von einer Seite auf die andere, um wohl tuende Positionen auszumachen.
- Zum Sedieren von Jitsu-Bereichen stellen Sie einen Fuß auf das zu behandelnde Glied (Arm oder Bein) leicht auf. Durch schnelles Schütteln des Fußes, verbunden mit leichtem Druck, lassen sich die Spannungszustände gut auflösen.

Wenn Sie Ihre Füße im Shiatsu häufig einsetzen möchten, sollten Sie so viel wie möglich barfuß laufen, um die erdhafte Qualität der Füße noch zu verstärken.

Die Knietechnik ist – vor allem für ungeübte Anwender – nur mit größter Vorsicht einzusetzen, da man hiermit enormen Druck ausüben kann.

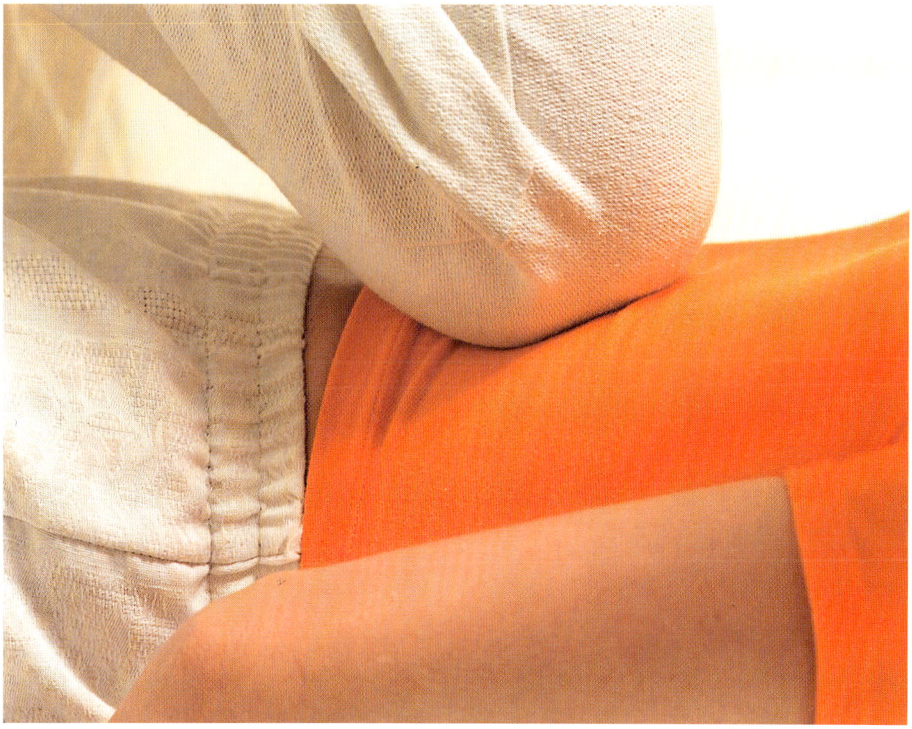

Shiatsu richtig angewandt

Nachdem Sie nun in die Geheimnisse der verschiedenen Drucktechniken eingeführt worden sind, geht es an die praktische Umsetzung des Gelesenen. Nun mag es sein, dass Sie sich fragen: Welche Drucktechnik soll ich verwenden – Handflächen oder Daumen? Oder aber, Sie fühlen sich vollkommen erschlagen von der Vielfalt der Shiatsutechniken (es waren übrigens bei weitem noch nicht alle ...) und vor allem davon, was dabei alles zu beachten ist, dass Ihnen nun das ganze Shiatsu viel zu kompliziert erscheint. Doch genau dies ist nicht der Fall: Bei der japanischen Heilmassage geht es sicherlich um bestimmte Techniken, doch sollen und dürfen diese nicht im Vordergrund stehen. Machen Sie sich beim Shiatsu niemals von bestimmten Anwendungsweisen abhängig. Versuchen Sie vielmehr zu erspüren, wie die Energie in Ihnen fließt. Denn erst dann vermag jedwede Druck- und Massagetechnik ihren wohltuenden Zweck zu erfüllen, einerlei ob diese mit den Handflächen, den Fingerkuppen, senkrecht oder kreisend ausgeführt wird. Das Wichtigste ist, dass Ihnen oder Ihrem Partner die Berührung und der Druck, den Sie mit Ihrem Körpergewicht ausüben, zu jeder Zeit angenehm und wohltuend sind.

Mit der wichtigste Aspekt, um in den vollen Genuss der wohl tuenden Wirkungen des Shiatsu zu kommen, ist seine regelmäßige Anwendung.

Die Schädelbasisübung entspannt und fördert die Konzentration. Der richtige Punkt liegt am oberen Ende des Nackens.

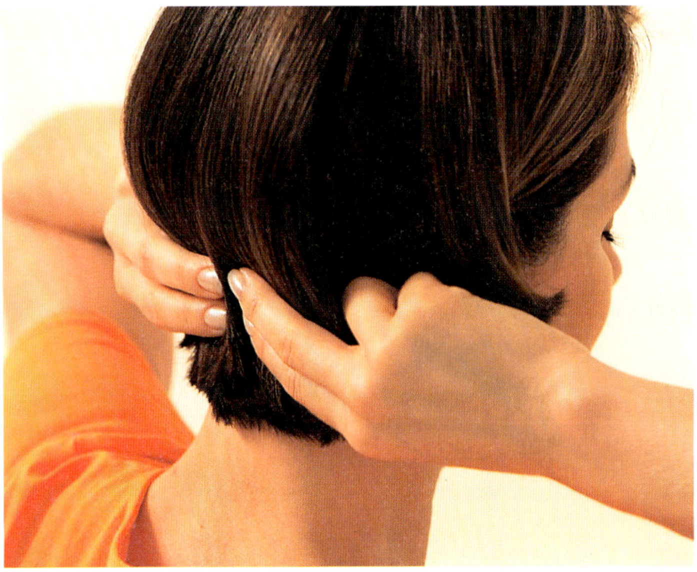

DIE KOMPLETTE SELBSTBEHANDLUNG

Das folgende Programm für ein Selbstshiatsu am ganzen Körper sollten Sie möglichst 3- bis 4-mal pro Woche durchführen. Die gesamte Übungsreihe beansprucht 15 bis 20 Minuten und ist an keinen bestimmten Ort gebunden: Sie können Sie im Sitzen absolvieren – entweder auf einem Stuhl oder auf dem Boden. Die Behandlung auf einem Stuhl hat den Vorteil, dass Sie die Beine dabei besser entspannen können. Falls Sie sicher sein können, bei der Behandlung nicht gestört zu werden, sollten Sie sich soweit entkleiden, wie es Ihnen angenehm ist. Bevor Sie starten, lesen Sie noch einmal die Hinweise im Kapitel »Das 1×1 des Shiatsu« sowie die Beschreibung der Drucktechniken (siehe Seite 104ff.) durch. Dann setzen Sie sich entspannt hin, Ihr Gewicht sollte dabei auf dem Po ruhen und der Rücken gerade sein.

Schädelbasis

- Fassen Sie mit beiden Händen an den Hinterkopf zum Schädelansatz, und ertasten Sie mit Zeige- und Mittelfinger beider Hände die leichte Einkerbung am oberen Ende des Nackens, knapp unter der Schädelbasis. Dieser Punkt ist in der japanischen und der chinesischen Heilkunde als »Stumme Pforte« bekannt.
- Drücken Sie dann mit Zeige- und Mittelfingern beider Hände tief in diese Einkerbung. Nach 3 Se-

kunden machen Sie eine kleine »Druckpause« und wiederholen den Druck noch 2-mal für jeweils 3 Sekunden; Pause nicht vergessen.

Halsmuskeln

Für das Shiatsu an Nacken und Schultern empfiehlt es sich, zuvor ein mit warmem Wasser getränktes Handtuch um den Hals zu legen, um etwaige Verspannungen der Muskeln in diesem Bereich zu lösen.

- Legen Sie die Finger Ihrer beiden Hände an die großen Muskelstränge, die im Nacken von den Schultern zum Schädel hinaufziehen.
- Den Zeige- und Mittelfinger der linken Hand legen Sie an das obere Ende des linken Muskelstranges – dort, wo er in den Schädel übergeht –, den Zeige- und Mittelfinger der rechten Hand an das obere Ende des rechten Stranges. Diese Muskeln werden übrigens »Säulen des Himmels« genannt und spielen gemeinsam mit der »Stummen Pforte« eine wichtige Rolle bei der Durchblutung des Gehirns.
- Drücken Sie nun gleichzeitig beide Punkte für 3 Sekunden.
- Nach einer kurzen Pause gehen Sie mit den Fingern auf den Muskelsträngen etwa 2 Fingerbreit tiefer und drücken dort wieder gleichzeitig für 3 Sekunden.
- Machen Sie wiederum kurz Pause, und arbeiten Sie sich jeweils im Abstand von 2 Fingerbreit und bei intensivem Druck die Muskeln hinab. Die letzten Druckpunkte liegen dort, wo die Muskelstränge in die Schultern übergehen.

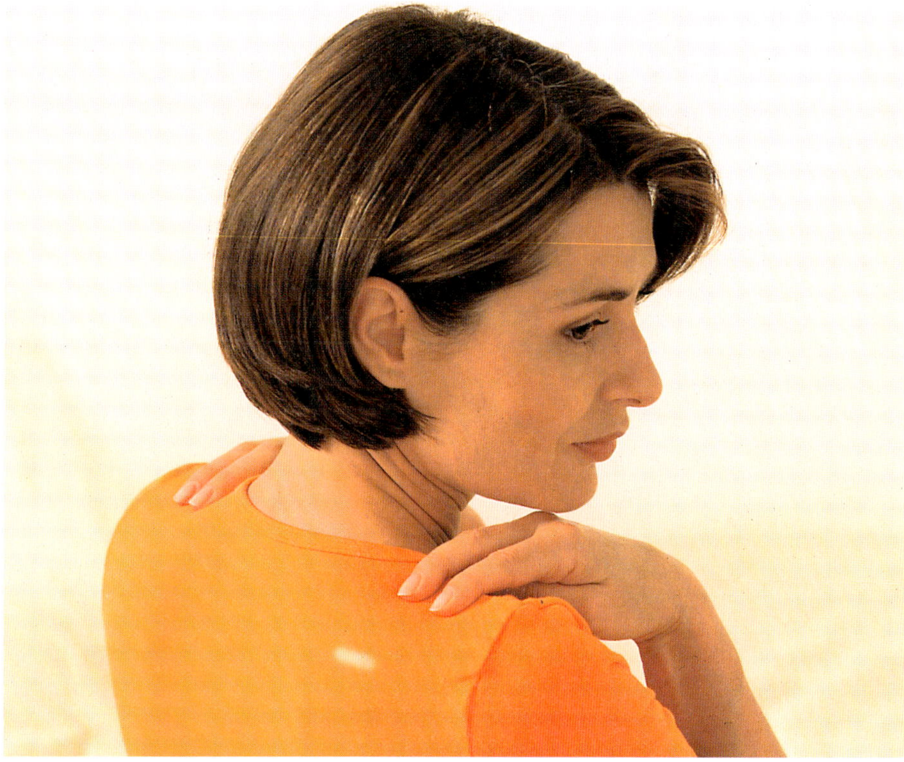

Die Halsmuskelübung erfordert eine gewisse Gelenkigkeit der Arme. Im Abstand von drei Sekunden wandern Sie vom Hals in Richtung Schultern.

Kopfoberseite

- Legen Sie die gekrümmten Mittelfinger beider Hände auf den Mittelpunkt Ihres Scheitels. Zeige- und Ringfinger platzieren Sie jeweils 2 Fingerbreit davor und dahinter.
- Drücken Sie nun gleichzeitig maßvoll alle 3 Punkte 3 Sekunden lang.
- Nach einer kurzen Pause nehmen Sie die Hände auseinander und legen Zeige-, Mittel- und Ringfinger jeweils 2 Fingerbreit entfernt in Richtung Ohren auf – und zwar parallel zu den ersten Punkten. Drücken Sie wieder gleichzeitig und mäßig für 3 Sekunden.
- Machen Sie noch einmal eine kurze Pause, und wandern Sie dann mit den Fingern erneut jeweils 2 Fingerbreit zu den Ohren hin, und drücken Sie wieder für 3 Sekunden.

Schultern

• Ertasten Sie mit Zeige- und Mittelfinger der linken Hand einen Punkt auf Ihrer rechten Schulter auf halber Strecke zwischen Haaransatz und Schulterrand, etwas hinter dem zentralen Schultermuskel. Durch mehrfaches »Probedrücken« lässt er sich gut finden: Sobald Sie die druckempfindlichste Stelle aufgespürt haben, sind Sie am Ziel.

• Drücken Sie diesen Punkt, der »Quell der Schulter« genannt wird, mit Zeige- und Mittelfinger für 3 Sekunden.

• Nach einer kurzen Pause wiederholen Sie den intensiven Druck noch 2-mal für jeweils 3 Sekunden.

• Danach kommt die linke Schulter an die Reihe; nunmehr natürlich mit der rechten Hand.

Oberer Rücken

• Greifen Sie zunächst mit der linken Hand über die rechte Schulter. Berühren Sie mit Zeige-, Mittel- und Ringfinger Ihre Wirbelsäule.

• Sitzen Sie möglichst aufrecht, und strecken Sie den Arm, um so weit wie möglich nach unten zu reichen.

• Legen Sie nun Zeige-, Mittel- und Ringfinger auf einen Punkt, der 1 Fingerbreit rechts vom Rückgrat liegt, und drücken Sie ihn tief für 3 Sekunden.

• Im Anschluss gehen Sie nach einer kurzen Pause 2 Fingerbreit nach oben in Richtung Schulter und wiederholen den tiefen Druck für 3 Sekunden.

• Gehen Sie nun jeweils im Abstand von 2 Fingerbreit auf dieser Linie weiter nach oben, und drücken Sie jeden Punkt jeweils 3 Sekunden lang. Denken Sie auch an die kurzen Pausen zwischendurch.

• Der letzte Punkt liegt 3 Fingerbreit vom Rückgrat auf der Schulter.

• Sobald Sie an dieser Stelle angelangt sind, wechseln Sie die Hand und massieren den rechten oberen Rückenbereich.

Unterer Rücken

• Beugen Sie sich leicht nach vorne. Die Fingerspitzen beider Hände platzieren Sie über dem Hüftknochen, die Daumen ruhen jeweils 3 Fingerbreit von der Wirbelsäule entfernt auf der Taille und weisen in Richtung Wirbelsäule.

Die Übung für den oberen Rücken. Je weiter unten Sie beginnen können, desto besser.

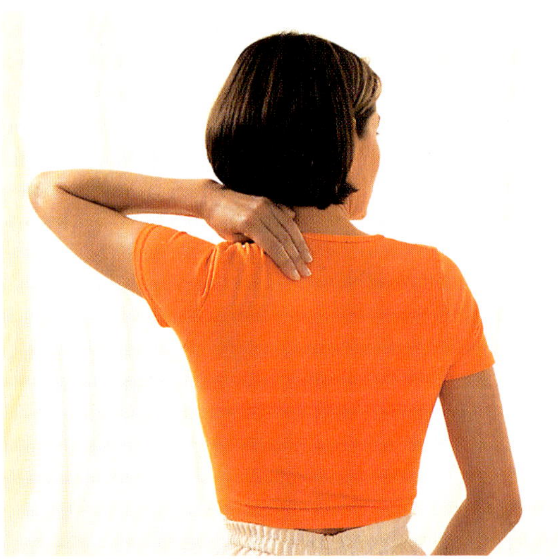

Weniger beweglich müssen Sie für die Übung für den unteren Rücken sein.

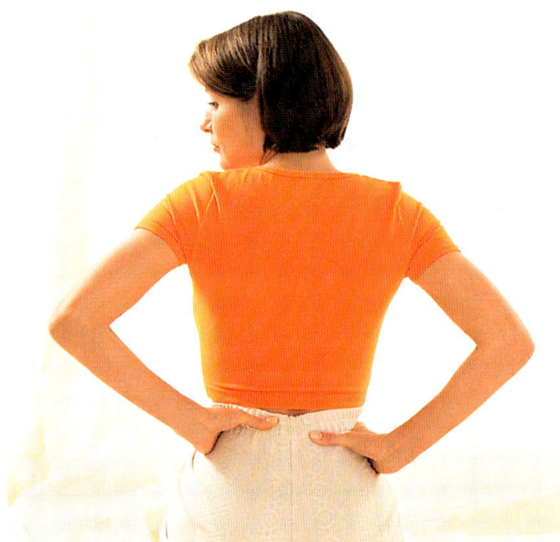

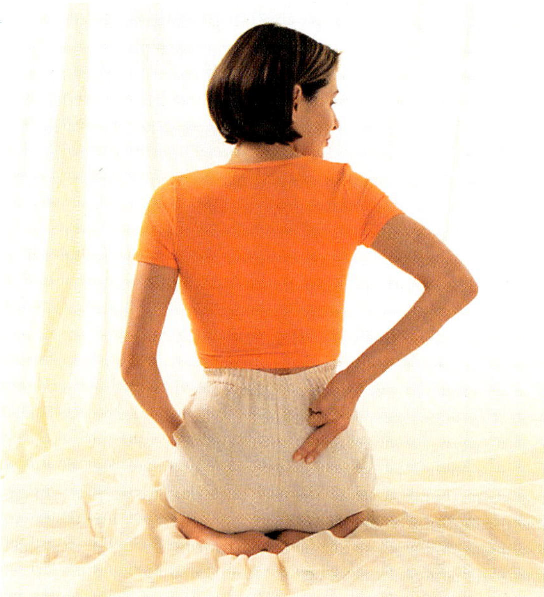

Den Ausgangspunkt für die Lendenübung suchen Sie am besten stehend. Im Sitzen geht es aber auch.

- Drücken Sie nun mit den Daumen jeweils 3 Sekunden lang tief.
- Machen Sie eine kurze Pause, und wiederholen Sie den Druck für wieder 3 Sekunden.
- Dann rücken Sie mit den beiden Daumen jeweils 3 Fingerbreit nach außen und drücken wieder für 3 Sekunden. Kurze Pause.
- Nochmals 3 Fingerbreit nach außen wandern und wieder für 3 Sekunden tief drücken.

Lenden- und Pobereich

- Stehen Sie auf, und ertasten Sie mit einer Hand das Steißbein, also das Ende der Wirbelsäule.
- Drücken Sie diese Stelle mit Zeige- und Mittelfingern beider Hände 2 Sekunden lang mit mäßiger Kraft.
- Nach kleiner Pause wandern Sie 2 Fingerbreit nach oben und drücken wieder für 2 Sekunden.
- Auf diese Weise rücken Sie jeweils im Abstand von 2 Fingerbreiten nach oben vor, bis Sie auf der Höhe der Taille angelangt sind.

Stirn

- Bei der Behandlung der Stirn wandern Sie von deren Mitte aus in Richtung Schläfen.
- Legen Sie die Zeigefingerkuppen beider Hände direkt unter den Haaransatz auf der Stirnmitte. Die Kuppen der Mittelfinger platzieren Sie darunter und die Ringfinger knapp über dem Raum zwischen den Augenbrauen.
- Üben Sie nun für 3 Sekunden mäßigen Druck mit allen Fingern zugleich aus. Nach jeweils einer kurzen Pause 2-mal wiederholen.
- Anschließend nehmen Sie die Fingerkuppen etwas auseinander und legen sie auf die beiden Linien, die von der Mitte der Augenbrauen hinauf zum Haaransatz führen. Drücken Sie die 3 Punkte dieser Linien mit Zeige-, Mittel- und Ringfinger beider Hände wieder für 3 Sekunden. Nach jeweils einer kurzen Pause noch 2-mal wiederholen.
- Legen Sie die Finger nun auf die Linien vom Ende der Augenbrauen hinauf zum Haaransatz, und gehen Sie wie gehabt vor.
- Zum Abschluss drücken Sie mit dem Daumen einer Hand für 3 Sekunden fest in die Vertiefung über der Nasenwurzel.

Für die Stirnübung wird die Dreifingertechnik eingesetzt. Sie beginnen in der Mitte und wandern dann nach außen.

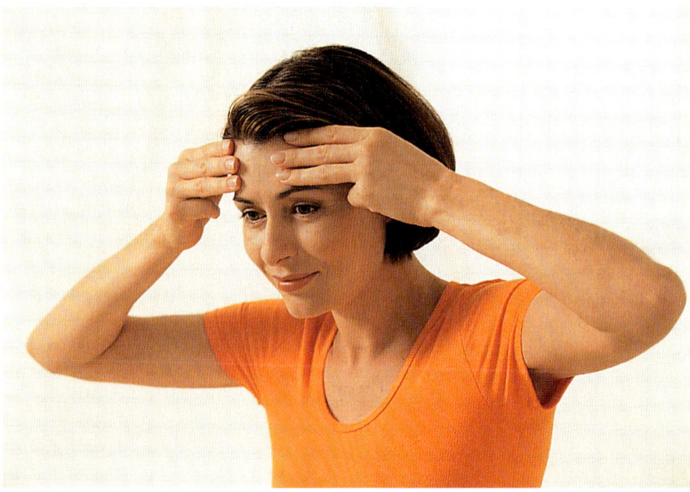

Augen

- Drücken Sie die Punkte des rechten Auges, die sich jeweils am Innenrand der Augenhöhlen befinden, mit den Fingern der rechten Hand; die des linken Auges mit den Fingern der linken Hand. Es werden beide Augen zugleich behandelt.
- Schließen Sie die Augen.
- Spreizen Sie Zeige-, Mittel- und Ringfinger, und legen Sie deren Kuppen an den oberen Innenrand der Augenhöhlen. Der Ringfinger beider Hände sollte dabei möglichst nahe an der Nase liegen.
- Während sie ganz sanft auf den Augenlidern ruhen, drücken Sie die Fingerkuppen 3 Sekunden lang leicht nach oben gegen den Innenrand der Augenhöhlen.
- Danach legen Sie die Fingerkuppen etwas tiefer auf die geschlossenen Lider und drücken wieder sanft für 3 Sekunden.
- Nach einer kleinen Pause krümmen Sie nun die Finger leicht und drücken mit den Kuppen wieder für 3 Sekunden lang sanft gegen den unteren Innenrand der Augenhöhlen.

Sollten Sie Kontaktlinsen tragen, müssen Sie diese für das Augenshiatsu herausnehmen.

Wangen

- Die Behandlung der Shiatsupunkte an den Wangen erfolgt mit nebeneinander gelegten Zeige- und Mittelfingern; rechts und links gleichzeitig.
- Drücken Sie als erstes für 3 Sekunden lang rechts und links gegen den Außenrand der Nase, knapp neben dem Nasenrücken.
- Nach einer kurzen Pause legen Sie die Fingerkuppen 1 Fingerbreit nach weiter außen, wo sich das Jochbein abflacht, und drücken hier wieder auf jeder Seite 3 Sekunden lang.
- Nach weiteren Pausen jeweils 2 Fingerbreit bis zuletzt ganz nach außen rücken, und dort für 3 Sekunden mäßig drücken.

Hals

- Legen Sie Mittel-, Ring- und kleine Finger beider Hände auf den Bereich unmittelbar vor den Ohren. Die Zeigefinger platzieren Sie jeweils hinter den Ohren und die Daumen stützend an die Halsseite.
- Drücken Sie nun die Hände leicht zusammen, und massieren Sie 3 Sekunden lang die Ohren zwischen Mittel- und Zeigefingern.
- Anschließend legen Sie die Fingerkuppen beider Hände direkt unter Ihr Kinn und drücken mit den Kuppen 3 Sekunden lang sanft nach oben. Sollten Ihnen dabei die Mandeln Schmerzen bereiten, verringern Sie den Druck.
- Nach einer kurzen Pause legen Sie den Daumen einer Hand seitlich unter dem Kinn an den Hals und die Fingerkuppen so, dass sie zum Ohr weisen. Mit der anderen Hand unterstützen Sie Ihr Handgelenk. Massieren Sie jeweils in kleinen Schritten den Hals hinunter.

So wird die Augenübung richtig durchgeführt: Mit drei Fingern pressen Sie zuerst die obere, danach die untere Wandung der Augenhöhlen.

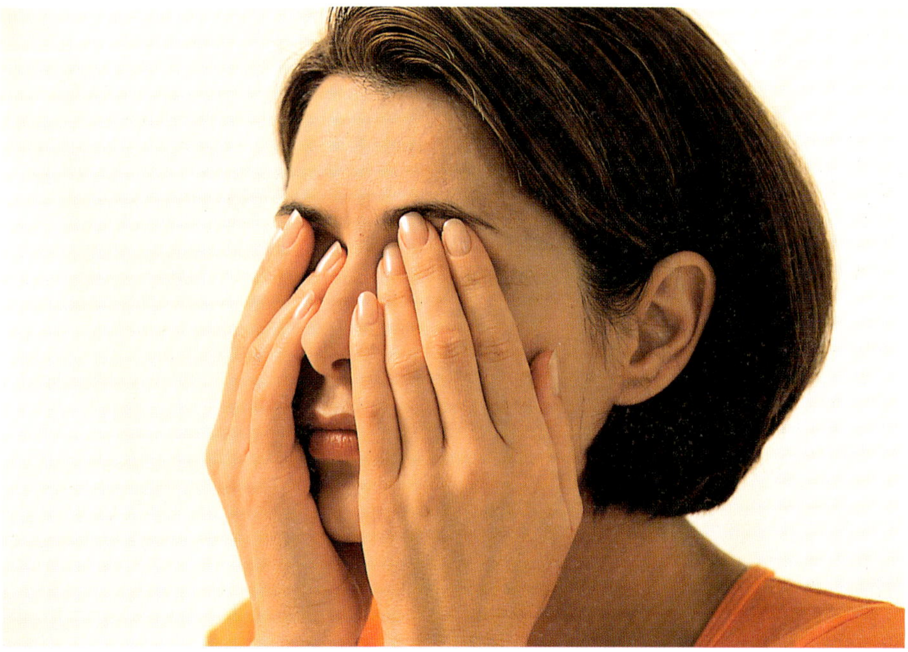

Beine

- Setzen Sie sich im Fersensitz (der Po ruht auf den Fersen) auf den Boden, und legen Sie einen Ellenbogen auf die Mitte des Oberschenkels.
- Geben Sie sich nun auf den Oberseiten der Schenkel Ellenbogenshiatsu (siehe Seite 114f.).
- Wechseln Sie danach in den Schneidersitz über, und geben Sie sich wieder Ellenbogenshiatsu; diesmal an den Schenkelinnenseiten. Statt des Ellenbogens können Sie auch die Handflächen beider Hände verwenden.
- Legen Sie die Daumen beider Hände am Unterschenkel hinten auf den Wadenmuskel und die Fingerkuppen beider Hände rechts und links vom Schienbein auf die Vorderseite. Üben Sie nun für 3 Sekunden hinten und vorne etwa gleich starken Druck aus.
- Danach kommt das andere Bein an die Reihe.

Bei der Fußübung werden zunächst die Fußoberseite, dann die Zehen einzeln massiert.

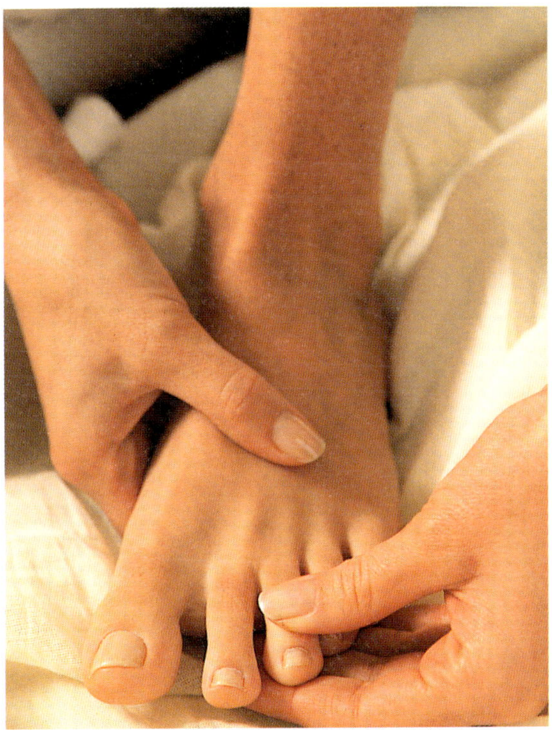

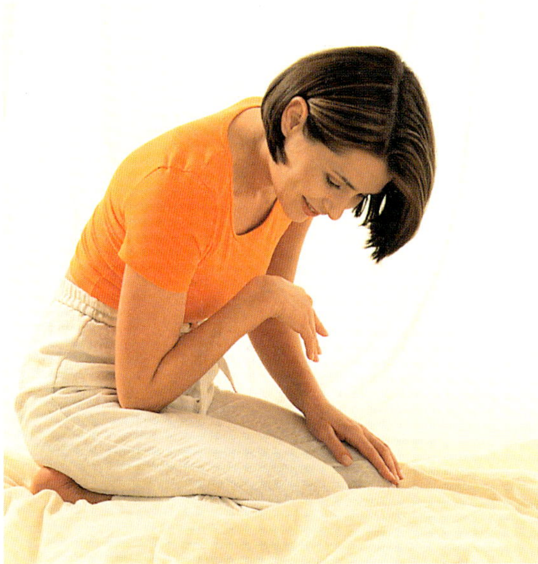

Bei der Beinübung können Sie die Ellenbogen in der Selbstbehandlung einsetzen.

Füße

- Stellen Sie den Fuß aufrecht auf die Ferse, und umfassen Sie stützend die Sohle mit den 4 Fingern jeder Hand.
- Die Daumen drücken zunächst einige Sekunden lang die Fußoberseite (den Rist).
- Im Anschluss daran gehen Sie zu den einzelnen Zehen über, die Sie jeweils am Grundgelenk mit der Kreistechnik (siehe Seite 111) massieren.
- Danach massieren Sie Ihre beiden Fußsohlen mit der Daumentechnik (siehe Seite 111f.).
- Legen Sie den rechten Daumen hinter den rechten Knöchel in die Vertiefung zwischen Knöchel und Achillessehne; den linken Daumen an die entsprechende Stelle hinter dem linken Knöchel. Die 4 Finger umschließen den Spann des Fußes. Drücken Sie mit beiden Daumen für 3 Sekunden lang mit mäßiger Kraft, und wiederholen Sie dies nach einer kleinen Pause wieder.
- Zum Abschluss lassen Sie die Füße von den Knöcheln ausgehend kreisen. Das gilt in Japan als Mittel für Langlebigkeit und zur Verjüngung.

Arme

- Drücken Sie den Daumen der linken Hand 2 Sekunden lang fest in die Achselhöhle des rechten Arms. Gleichzeitig pressen Sie die Finger auf die Schulter.
- Nun rücken Sie entlang der Linie, die der Armmuskel auf dem Knochen beschreibt, 3 Fingerbreit in Richtung Ellenbogen und drücken wieder 3 Sekunden lang fest mit Daumen und Fingerkuppen. Legen Sie eine kurze Pause ein.
- Auf diese Weise arbeiten Sie sich im Abstand von je 3 Fingerbreit zum Ellenbogen vor; nach jeder Druckphase kommt eine kurze Pause. Der letzte Tsubo liegt knapp über dem Ellenbogengelenk.

Alternativ zu der hier beschriebenen Behandlung der Arme können Sie auch mit der Greiftechnik arbeiten. Das Gleiche gilt für die Beine. Probieren Sie aus, was Ihnen am angenehmsten ist.

- Nun wechseln Sie auf den linken Arm über und drücken den Daumen der rechten Hand tief in die Achselhöhle. Den restlichen Oberarm bearbeiten Sie genauso wie den rechten.
- Drehen Sie dann den rechten Arm auswärts, und legen Sie den linken Daumen in die Beuge des Ellenbogens. Mit den Fingern greifen Sie über den Ellenbogen zur Außenseite des Arms und drücken fest mit Daumen und Fingerkuppen 3 Sekunden lang.
- Nach einer Pause rücken Sie 3 Fingerbreit in Richtung Handgelenk vor. Der Daumen bleibt dabei auf der Innenseite des Arms, die Fingerkuppen auf der Außenseite. Wieder 3 Sekunden lang fest mit Daumen und Fingern drücken. Auf diese Weise geht es weiter bis zum Handgelenk.
- Wiederholen Sie diese Behandlung am linken Unterarm.

Shiatsu am Unterarm: Greifen Sie mit den Fingern über den Arm an dessen Unterseite.

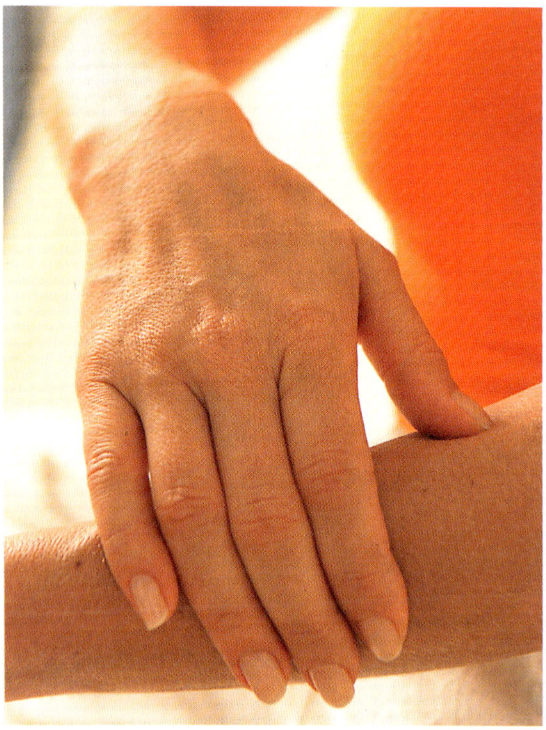

Die Behandlung der Hände geschieht durch Druck auf die Zwischenräume der Fingersehnen.

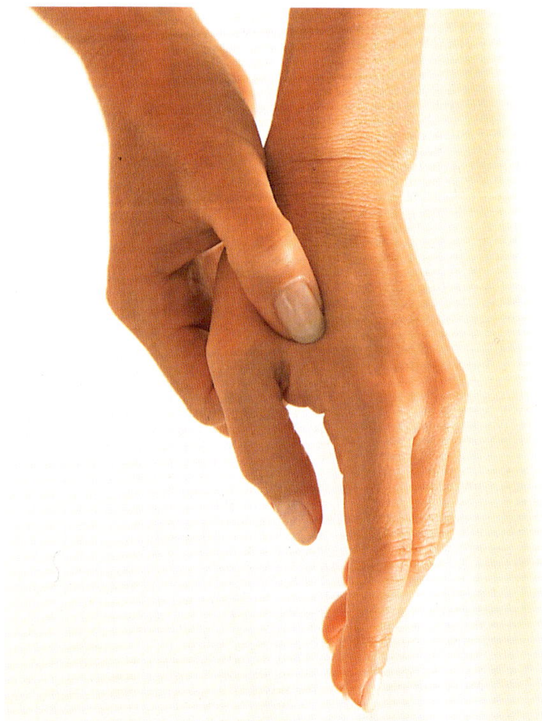

Hände

- Spreizen Sie die Finger der rechten Hand; die Handoberfläche zeigt nach außen. Die Druckpunkte befinden sich zwischen den vom Handgelenk zu den Fingerknöcheln laufenden Sehnen.
- Legen Sie den linken Daumen an die Stelle, an der die Daumenwurzel in die Hand übergeht; der linke Zeigefinger liegt genau gegenüber auf der anderen Seite des Daumens. Drücken Sie nun Daumen und Zeigefinger der linken Hand 3 Sekunden lang fest zusammen.
- Nun legen Sie den linken Daumen in die Vertiefung zwischen Zeige- und Mittelfingersehne; den linken Zeigefinger platzieren Sie genau gegenüber auf der Innenseite der Hand. Pressen Sie Daumen und Zeigefinger der linken Hand wieder für 3 Sekunden fest zusammen.
- Auf die Weise behandeln Sie alle anderen Sehnenzwischenräume und gehen anschließend zu den Druckpunkten auf der linken Hand über, denen Sie mit dem rechten Daumen Shiatsu geben.

Finger

- Spreizen Sie die Finger der rechten Hand. Mit dem linken Daumen und Zeigefinger drücken Sie alle Finger sowie den Daumen jeweils zwischen den Gelenken; erst seitlich, dann oben und unten.
- Anschließend wechseln Sie auf die linke Hand über und massieren diese auf die gleiche Weise.
- Zum Abschluss lassen Sie beide Hände, von den Handgelenken ausgehend, locker kreisen und schütteln sie aus.

Zum Abschluss entspannen

Das Ganzkörpershiatsu zur Selbstanwendung ist nun abgeschlossen. Um den Erfolg Ihrer Bemühungen noch zu steigern, sollten Sie sich nach den Übungen entspannen.

- Legen Sie sich mit nach rückwärts gestreckten Armen flach auf den Rücken. Die Zehen strecken Sie nach vorn.
- Bleiben Sie so für einige Minuten liegen, entspannen Sie sich, und atmen Sie dabei tief durch die Nase ein und aus. Dann stehen Sie langsam auf.

Für den ersten Moment fühlen Sie sich unter Umständen etwas benommen, das ist jedoch vollkommen normal. Bald danach aber werden Sie Ihre Energie im ganzen Körper fließen spüren und verstehen, warum Shiatsu von allen, die damit zu tun haben, als Mittel gepriesen wird, Ausgeglichenheit und neue Kraft zu erlangen.

Die Entspannung zum Abschluss Ihres Shiatsuprogramms ist genauso wichtig wie die zu Beginn. Zuvor schütteln Sie die Hände aus – sie haben ihre Arbeit getan.

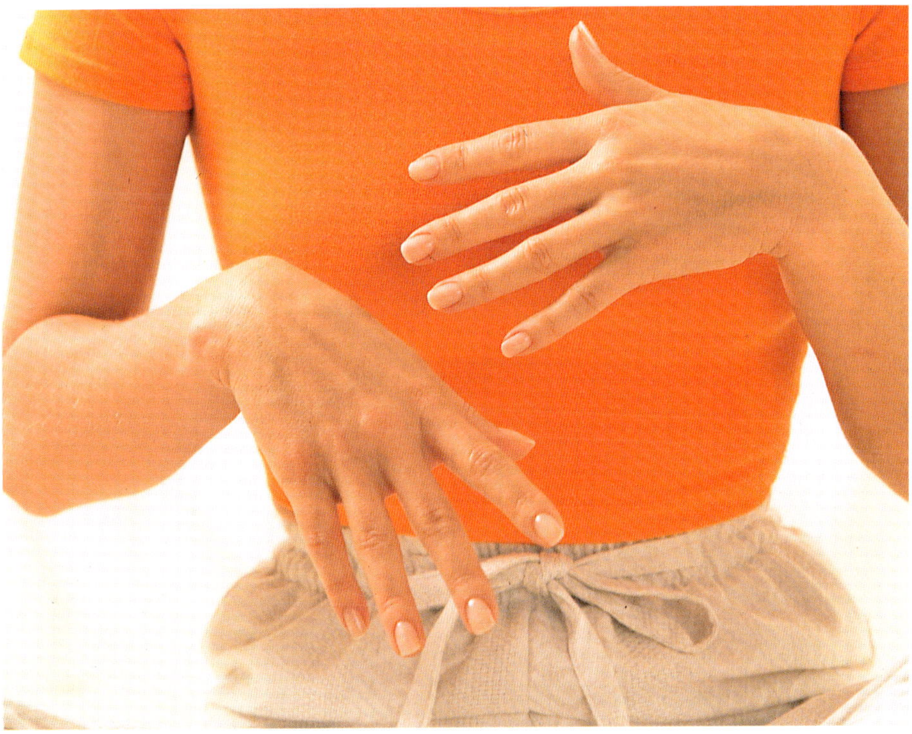

ÜBUNGEN FÜR DIE MERIDIANE

Die folgenden Übungen dienen dazu, den Energiezustand der Meridiane (siehe Seite 27ff.) kennen zu lernen sowie etwaige Störungen im Energiefluss aufzuspüren und zu beseitigen. Dabei handelt es sich nicht um Fitness- oder Gymnastikübungen – hier sollen nicht Ihre Muskeln trainiert, sondern Ihre Sensibilität für Ihren Energiezustand im ganzen Körper geschult werden. Und damit können Sie mehr zu Ihrer Fitness und Gesundheit beitragen als mit vielen ausgeklügelten Trainingsprogrammen.

Die Meridianübungen tragen zugleich dazu bei, dass Ihre Muskeln geschmeidiger und Ihre Gelenke beweglicher werden.

Wenn Sie die nachfolgend beschriebenen Übungen durchführen, sollten Sie nichts erzwingen und nicht mit Anstrengung vorgehen. Sollten Sie eine der Stellungen nicht gleich auf Anhieb einnehmen können, gehen Sie zur nächsten über und probieren es nach einer Weile wieder.
Verharren Sie jeweils kurz in den angegebenen Stellungen. Atmen Sie stets tief durch, und spüren Sie nach, wie die Energie in den entsprechenden Meridianen fließt. Führen Sie die Übungen 1-mal täglich durch.

Wenn Sie bei der Milzmeridianübung den Rücken nicht auf den Boden bringen, können Sie sich mit den Ellenbogen abstützen.

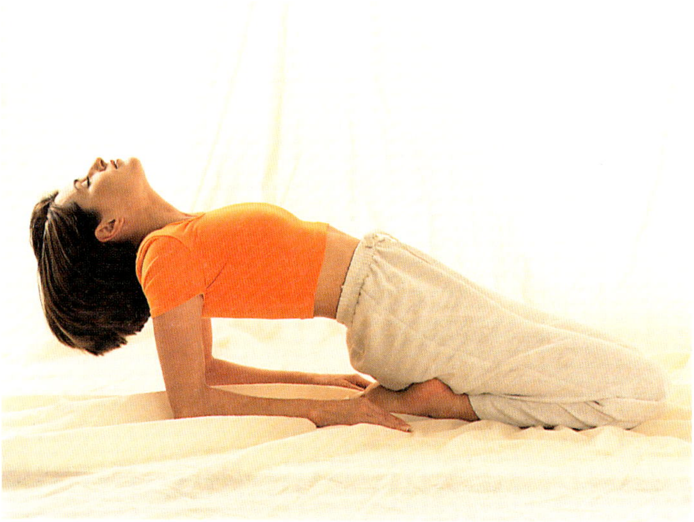

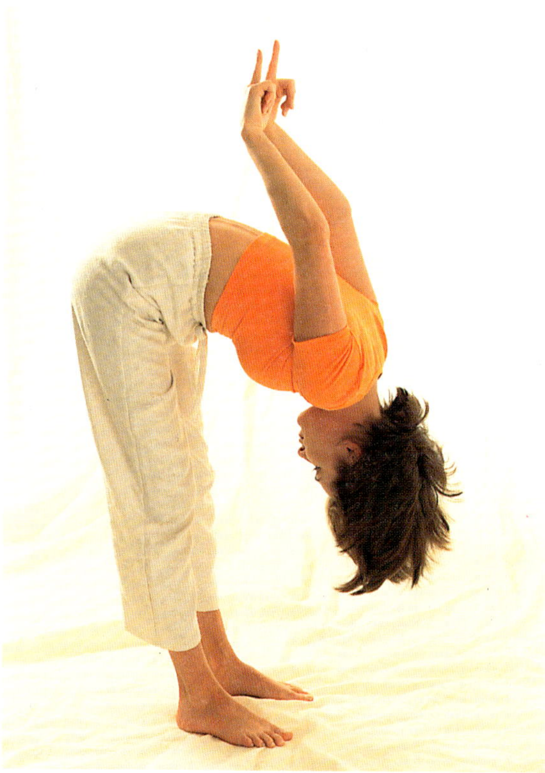

Auch wenn Sie nicht so weit herunterkommen: Atmen Sie tief und ruhig in die Dehnung.

Lungen- und Dickdarmmeridian

- Stellen Sie sich aufrecht hin, und spreizen Sie die Beine auf etwa Schulterbreite.
- Führen Sie Ihre Arme nach hinten, und kreuzen Sie Ihre Hände hinter dem Rücken.
- Dann beugen Sie sich mit dem Oberkörper nach vorn und heben die Hände hoch über den Rücken.

Magen- und Milzmeridian

- Setzen Sie sich im Fersensitz (der Po ruht auf den Fersen) auf den Boden.
- Verschränken Sie Ihre Hände, und heben Sie sie so hoch wie möglich über Ihren Kopf; die Handrücken zeigen dabei nach oben.
- Beugen Sie sich dann langsam nach hinten, bis Ihr Rücken flach auf dem Boden liegt.
- Atmen Sie 2-mal tief durch die Nase ein und aus.

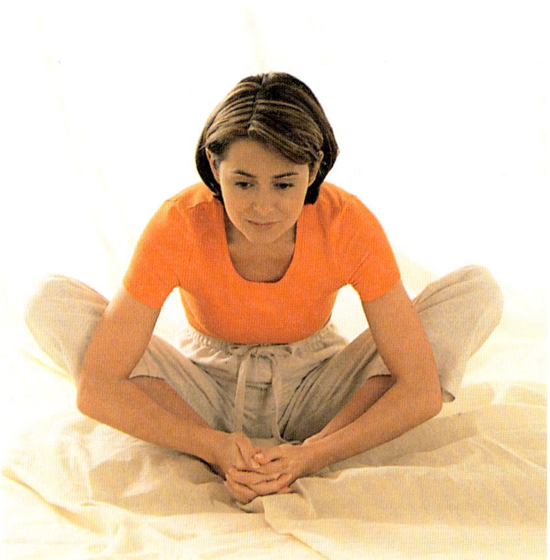

Auch wenn es anfangs schmerzt: Mit der Zeit werden Sie im Beckenbereich deutlich gelenkiger.

Herz- und Dünndarmmeridian

- Setzen Sie sich auf den Boden, und ziehen Sie Ihre Füße so nah wie möglich an den Körper heran. Die Fußsohlen sollten sich dabei berühren.
- Halten Sie mit beiden Händen die Füße fest, und versuchen Sie, Ihren Oberkörper möglichst weit nach vorn zu beugen. Unterarme und Ellenbogen sollten auf den Boden, die Stirn auf den Füßen zu liegen kommen (siehe Foto oben).

Leber- und Gallenblasenmeridian

- Setzen Sie sich mit gespreizten Beinen auf den Boden, die Knie sollten dabei durchgedrückt sein.
- Verschränken Sie die Hände, und beugen Sie den Oberkörper so weit vor, bis Sie mit den Handflächen einen Ihrer Füße berühren können. Die Knie müssen dabei – so weit es geht – durchgestreckt bleiben.
- Bleiben Sie eine Weile in dieser Stellung, atmen Sie mehrmals tief durch, und richten Sie sich dann langsam wieder auf.
- Wiederholen Sie die Übung zur anderen Seite.

Nieren- und Blasenmeridian

- Setzen Sie sich mit ausgestreckten Beinen auf den Boden, und beugen Sie Ihren Oberkörper so weit nach vorn, dass Sie mit Ihren Fingerspitzen die Zehen berühren.
- Nun nehmen Sie den Kopf noch weiter nach unten, bis Sie die Knie mit der Stirn berühren. Verharren Sie einige Sekunden in dieser Streckung, atmen Sie tief durch, und entspannen Sie sich, bevor Sie sich wieder langsam und vorsichtig aufrichten.

Dreifacher-Erwärmer-Meridian

- Setzen Sie sich im Schneidersitz auf den Boden, und kreuzen Sie die Arme, so dass jede Hand auf dem jeweils gegenüberliegenden Knie ruht.
- Nun beugen Sie sich nach vorn, bis Ihr Kopf den Boden berührt. Verweilen Sie in dieser Stellung eine Weile, spüren Sie Ihre Energie, und richten Sie sich dann wieder langsam auf. Wenn es Ihnen dabei gelingt, sich vollkommen zu entspannen, können Sie etwaige Störungen im Energiefluss des Dreifacher-Erwärmer-Meridians deutlich spüren.

Auch bei der Übung für den Dreifachen Erwärmer gilt: Wenn Sie anfangs nicht bis zum Boden kommen, macht das gar nichts …

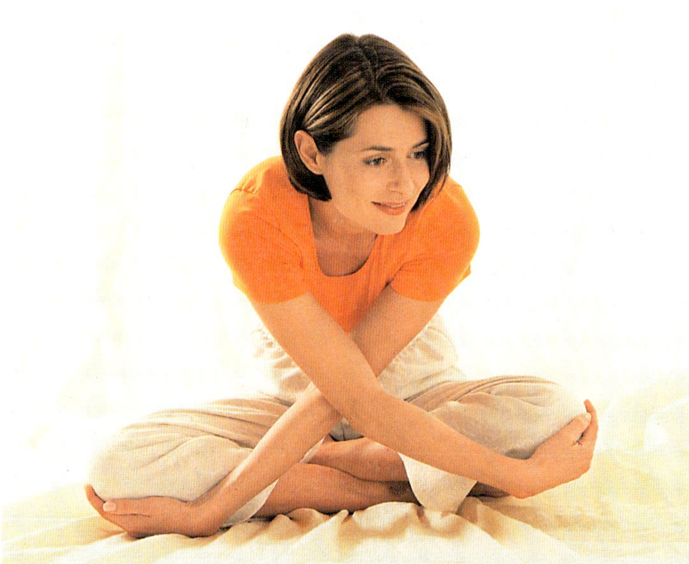

DAS SCHÖNHEITSGEHEIMNIS DER JAPANERINNEN

Die Liebe zur Schönheit ist fest in der japanischen Tradition verwurzelt. Ob ein Zen-Mönch die kostbaren Gärten des Kinkaku-ji-Tempels in Kioto pflegt oder eine Geisha sich schminkt und ihren Kimono anlegt – überall spürt man den alles durchdringenden Geist bewusster Sorgfalt und das allertiefste Geheimnis der Schönheit: den Geist der Meditation und der tiefen Ruhe.

»Nichts ist so schön wie eine Stirn, die heitere Gelassenheit ausstrahlt. Und nichts macht so hässlich, wie hässliche Gefühle.«
JAPANISCHES SPRICHWORT

In den Augen der fernöstlichen Heilkunst spiegelt eine feste, gesunde Haut und ein seidig schimmernder Teint das allgemeine Wohlbefinden wider, und hier im Westen sieht man das nicht anders. Selbst über die besten Schönheitsmittel ist man sich im Morgen- wie im Abendland einig: Ausgeglichenheit, sowohl emotional wie hormonell, ausreichend Schlaf, gute Durchblutung, harmonischer Zusammenklang von Körper, Geist und Seele und ein ausgewogenes Verhältnis zwischen Anspannung und Entspannung.

Schönheit – nicht nur äußerlich

Hier genau setzt die japanische Heilmassage an, indem sie die Meridiane öffnet, die Blutzirkulation im Körper fördert sowie den Energiefluss stimuliert und gegebenenfalls harmonisiert. Shiatsu macht schön: Der zarte Druck regt die Aktivitäten der Hautzellen an, unterstützt deren Stoffwechsel und beschleunigt den Abtransport von Schlacken und Giftstoffen aus dem Hautgewebe. Das Resultat ist eine gesunde, straffe und gut durchblutete Haut, um die man Sie beneiden wird.

Der günstigste Zeitpunkt für die Schönheitspflege mit Shiatsu ist morgens. Versuchen Sie, wenn möglich, das folgende kleine Programm in Ihren Tagesplan zu integrieren, denn regelmäßig angewandt entfalten die Shiatsuübungen die beste Wirkung.

Sie müssen für einen vollständigen Übungsdurchgang etwa zehn Minuten Zeit einplanen – das ist zugegebenermaßen gerade morgens, wenn die Uhr ohnehin schneller tickt als sonst, nicht wenig. Doch für das frühere Aufstehen werden Sie fürstlich entlohnt.

Schönheit ist nur in zweiter Linie eine Frage von Kosmetika und Styling. Immer mehr setzt sich die Auffassung durch, dass sie hauptsächlich von innen kommt.

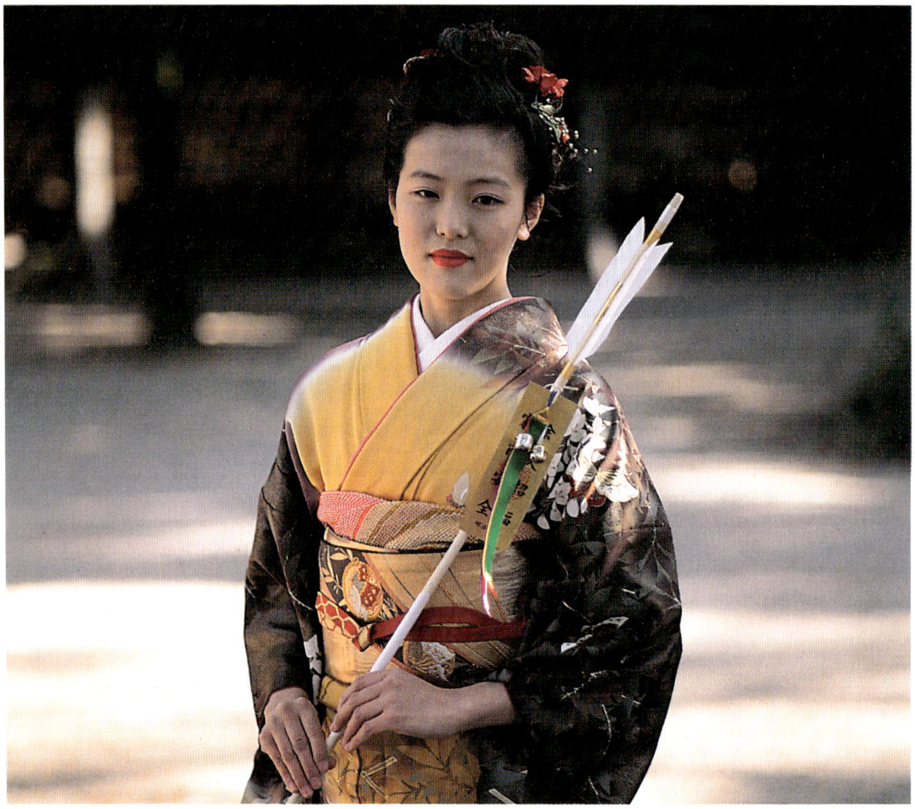

Rücken

- Greifen Sie mit beiden Händen hinter sich, und legen Sie beide Daumen jeweils 3 Fingerbreit von der Wirbelsäule entfernt an den Rücken.
- Drücken Sie die beiden Punkte fest für 3 Sekunden.
- Nach einer kurzen Pause wandern Sie in gerader Linie weiter nach unten in Richtung Taille und wiederholen den tiefen Druck mit beiden Daumen. Machen Sie zwischendurch eine kurz Pause.
- Nun gehen Sie mit den Daumen – ebenfalls in gerader Linie – bis hinunter zur Taille und drücken dort wieder für 3 Sekunden.
- Anschließend wandern Sie erneut hoch zu den ursprünglichen Druckpunkten, legen aber nun Ihre Daumen 5 Fingerbreit von der Wirbelsäule entfernt auf. Wiederholen Sie den ganzen Zyklus, bis Sie zur Taille zurückgekommen sind – dabei die Pausen zwischen den Druckphasen nicht vergessen.

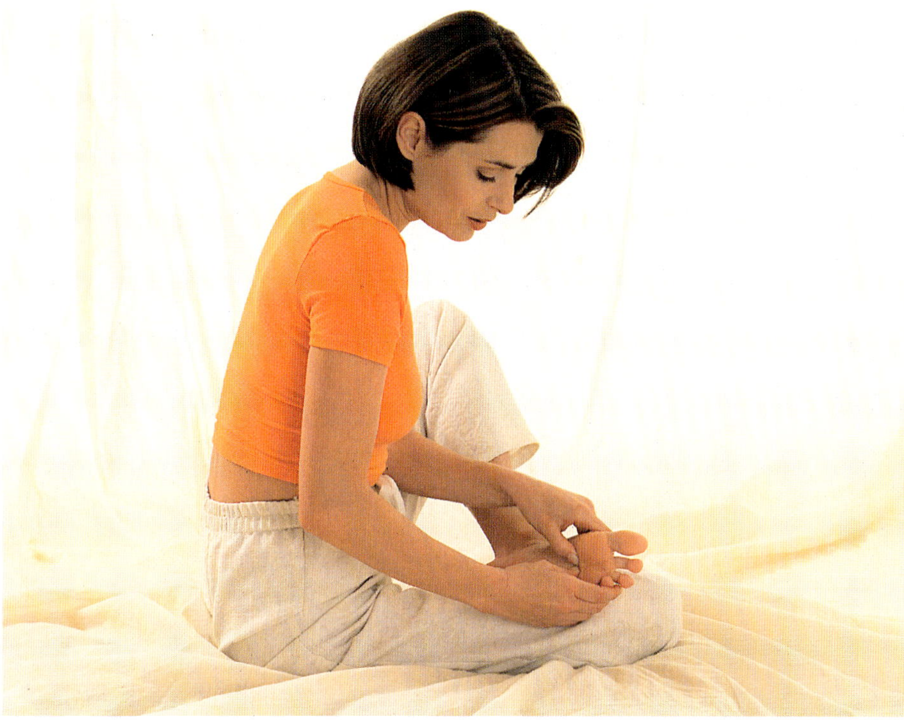

Schönheit aus den Füßen? Wer erdverbunden steht und geht, strahlt Sicherheit und Selbstbewusstsein aus.

Bauch

- Legen Sie Zeige-, Mittel- und Ringfinger beider Hände direkt unter die Mitte des Brustkorbs. Drücken Sie diesen Tsubo 3 Sekunden lang mit allen Fingerkuppen und mäßiger Kraft.
- Gehen Sie dann 3 Fingerbreit in Richtung Nabel nach unten. Wiederholen Sie den mäßigen Druck mit beiden Händen für 3 Sekunden.
- Nach einer kurzen Pause geht es weiter nach unten – die Fingerkuppen liegen nun knapp oberhalb des Bauchnabels; massieren Sie wieder mit mäßigem Druck für 3 Sekunden.
- Nehmen Sie anschließend die Hände auseinander, und behandeln Sie die beiden Punkte, die rechts und links unmittelbar unter dem Brustkorb liegen, indem Sie ihnen mit beiden Zeige-, Mittel- und Ringfingern 3 Sekunden lang mit mäßigem Druck Shiatsu geben.

Fußsohlen

- Legen Sie den rechten Fuß so auf Ihr linkes Knie, dass Sie ihn mit beiden Händen umgreifen können.
- Umfassen Sie mit beiden Händen die Oberseite des Fußes, und legen Sie die beiden Daumen nebeneinander direkt vor die Mitte des Fersenballens. Drücken Sie hier 3 Sekunden lang fest.
- Nach einer Pause gehen Sie entlang der Mittellinie, die von den Ferse zu den Zehen verläuft, zur schmalsten Stelle des Fußes vor und wiederholen den intensiven Druck.

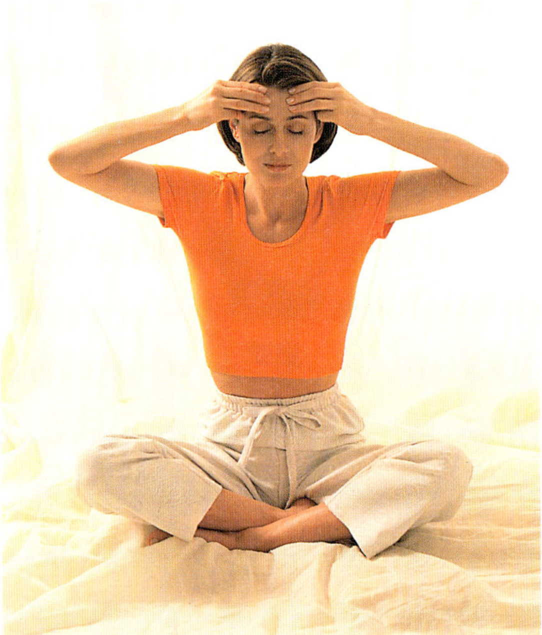

Von der Stirnmitte nach außen: Diese Übung kennen Sie schon aus dem Gesundheitsprogramm.

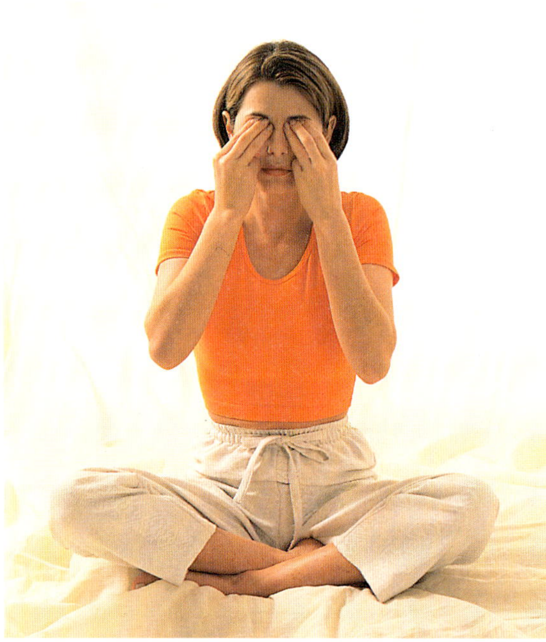

Vorsicht beim Druck auf die Augäpfel: Hier müssen Sie ganz behutsam vorgehen.

- Anschließend gehen Sie, nach einer weiteren kleinen Pause, bis kurz vor die Fußballen vor und drücken diesen Tsubo wieder für 3 Sekunden.
- Legen Sie dann das linke Bein auf das rechte Knie, und wiederholen Sie die Übungsreihe am linken Fuß.

Stirn

- Legen Sie die Kuppen Ihrer beiden Zeigefinger nebeneinander auf die Mitte des Haaransatzes. Die Kuppen der beiden Mittelfinger liegen auf der Mitte der Stirn und die der Ringfinger etwas darunter, zwischen den Augenbrauen.
- Drücken Sie nun mit allen Fingerkuppen zugleich, aber nicht zu fest. Wiederholen Sie dies 2-mal (siehe Foto oben links).
- Dann nehmen Sie die Finger auseinander und legen sie auf die beiden Linien, die jeweils von der Mitte der Augenbrauen hinauf zum Haaransatz verlaufen. Üben Sie auch hier mäßigen Druck auf die 3 übereinander liegenden Punkte aus. Wiederholen Sie dies 2-mal.
- Führen Sie Ihre Finger nun zu den Linien, die jeweils von den Enden der Augenbrauen hinauf zum Haaransatz verlaufen, und wiederholen Sie den Druck an allen 3 Punkten.

Augen

- Schließen Sie die Augen.
- Spreizen Sie die Finger beider Hände etwas, und legen Sie die Kuppen von Zeige-, Mittel- und Ringfinger innen an die oberen Ränder der Augenhöhlen. Der Ringfinger sollte dabei möglichst nahe an der Nase liegen (siehe Foto oben rechts).
- Während die Finger sanft auf den geschlossenen Augenlidern ruhen, drücken Sie 4 Sekunden lang leicht gegen den Innenrand der Augenhöhlen.
- Führen Sie die Fingerkuppen nun etwas tiefer, so dass sie auf den geschlossenen Lidern liegen, und drücken Sie hier ganz sanft.

• Dann geht es an die unteren Ränder der Augenhöhlen, die Sie mit etwas gekrümmten Fingerkuppen 3 Sekunden lang drücken.

Nase

• Legen Sie Ihren rechten Zeige- und Mittelfinger an die Stelle, wo die rechte Nasenseite ins Jochbein übergeht. Der linke Zeige- und der linke Mittelfinger kommen auf die entsprechende Stelle an der linken Nasenseite. Drücken Sie an beiden Punkten 3 Sekunden lang mit mäßigem Druck.
• Wandern Sie nun mit den Fingern beider Hände hinunter zur Mitte der Nasenseiten, etwas oberhalb der Nasenflügel, und wiederholen Sie hier den mäßigen Druck.
• Weiter geht es an die Ecken der Nasenflügel am unteren Ende der Nase. Auch hier massieren Sie wieder 3 Sekunden lang mit mäßigem Druck.

Mund

• Legen Sie Ihre Daumenkuppe auf die Mitte der Linie zwischen Nase und Mitte der Oberlippe, und drücken Sie hier 3 Sekunden lang mäßig.
• Dann legen Sie die Daumenkuppen beider Hände auf die Tsubos, die jeweils 2 Fingerbeit rechts und links der Mundwinkel liegen. Drücken Sie hier wieder für 3 Sekunden; nicht zu fest.
• Zum Abschluss platzieren Sie eine Daumenkuppe auf die Mitte der Linie zwischen Kinnspitze und Unterlippe.

Wangen

• Legen Sie die Kuppen Ihrer beiden Mittelfinger auf die Nägel der Zeigefinger, und platzieren Sie die Fingerpaare jeweils 1 Fingerbreit unterhalb der Augenmitte. Üben Sie hier 2 Sekunden lang mäßigen Druck aus.
• Nun wandern Sie mit den Fingerpaaren 2 Fingerbreit zur Außenseite des Gesichts an den höchsten Punkt des Jochbeins, knapp unterhalb des Außenrandes der Augen. Wiederholen Sie hier den mäßigen Druck für 3 Sekunden.

Schläfen

• Platzieren Sie die Kuppen der Mittelfinger auf den Nägeln der Zeigefinger, und ertasten Sie mit den Zeigerfingern die leichte Vertiefung an den beiden Schläfen. Drücken Sie in diese gleichzeitig für 2 Sekunden mit leichtem Druck.
• Nach einer kurzen Pause wiederholen.

Damit ist das Schönheitsprogramm mit Shiatsu beendet. Lehnen Sie sich kurz zurück, atmen Sie noch ein paarmal tief ein und aus, und freuen Sie sich auf den Tag, den Sie nun entspannt, mit frischem Teint und einer Menge positiver Ausstrahlung beginnen.

Die Mundübung kommt zwischen Unterlippe und Kinnspitze zum Abschluss.

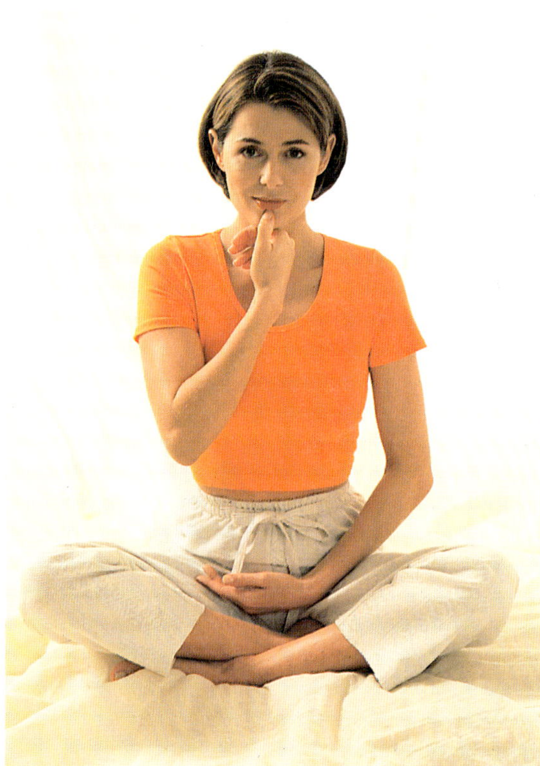

SHIATSU BEI KOPFSCHMERZEN

Shiatsu bringt bei allen Arten von Kopfschmerzen spürbare Erleichterung. Besonders hilfreich ist es natürlich bei solchen, deren Ursachen in Anspannungen und Stress begründet sind – bekannt unter dem Namen »Spannungskopfschmerzen« und die häufigste Kopfschmerzart überhaupt.

Diese Übungsreihe sollten Sie auch schon vorbeugend absolvieren, sobald Sie Ihre Kopfschmerzen herannahen fühlen. Oftmals kann man das Übel so verhindern. Die Übungen dauern etwa zehn Minuten; führen Sie sie am besten auf einem Stuhl sitzend durch.

Bei Kopfschmerzen sind die Schläfen der erste Ansatzpunkt. Aber auch an Schläfen, Nacken und Schultern lässt sich kurieren.

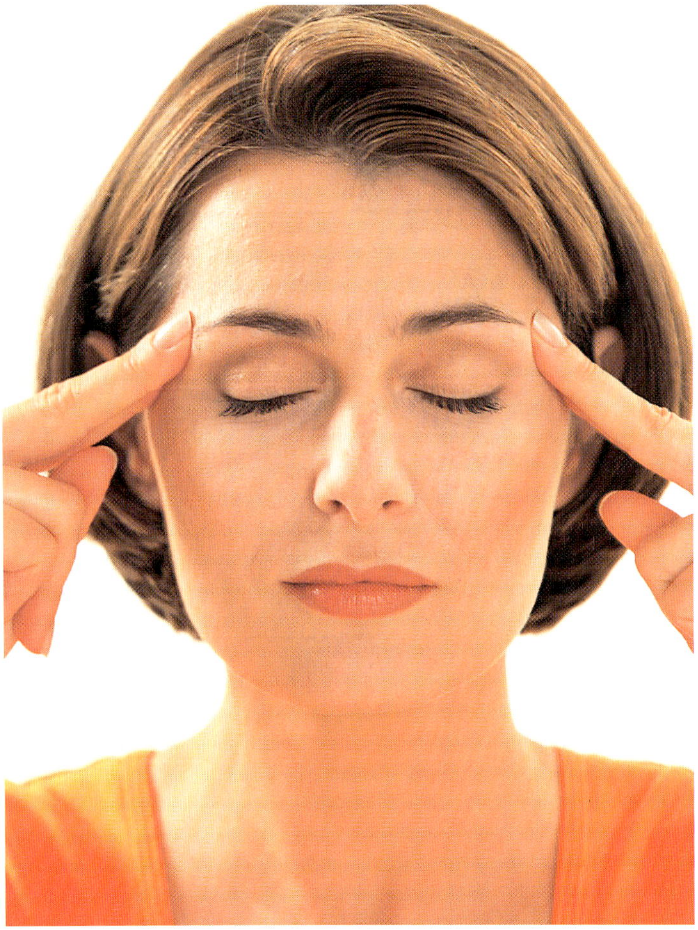

Kopfoberseite

- Legen Sie die Kuppen beider Mittelfinger auf die Nägel beider Zeigefinger, und platzieren Sie die beiden Fingerpaare nebeneinander in die Mitte des Haaransatzes über der Stirn. Üben Sie auf diesen Punkt 3 Sekunden lang mäßigen Druck aus.
- Dann wandern Sie mit den Fingerpaaren 2 Fingerbreit Richtung Schädelmitte. Wiederholen Sie hier für 3 Sekunden den mäßigen Druck.
- Arbeiten Sie sich auf diese Weise allmählich bis zur Schädelmitte vor, und drücken Sie jeweils für 3 Sekunden.

Schultern

- Legen Sie Zeige- und Mittelfinger der linken Hand auf die rechte Schulter, auf den Tsubo zwischen Halsansatz und Schulterrand, wo der Halsmuskel verläuft.
- Sobald Sie den druckempfindlichsten Punkt gefunden haben, drücken Sie mit Zeige- und Mittelfinger tief für 3 Sekunden hinein.
- Nach einer kurzen Pause wiederholen Sie das Ganze noch einmal. Dann gehen Sie zur linken Schulter über und massieren mit Zeige- und Mittelfinger der rechten Hand genauso.

Augen

Wichtig: Kontaktlinsenträger müssen ihre Haftschalen bei dieser Übung herausnehmen.

- Behandeln Sie beide Augen gleichzeitig, und zwar das linke Auge mit Zeige-, Mittel- und Ringfinger der linken Hand und das rechte Auge mit den Fingern der rechten Hand.
- Schließen Sie Ihre Augen.
- Spreizen Sie leicht die Finger beider Hände, und legen Sie sie mit den Kuppen gegen den oberen Innenrand der Augenhöhlen. Der Ringfinger jeder Hand sollte dabei so nah wie möglich an der Nase liegen. Drücken Sie dann 3 Sekunden lang leicht gegen den Innenrand der Augenhöhlen.

• Legen Sie anschließend die Fingerkuppen etwas tiefer auf die geschlossenen Augenlider und drücken hier nur ganz sanft.
• Zum Abschluss behandeln Sie die unteren Innenränder der Augenhöhlen auf die gleiche Weise wie die oberen.

Nacken

• Greifen Sie mit Zeige- und Mittelfinger beider Hände hinter sich, und legen Sie diese in die flache Vertiefung in die Mitte des oberen Nackens. Drücken Sie hier mit beiden Fingerpaaren fest für 2 Sekunden.
• Wiederholen Sie nach einer kurzen Pause den Druck noch einmal für 3 Sekunden, und rücken Sie dann mit den Fingerpaaren 3 Fingerbreit auseinander – mit den linken nach links, mit den rechten nach rechts. Drücken Sie wieder 2-mal hintereinander für jeweils 3 Sekunden tief.

Schläfen

• Die Kuppen der Mittelfinger legen Sie auf die Nägel der Zeigefinger und platzieren die beiden Fingerpaare jeweils in die kleine Vertiefung, die 2 Fingerbreit hinter den Augenwinkeln liegen. Üben Sie jeweils gleichzeitig 3 Sekunden lang mäßigen Druck aus.
• Nach einer kleinen Pause rücken Sie Ihre Fingerpaare etwas nach schräg oben (im 45-Grad-Winkel) und drücken wieder 3 Sekunden lang mäßig.

Damit ist die Shiatsubehandlung gegen Kopfschmerzen abgeschlossen. Entspannen Sie sich noch etwas, und spüren Sie Ihrer Energie nach.

SHIATSU BEI RÜCKENSCHMERZEN

Bei Rückenschmerzen, die durch Verkrampfungen oder Überbeanspruchung der Muskeln in diesem Bereich verursacht sind, kann die japanische Heilmassage rasche Linderung bringen.

Rücken

• Setzen Sie sich auf einen Stuhl, und legen Sie Zeige-, Mittel- und Ringfinger beider Hände auf die Gesäßmuskeln in Höhe des Wirbelsäulenendes, dort, wo es noch etwas fleischig ist. Die Ringfinger sollten dabei jeweils 1 Fingerbreit von der Wirbelsäule entfernt liegen.
• Drücken Sie hier auf jeder Seite 3 Sekunden lang.
• Nach einer Pause wandern Sie in gerader Linie 2 Fingerbreit nach oben Richtung Taille und wiederholen den tiefen Druck für 3 Sekunden.
• Auf diese Weise arbeiten Sie sich im Abstand von jeweils 2 Fingerbreit nach oben vor, bis Sie in Taillenhöhe angelangt sind. Die Ringfinger bleiben dabei stets 1 Fingerbreit von der Wirbelsäule entfernt liegen.
• Wiederholen Sie den Zyklus noch 1-mal.

Bei organischen Fehlbildungen der Wirbelsäule sowie bei Bandscheibenproblemen dürfen Sie Shiatsu nicht selbst anwenden.

Bauch

• Legen Sie sich auf den Rücken, und platzieren Sie Zeige-, Mittel- und Ringfinger beider Hände nebeneinander auf die Punkte in der Mitte unterhalb des Brustkorbs. Drücken Sie für 3 Sekunden mäßig.
• Nach einer kurzen Pause rücken Sie mit den Fingerkuppen auf einer geraden Linie um 2 Fingerbreit nach unten und wiederholen den mäßigen Druck wieder für 3 Sekunden.
• Auf diese Weise arbeiten Sie sich jeweils um 2 Fingerbreit vor, bis Sie ans Schambein kommen.

Die Selbstbehandlung gegen Rückenschmerzen ist nun beendet. Bleiben Sie noch eine Weile liegen, und atmen Sie tief und entspannt ein und aus.

SHIATSU BEI SCHLAFSTÖRUNGEN

Mit die eindrucksvollsten Erfolge zeigt die japanische Heilmassage bei Schlafstörungen. Dies belegt allein schon die Tatsache, dass viele Menschen, die in den Genuss einer Shiatsubehandlung kommen, oft bereits während der Behandlung sanft entschlummern. Diese tiefe Entspannung sorgt auch für eine ungestörte Nachtruhe. Den folgenden Zyklus von Übungen sollten Sie jeweils abends, etwa eine Stunde vor dem Zubettgehen, ausführen. Ein heißes Bad vor der Behandlung verstärkt die beruhigende Wirkung des Shiatsu.

Kopf

- Setzen Sie sich auf die Kante Ihres Bettes, und legen Sie Zeige- und Mittelfinger beider Hände nebeneinander auf eine gedachte Scheitellinie auf der Schädelmitte.
- Drücken Sie fest mit den Kuppen der Zeige- und Mittelfinger zugleich für 3 Sekunden.
- Nach einer kurzen Pause wiederholen Sie den festen Druck.

Nacken

- Legen Sie die Kuppen des Zeige- und Mittelfingers Ihrer linken Hand an den großen Muskel, der links im Nacken vom Schädelrand zur Schulter verläuft. Die Kuppen von Zeige- und Mittelfinger der rechten Hand legen Sie an die entsprechende Stelle am rechten Nackenmuskel. Drücken Sie dann fest an beiden Punkten gleichzeitig für 2 Sekunden.
- Nach einer kleinen Pause wiederholen Sie den festen Druck noch 1-mal für 3 Sekunden und wandern im Anschluss daran auf den beiden Muskelsträngen um jeweils 2 Fingerbreit abwärts in Richtung Schultern. Drücken Sie dort wieder fest mit den Zeige- und Mittelfingern beider Hände für 3 Sekunden.

Für die Übung am oberen Rücken müssen Sie sich etwas verrenken. Machen Sie sich jedoch keine Gedanken, wenn Sie einige der Punkte nicht gleich beim ersten Mal erreichen. Mit der Zeit werden Sie durch Shiatsu beweglicher.

- Arbeiten Sie sich nun jeweils im Abstand von 2 Fingerbreit an den beiden Nackenmuskeln abwärts, bis Sie an deren Ende, auf den Schultern, angelangt sind. Drücken Sie jeden der Punkte für jeweils 3 Sekunden.

Oberer Rücken

- Greifen Sie mit Ihrer linken Hand so weit wie möglich über die rechte Schulter an die rechte Seite Ihrer Wirbelsäule. Drücken Sie hier für 3 Sekunden fest mit den Kuppen von Zeige-, Mittel- und Ringfinger.
- Nach einer kurzen Pause wiederholen Sie den festen Druck und gehen im Anschluss mit Ihren Fingern 2 Fingerbreit hinauf zur Schulter; die Finger sollten dabei zwischen Wirbelsäule und Schulterblatt ruhen. Drücken Sie fest für 3 Sekunden.
- Machen Sie wieder eine kurze Pause, und wandern Sie dann mit Ihren Fingerkuppen noch weiter hinauf, bis Sie in Höhe Ihrer rechten Schulter angelangt sind. Drücken Sie hier fest für 3 Sekunden mit allen 3 Fingern.
- Nun wechseln Sie auf die andere Seite – greifen also mit der rechten Hand über die linke Schulter – und wiederholen die Behandlung auf dieser Seite.

Fußsohlen

- Legen Sie das rechte Bein auf das linke Knie. Ihre beiden Hände legen Sie um den Fuß; die beiden Daumen befinden sich nebeneinander vor den Fersenballen. Drücken Sie mit den Daumenkuppen fest für 3 Sekunden. Im Anschluss daran folgt eine kurze Pause.
- Rücken Sie dann mit den beiden Daumen auf einer gedachten Mittellinie zwischen Zehen und Ferse bis zur schmalsten Stelle Ihres Fußes vor, und wiederholen Sie den festen Druck für 3 Sekunden.
- Nach einer kurzen Pause geht es weiter am Punkt hinter dem Fußballen; drücken Sie hier mit beiden Daumenkuppen fest für 3 Sekunden.

• Wiederholen Sie diesen Zyklus noch 1-mal, und gehen Sie dann zu Ihrem linken Fuß über, den Sie in der gleichen Weise wie den rechten verwöhnen.

Bauch

• Legen Sie Zeige-, Mittel- und Ringfinger beider Hände nebeneinander auf den Punkt unter dem Brustbein (in der Mitte des Brustkorbs). Drücken Sie 2 Sekunden lang mit mäßiger Kraft und machen im Anschluss daran eine kurze Pause.

• Danach wandern Sie mit Ihren Fingern 2 Fingerbreit tiefer und wiederholen den mäßigen Druck für wiederum 2 Sekunden.

• Auf diese Weise wandern Sie in einer geraden Linie den Bauch hinab jeweils um 2 Fingerbreit nach unten, bis Sie in der Leistengegend angekommen sind, und drücken jeweils mäßig mit Ihren Fingern für 2 Sekunden.

• Gehen Sie danach wieder zum Ausgangspunkt (in der Mitte des Brustkorbs) zurück, von hier aus 3 Fingerbreit nach rechts, und behandeln Sie hier für 2 Sekunden mit mäßigem Druck.

• Kurze Pause; weiter geht es um jeweils 2 Fingerbreit nach unten, wieder bis zur Leistengegend.

• Dort angelangt kommt die linke Bauchseite an die Reihe: Von der Mitte des Brustkorbs aus rücken Sie mit den Kuppen der Zeige-, Mittel- und Ringfinger beider Hände 3 Fingerbreit nach links. Wandern Sie nun den linken Bauch ebenso jeweils im Abstand von 2 Fingerbreit nach unten bis zur Leistengegend.

Handflächen

• Legen Sie den linken Daumen auf die Mitte der unteren Partie der rechten Handfläche knapp über dem Handgelenk. Die restlichen Finger umschließen den Handrücken. Drücken Sie mit der Daumenkuppe fest für 3 Sekunden.

• Nach einer kurzen Pause rücken Sie auf einer gedachten Mittellinie zwischen Fingerspitzen und Handwurzel bis in die Mitte der Handfläche vor und wiederholen hier den tiefen Druck für 3 Sekunden. Wieder kurze Pause.

• Nun legen Sie die Daumenkuppe an den Ansatz Ihres rechten Mittelfingers und drücken hier wieder fest für 3 Sekunden.

• Nach einer kleinen Pause nehmen Sie sich den Punkt am Daumenballen (unten Mitte am Daumenansatz) vor und behandeln ihn für 3 Sekunden mit festem Druck.

• Im Anschluss daran behandeln Sie Ihre linke Hand in der gleichen Weise.

Die Shiatsuübungen gegen Schlafstörungen sind damit beendet. Stehen Sie aber noch nicht gleich auf, sondern legen Sie sich noch einmal auf den Rücken und strecken Arme, Beine und Zehen kräftig aus. Atmen Sie dabei langsam durch die Nase ein und zischend durch die Vorderzähne aus.

Die Bauchregion ist der Sitz des Hara, von hier kommen – im Idealfall – Ruhe und Gelassenheit. Daher lassen sich hier auch Schlafstörungen erfolgreich behandeln.

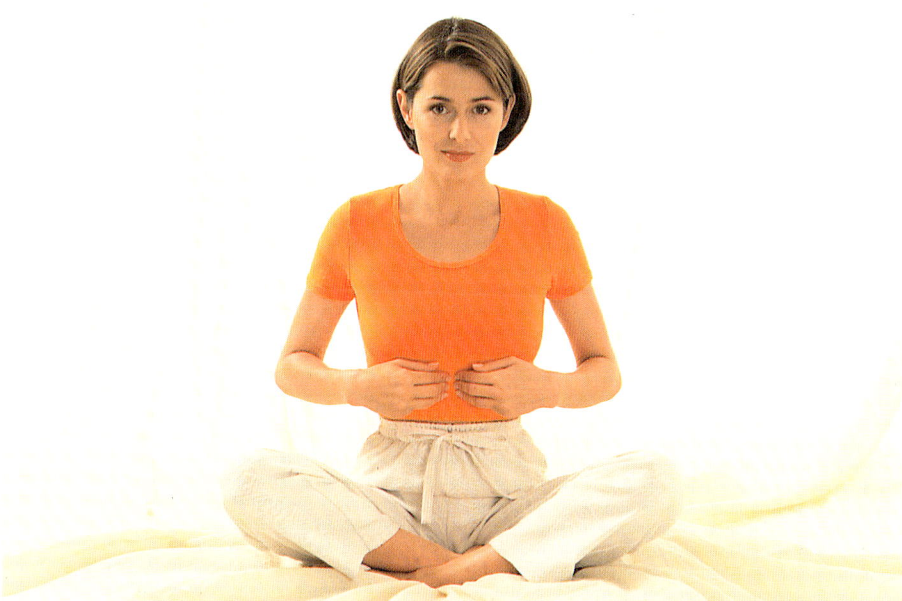

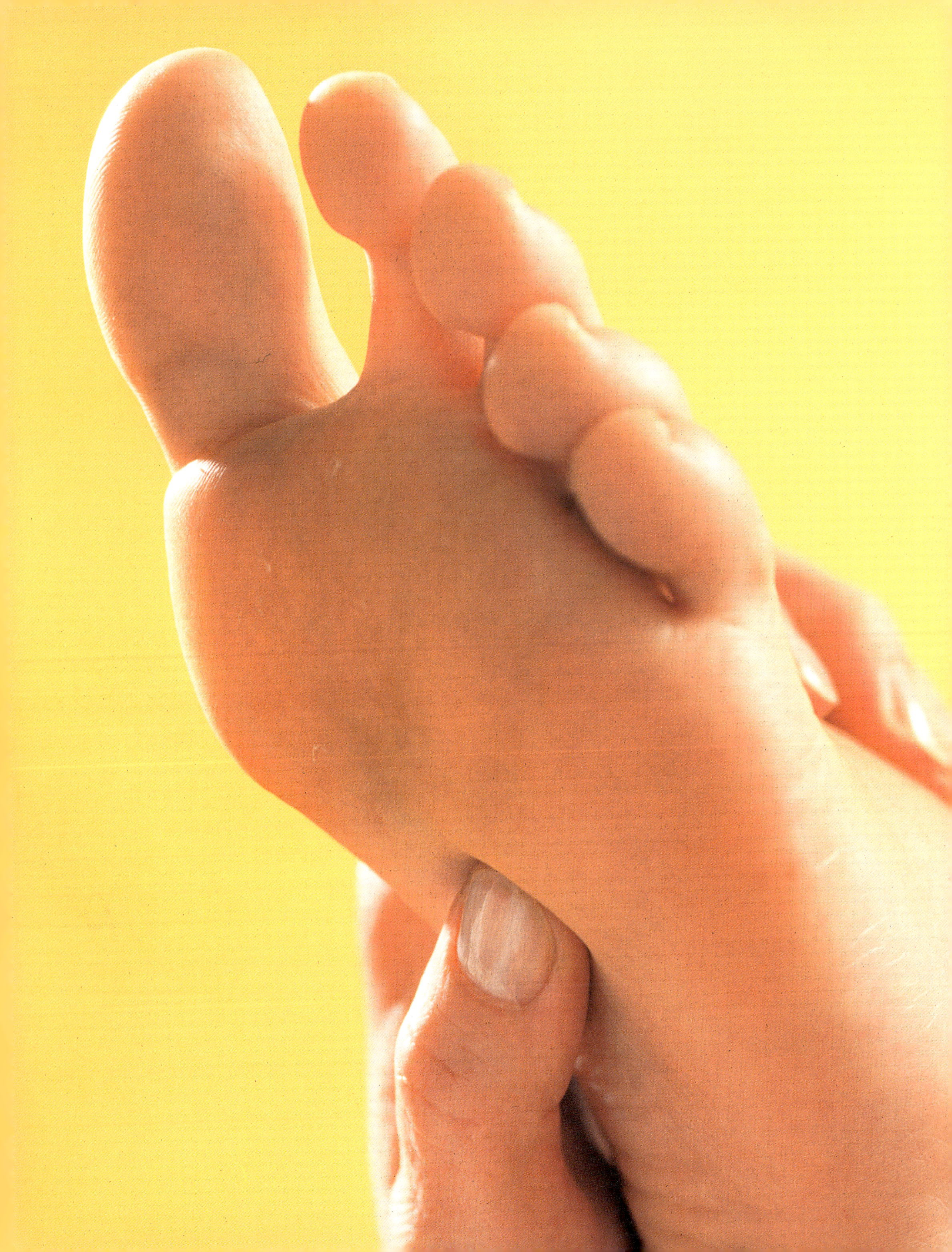

5

Fußreflexzonen-massage

Die Massage der Reflexzonen an Füßen oder Händen gehört zu den ältesten natürlichen Heilweisen. Heute erfreut sich die Reflexzonenmassage zunehmender Beliebtheit als sanfte Methode zur Selbstbehandlung zahlreicher gesundheitlicher Störungen, zum Abbau stressbedingter Spannungszustände, zur allgemeinen Harmonisierung des Energieflusses und damit zur Erhaltung der Gesundheit von Körper, Geist und Seele. Schon früh kam man in China darauf, dass sich in den Füßen der ganze menschliche Organismus als verkleinertes Abbild widerspiegelt. Die Vorstellung, dass man Erkrankungen innerer Organe außen am Körper, noch dazu an weit entfernter Stelle, behandeln kann, war den Europäern lange Zeit suspekt – bis in die jüngste Zeit.

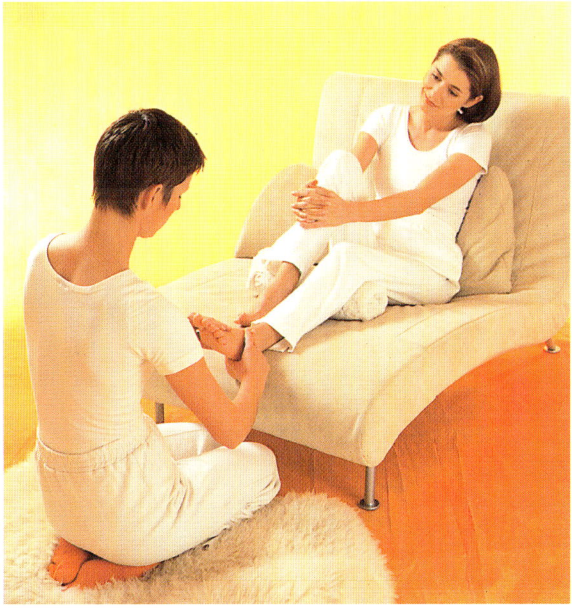

Links: Der Fuß des Menschen ist weit mehr als nur Teil seines Fortbewegungsapparats. Oben: Durch gezielte Massagen am Fuß lassen sich unterschiedlichste Beschwerden im ganzen Körper behandeln.

Der ganze Mensch im Fuß

Am Fuß behandelt – im Körper gesund

Durch die Massage der Reflexzonen des Körpers kann man einfach und auf sanfte Weise zur Erhaltung von Gesundheit und Wohlbefinden beitragen. Das Wissen um die wohl tuenden Wirkungen von Druck an bestimmten Körperstellen ist sehr alt und in verschiedenen Therapieschulen wie Akupressur und Shiatsu bewahrt. Man entdeckte schon sehr früh, dass sich der heilsame Effekt von Massagen nicht nur auf die direkt behandelte Körperstelle beschränkt, sondern auch weiter entfernt liegende Regionen zu beeinflussen vermag: Bestimmte Zonen des Körpers mussten also in einer reflektorischen Beziehung zum übrigen Körper stehen. Diese Fernwirkung stellt die Basis der Reflexzonenmassage dar, deren Wesen, Wirkung und Durchführung Sie nun kennen lernen werden, um diese Heilmethode selbst zur regelmäßigen Gesundheitsvorsorge sowie auch zur unterstützenden Behandlung von einfachen Beschwerden anwenden zu können.

Über die Massage der Reflexzonen nimmt man Kontakt mit der gesamten »Einheit Mensch« auf – sowohl mit sich selbst als auch mit dem Partner.

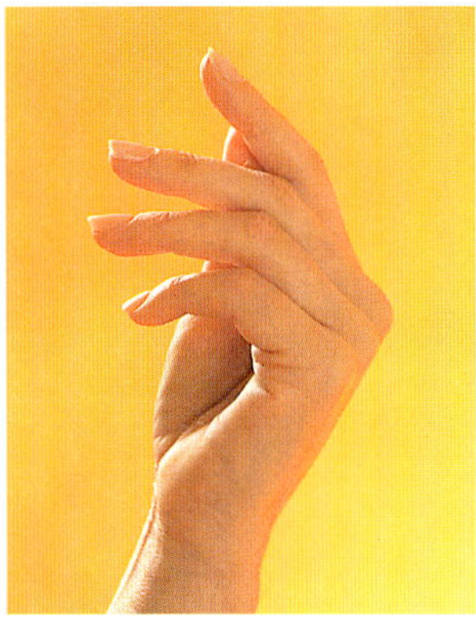

Auch hier das wichtigste Hilfsmittel: Ihre Hände.

Geschichte der Reflexzonentherapie

Die Wurzeln des Wissens um die reflektorischen Auswirkungen von Massagen reichen sehr weit in die Geschichte der Menschheit zurück, denn die Schmerzbekämpfung ist seit jeher ein großes Anliegen.

In Indien ist die Schmerzbehandlung durch Drücken und Massieren bestimmter Punkte am Körper seit über 5000 Jahren bekannt. Aus alten Überlieferungen weiß man, dass viele Indianerstämme bereits sehr früh Heilmethoden anwendeten, die sich der Wirkung von Reflexzonen bedienten. Durch die Hochkultur der Inkas verfeinert, blieb diese Technik bis heute erhalten. Auch in den alten Schriften römischer Gelehrter und Heilkundiger finden sich viele Hinweise auf Behandlungsweisen, die sich exakt in die Theorie der Reflexzonen einfügen.

»URENKEL« DER AKUPRESSUR

Die Wiege der Reflexzonenmassage stand vermutlich im Reich der Mitte. Die alten Chinesen waren höchstwahrscheinlich die Ersten, die Beschwerden der inneren Organe von außen über bestimmte Hautzonen zu beeinflussen und zu heilen vermochten. Aus diesen Erkenntnissen entwickelte man die Akupressur, die auf dem Konzept reflektorischer Zusammenhänge im Körper basiert. Hieraus gehen alle anderen Methoden der Reflexzonentherapie unmittelbar oder zumindest indirekt hervor. Auch wenn die Reflexzonenmassage nicht mehr ausschließlich auf der traditionellen Vorstellung der Meridiane beruht, sondern zunehmend auf der modernen Erforschung des menschlichen Körpers, liegen ihre Wurzeln dennoch in der Akupressur. Deshalb gilt sie zu Recht als die »Urmutter« aller Reflexzonenmassagen.

VOM VOLKSGUT ZUR FUNDIERTEN HEILMETHODE

In Europa tauchten Berichte über die Linderung und Heilung von Beschwerden durch Massage von Reflexzonen erstmals im 16. Jahrhundert auf. Auf welchen Wegen dieses uralte Wissen vom Fernen Osten über den Orient in europäische Länder gelangte, wird wohl immer verborgen bleiben. Der Nachwelt überliefert sind jedenfalls Schriften eines Leipziger Arztes über die Reflexzonenmassage aus dem Jahr 1580 sowie ein Bericht über den berühmtesten Bildhauer und Goldschmied der Renaissance, den Florentiner Benvenuto Cellini (1500–1571). Cellini soll seine quälend starken Schmerzen erfolgreich durch Druck auf Finger und Zehen kuriert haben.

Die Geburtsstunde der modernen Reflexzonentherapie auf wissenschaftlicher Basis schlug jedoch erst Ende des 19. Jahrhunderts. Von besonderer Bedeutung sind hier vor allem die Forschungen des US-amerikanischen Arztes Dr. William H. Fitzgerald, der zu Beginn des 20. Jahrhunderts seine »Zonentherapie« entwickelte. Dabei griff Fitzgerald auf altes Wissen der indianischen Medizin in seiner Heimat zurück und nutzte es als Grundstein seiner Theorie über die Einteilung des Körpers in zehn senkrechte Zonen. 1913 stellte Dr. Fitzgerald seine Erkenntnisse über die Heilung und Behandlung mittels Massage von Reflexzonen der amerikanischen Öffentlichkeit vor und fand damit allgemein Anklang und Beachtung. Im Laufe der Jahrzehnte wurde seine Lehre immer wieder überarbeitet und modifiziert, jedoch bilden seine Studien bis heute die Grundlage der modernen Reflexzonenmassage. Diese hat sich mittlerweile millionen-

Eine über 4000 Jahre alte ägyptische Abbildung im Grab eines Arztes aus Sakkara, Oberägypten, zeigt eine Behandlung der Reflexzonen an Händen und Füßen.

Der Bildhauer Benvenuto Cellini (hier eine Darstellung von 1905) war einer der ersten Europäer, der die Fußreflexzonenmassage zur Selbstbehandlung anwandte.

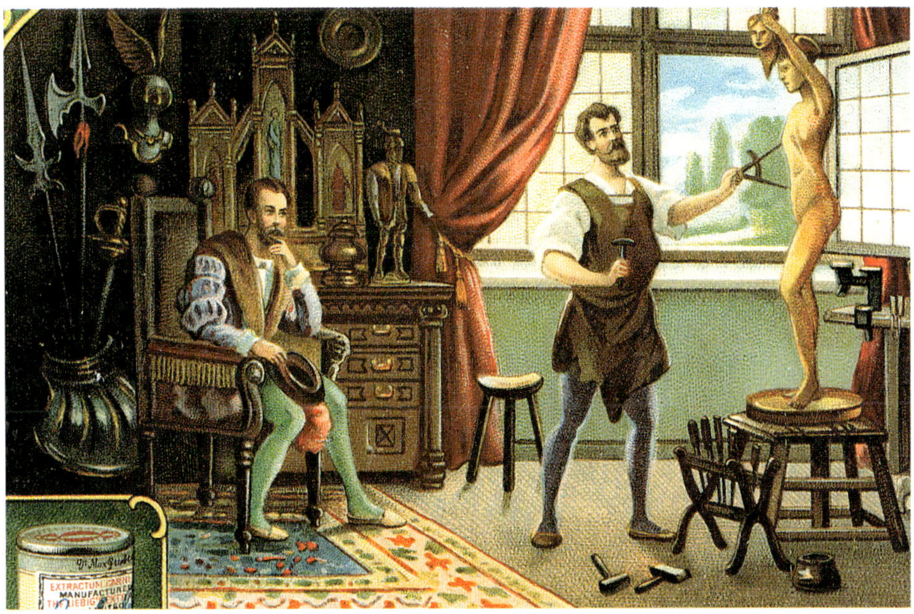

fach bewährt und ist zu einer fundierten, individuell anzupassenden Heilmethode für gesunde und kranke Tage geworden. Das hohe Ansehen, das sie bei Patienten und Ärzten – bei weitem nicht nur alternativmedizinisch orientierten – genießt, legt ein eindrucksvolles Zeugnis der umfassenden Wirkungen der Reflexzonenmassage ab.

Reflexzonen – Spiegelbild des Körpers

Will man exakt erklären, was Reflexzonen denn nun genau sind und wie durch ihre Massage Beschwerden gelindert bzw. geheilt werden können, die mit dem behandelten Bereich in keinem örtlichen Zusammenhang stehen, so stößt man auf die gleiche Schwierigkeit wie bei der Akupressur: Reflexzonen sind ebenso wie die Meridiane im Körper nicht sichtbar und als anatomische Struktur mit den Mitteln der klassischen Schulmedizin nicht nachzuweisen. Und weil nicht sein kann, was nicht sein darf – nämlich dass etwas Immaterielles deutlich spürbare Wirkungen hervorruft –, haftete auch der Reflexzonenmassage lange Zeit der Ruf einer Scheintherapie an, die ihre Erfolge einzig und allein gutgläubigen Patienten zu verdanken hat. Dass dem nicht so ist, belegen zahlreiche wissenschaftliche Studien sowie nicht zuletzt die vielen Heilungserfolge.

Die einfachste Form der Fußreflexzonenmassage ist das Barfußlaufen. Also: Schuhe aus und los!

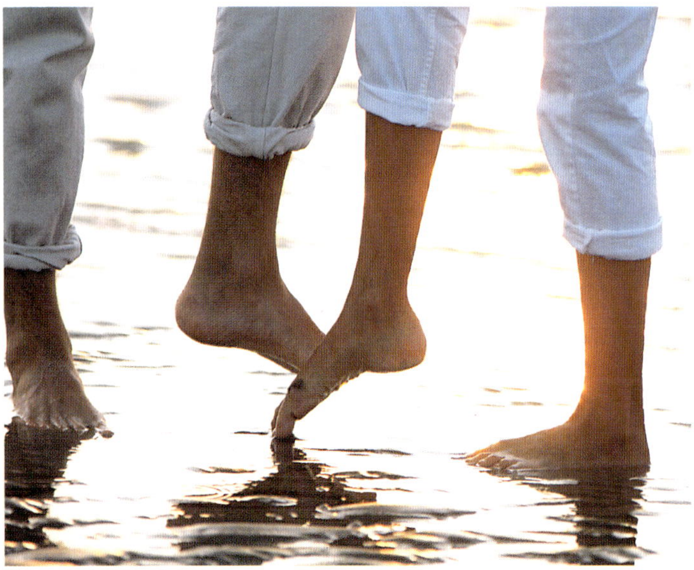

NICHT NACHWEISBAR, ABER DOCH WIRKSAM

Mit dem Begriff »Reflexzonen« bezeichnet man die kleinen Projektionsflächen der Körperteile und Organe an Händen und Füßen, welche das stark verkleinerte Abbild des Menschen darstellen. Die Massage dieser Projektionsflächen bewirkt über die energetischen Verbindungen bestimmte Reaktionen in den ihnen jeweils zugeordneten Körperteilen. Wie dies jedoch im Einzelnen vor sich geht und wie die heilsamen »Informationen« von den behandelten Zonen zu ihren Zielorten finden, das kann (bislang) nur durch die erzielten Heilerfolge belegt werden. Bis heute konnten keinerlei anatomische Zusammenhänge zwischen massierter Zone und reflektorisch zugeordnetem Bereich nachgewiesen werden. Ähnlich wie bei den Meridianen der Akupressur lassen sich diese Verbindungen nicht mit dem Auge oder dem Mikroskop erkennen. Lange Zeit wurde angenommen, dass sich die Wirkung der Reflexzonenmassage über die neuronalen Reflexbögen, die eine unwillkürliche Antwort auf einen sensiblen Reiz auslösen, erklären ließe. Dies erschien plausibel, da in den Füßen an die 70 000 Nerven enden, über deren Stimulation die mit ihnen in Verbindung stehenden Körperteile beeinflusst werden könnten. Dieser ebenso einfache wie einleuchtende Wirkungsmechanismus ist inzwischen jedoch widerlegt: Die Reflexzonenmassage basiert nicht auf Nervenverbindungen, sondern auf einem bisher noch nicht nachgewiesenen Energieaustausch zwischen den Füßen und den inneren Organen sowie bestimmten Körperfunktionen. Die Wirkung der Reflexzonentherapie liegt also tiefer als bislang angenommen und ist, zumindest im Moment, trotz der profunden Kenntnisse über die Meridiane und die Akupressurpunkte, nur auf einer über die rein körperlich-materielle Betrachtung hinausgehenden Ebene begreifbar.

VIELSEITIGE EFFEKTE

Mit der Reflexzonenmassage werden die Durchblutung im gesamten Körper gesteigert, die Regeneration der inneren Organe gefördert, die körpereigenen Energien im Fluss gehalten und aktiviert und damit Gesundheit und Wohlbefinden erhalten oder wiederhergestellt. Entspannung und Ausgeglichenheit im seelischen Bereich sind weitere positive Effekte; so werden durch die Massage der Reflexzonen die Selbstheilungskräfte des Körpers mobilisiert und alle wichtigen Vorraussetzungen für körperliches, geistiges und seelisches Wohlbefinden geschaffen. Diese sanfte Heilweise gibt jedem die Möglichkeit – im wahrsten Sinne des Wortes – »in die Hand«, selbst Disharmonien und energetische Blockaden aufzulösen, um sich so im Gleichgewicht und damit gesund zu halten.

MASSSTABGETREUES ABBILD

Die Reflexzonenmassage basiert auf der Vorstellung, dass die Füße ein verkleinertes Abbild des gesamten Körpers und seiner Organe darstellen. Den verschiedenen Organen und Körperteilen entsprechen bestimmte Zonen an den Fußsohlen, an den Fußinnen- und -außenseiten sowie auf den Fußrücken. Durch Massieren dieser Zonen können die zugehörigen Bereiche reflektorisch beeinflusst werden. Dies hat auch eine wichtige diagnostische Bedeutung, denn Druckschmerzen in bestimmten Zonen können auf Störungen und Krankheiten der entsprechenden Körpergebiete hindeuten.

ZONENEINTEILUNG DES KÖRPERS

Nach der Theorie des US-amerikanischen Arztes und Begründers der modernen Reflexzonentherapie Dr. Fitzgerald wird der Körper in zehn Längszonen und vier Querzonen eingeteilt:

- Die Längszonen verlaufen vom Kopf zu den Zehen und von den Schultern zu den Fingerspitzen.
- Die Querzonen verlaufen am Schultergürtel, am unteren Rippenbogen und am Beckenbogen und teilen den Körper so in vier Abschnitte ein.

Diese Zonen finden sich auch an den Füßen wieder. Sie teilen den Fuß den Längen- und Breitengraden der Erde gleich in ein verkleinertes Längs-Quer-Raster des Körpers ein, in dem alle Körperteile und Organe entsprechend ihrer Lage wie in einer Landkarte wieder gefunden werden können. Dies er-

Die Fußreflexzonenmassage ist wie Akupressur und Shiatsu durchaus zur Selbstbehandlung geeignet. Entspannter geht es allerdings zu zweit.

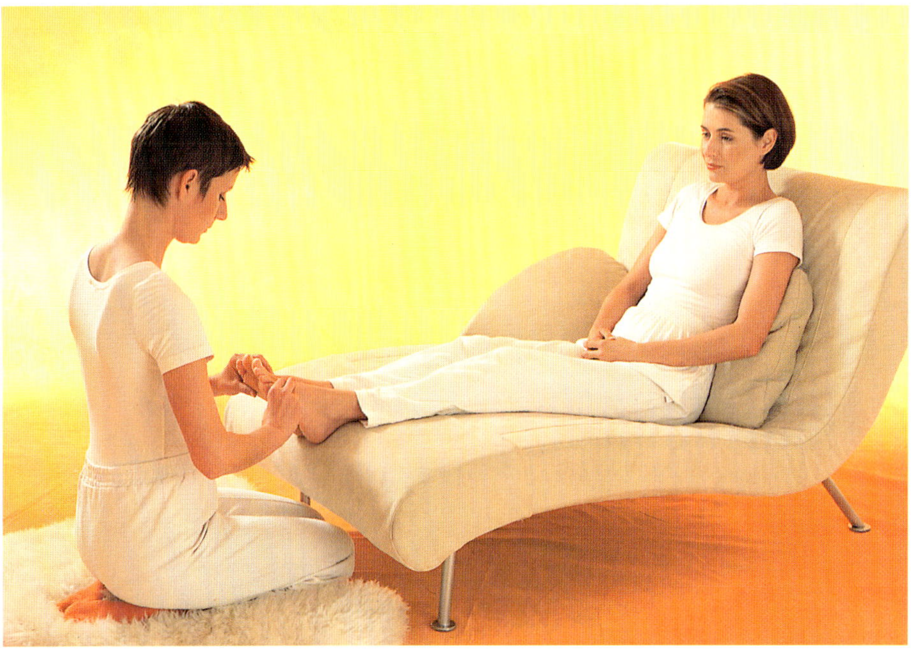

möglicht es, bestimmte Fußreflexzonen gezielt zu behandeln und damit die zugehörigen Körperbereiche zu beeinflussen.

DIE FUSSZONEN

Die Querzonen unterteilen den Körper bzw. sein Abbild am Fuß in folgende Abschnitte:

- Kopf- und Schulterbereich mit Hals und Nacken
- Brustraum und oberer Bauch mit allen seinen Organen sowie die Oberarme bis zum Ellenbogen
- Unterbauch und Beckenraum bis zum Becken boden (hinten am Po) sowie die Unterarme und die Hüftgelenke
- Beine

Die Reflexzonen lassen sich mit Hilfe des Zonenkonzepts wie folgt am Fuß finden:

- Der rechte Fuß stellt das Abbild der rechten Körperhälfte dar; der linke Fuß entsprechend das Abbild der linken Hälfte.
- Die Reflexzonen überlappen sich genau entsprechend der Organüberlagerungen: So liegt beispielsweise die Herzzone hinter der Zone der Lunge.
- Paarige Organe wie die Nieren oder die Eierstöcke finden sich als Reflexzonen an beiden Füßen.
- Einzelne Organe, beispielsweise der Magen oder die Leber, finden sich nur an einem Fuß, je nach ihrer Lage im Körper am rechten oder am linken.
- Die Reflexzonen der meisten Organe liegen an den Fußsohlen.
- Organe und anatomische Abschnitte in der Körpermitte haben ihre Reflexzonen an den Innenseiten der Füße, etwa die Wirbelsäule und die Blase.

Was sich an den Fußsohlen findet

- Beide Fußsohlen: Auf beiden Fußsohlen finden sich die Zonen von Stirn-, Neben- und Kopfhöhlen, Groß- und Kleinhirn, Hirnanhangsdrüse, oberen Lymphbahnen, Schultergelenk, Nacken, Schilddrüse, Speiseröhre, Solarplexus (Sonnengeflecht), Lungen, Zwerchfell, Magen, Nieren und Nebennieren, Zwölffingerdarm, Bauchspeicheldrüse, querliegender Dickdarm, Dünndarm, Harnleiter und Beckenraum.
- Rechte Fußsohle: Auf der rechten Fußsohle liegen die Reflexzonen von Leber, Gallenblase und aufsteigendem Dickdarm.
- Linke Fußsohle: Auf der linken Fußsohle befinden sich die Zonen von Herz, Milz und absteigendem Dickdarm.

Was sich an den Fußinnenseiten findet

Hier liegen die Zonen von Gebärmutter, Eileiter, Prostata, After, Mastdarm, Blase, Wirbelsäule, Muskeln der Oberschenkelinnenseite und der Lymphwege des Beckenraums.

1 Großhirn, 2 Kleinhirn, 3 Stirnhöhlen, 4 Schultergelenk, 5 Solarplexus, 6 Nieren, 7 Dünndarm

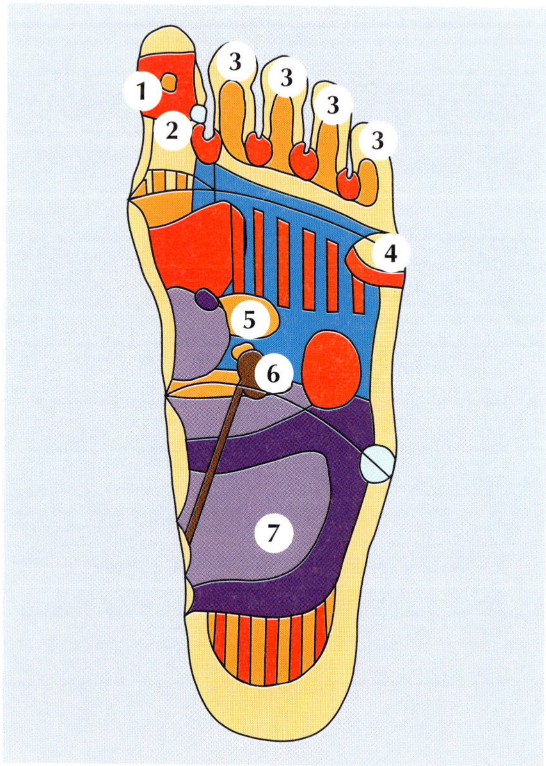

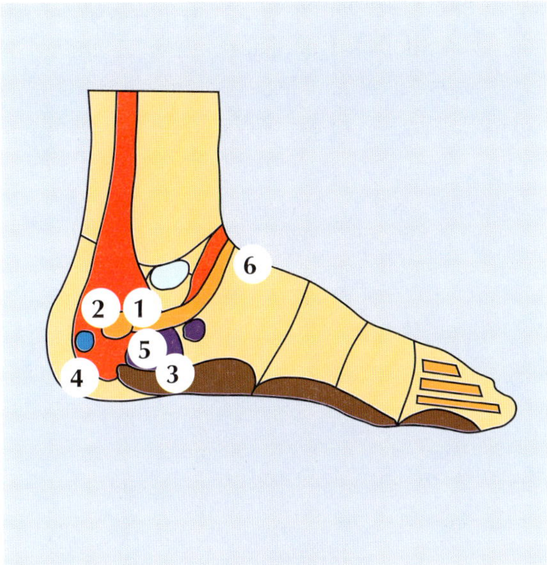

1 Gebärmutter, 2 Prostata, 3 Blase, 4 After, 5 Genitalien, 6 Eileiter

Was sich an den Fußaußenseiten findet

An den Außenseiten finden sich die Zonen von Eierstöcken, Hoden, ebenfalls der Lymphwege des Beckenraums, Muskeln der Oberschenkelaußenseite, Eileiter, Bauch- und Brustmuskulatur, Schultermuskulatur sowie von Schulter-, Ellenbogen- und Kniegelenken.

Was sich auf den Fußrücken findet

Auf beiden Fußrücken liegen die Zonen von Ohren, Mund-, Schilddrüse, Nasen- und Rachenraum, Bronchien, oberen Lymphwegen, Oberarm- und Bauchmuskulatur, Unterarmmuskulatur, Lymphknoten der Leistenbeuge sowie die Lymphzonen des Beckenbereichs (siehe Abbildung Seite 142).

AUSSAGEKRÄFTIGE FÜSSE

Die Füße bergen in sich nicht nur das verkleinerte Abbild der Körpers mit allen seinen Organen und Bereichen, sie spiegeln auch unser momentanes Befinden wider – zeigen also, wie man zu sich selbst »steht« – und geben Auskunft darüber, wie man in den vergangenen Jahren durch das Leben geschritten ist. Redensarten wie »jemanden wieder auf die Füße helfen«, »auf schwachem Fuß stehen« oder »mit beiden Füßen fest auf dem Boden stehen« geben den Zusammenhang zwischen dem Befinden eines Menschen und den Füßen sehr anschaulich wieder. Über die Füße sind die Menschen mit der Erde verbunden und nehmen Kontakt mit ihr auf. Darüber hinaus sind Füße natürlich Ausdruck der Beweglichkeit und der Vitalität.

Die vielen äußeren und inneren Einflüsse, die tagtäglich auf die Füße einwirken, werden in ihnen »gespeichert« und treten irgendwann in Form von Beschwerden und Störungen zutage.

EINHEIT VON MENSCH UND UMWELT

In China hat sich bereits vor über 1000 Jahren die Vorstellung geprägt, dass der Mensch mit einzelnen Körperregionen in Kontakt mit seiner Umwelt tritt:

- Der Kopf verbindet mit dem Himmel.
- Mit den Händen steht man untereinander durch gegenseitige Berührung in Verbindung.

Fußaußenseiten: 1 Hoden, 2 Ellenbogen, 3 Gesäßmuskulatur, 4 Bauchmuskulatur, 5 Knie

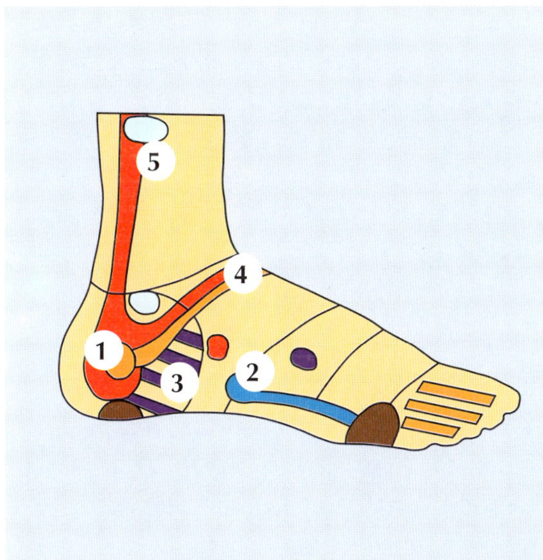

- Die Geschlechtsorgane tragen neues Leben in sich, das in die Außenwelt hinein geboren wird.
- Über den After hat man durch den Stoffwechselkreislauf Verbindung mit der Umwelt.
- Die Füße bilden den Kontakt zur Erde.

Obschon die Füße uns im wahrsten Sinne des Wortes zeitlebens durchs Leben tragen und uns über die Bewegung unser tägliches Handeln ermöglichen, werden sie in der Regel höchst stiefmütterlich behandelt und stark vernachlässigt. Zu enges und ungesundes Schuhwerk, das zudem meist kaum Luft an die Füße lässt, dauerhafte falsche Belastung, aber auch Bewegungsmangel und Laufen auf hartem Asphalt sowie zu wenig Pflege – den Füßen wird tagtäglich viel zugemutet. Man muss sich zum Teil wundern, dass sie ihre Aufgaben trotz dieser groben Behandlung so lange erfüllen, ohne Beschwerden zu verursachen. Je nach Dauer und Höhe der negativen Belastung können sich dann aber doch Störungen der Fußgesundheit einstellen, die sich manchmal auch deutlich in den Reflexzonen zu erkennen geben.

Beschwerden deuten stets auf einen geschwächten Allgemeinzustand hin. Im Zuge der Massage der Reflexzonen können während der Behandlung Störungen in den zugeordneten Organen und Körperteilen erkannt werden. Ausmaß und Verlauf dieser Beschwerden lassen sich daraus jedoch nicht ablesen. Von Bedeutung ist hier nur, dass Belastungen der Reflexzonen, die sich in der Regel durch Schmerzen beim Druck äußern, Hinweise auf organische Störungen ergeben können: Überforderung, Über- oder Unterfunktion eines Organs, angeborene Veranlagungen, Abnützungserscheinungen und vorangegangene Verletzungen sowie akute und chronische Krankheitsprozesse.

Das Ziel der Reflexzonenmassage ist nicht die Diagnose. Schmerzhafte Reaktionen sind nur Hinweise auf Zonenbelastungen. Über sie kann festgestellt werden, in welchen Körperregionen Störungen vorliegen. Art und Ausmaß der Beschwerden lassen sich daraus jedoch nie entnehmen.

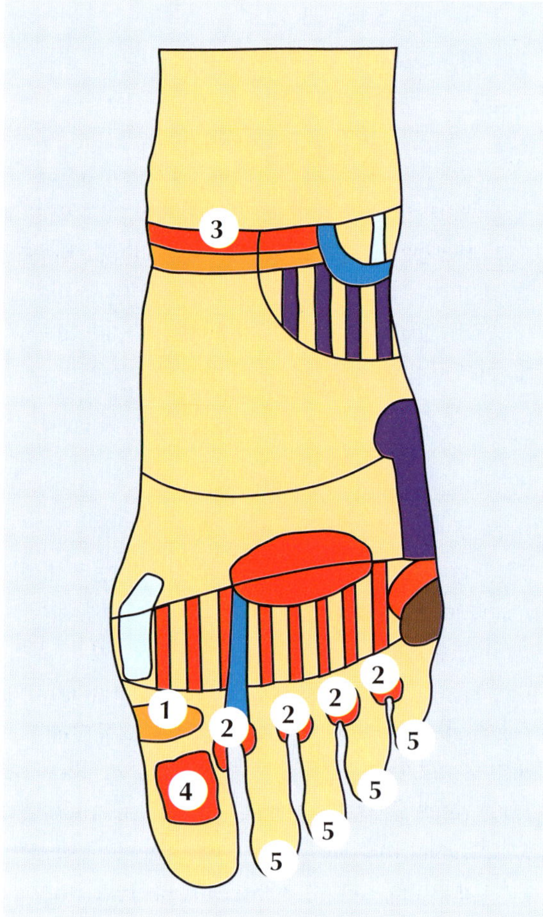

1 Schilddrüse, 2 Ohren, 3 Lymphknoten der Leiste, 4 Nasen- und Rachenraum, 5 Zähne

Ursachen von Fußbeschwerden

- Dauerhafte Überbelastung und Übermüdung
- Momentane Verletzungen
- Vererbte oder erworbene Missbildungen (Plattfüße, Spreizfüße)
- Durchblutungsstörungen (Krampfadern, Venenleiden)
- Rheumatische Erkrankungen
- Falsches, zu enges Schuhwerk

Das 1×1 der Reflexzonenmassage

Die Arbeit an den Reflexzonen steht jedem offen, der seine Gesundheit auf sanfte und natürliche Weise erhalten und durch regelmäßige Entspannung und Harmonisierung dafür sorgen möchte, dass sich Störungen im Energiefluss und damit im gesamten Befinden erst gar nicht entwickeln.

INDIVIDUELLE RHYTHMEN

Die Reflexzonenarbeit am Fuß stellt eine der wichtigsten und zugleich auch eine der einfachsten Möglichkeiten zur Gesundheitsvorsorge dar, weil sie ohne großen Aufwand selbst durchzuführen ist. Die vorbeugende Selbstmassage können und sollten Sie ein- bis zweimal wöchentlich durchführen. Alternativ können Sie auch mehrmals jährlich mit Reflexzonenmassagen »kuren«, indem Sie diese über einen Zeitraum von drei bis vier Wochen regelmäßig anwenden. Hierzu eignen sich besonders Frühjahr und Herbst, jene Jahreszeiten, in denen seit Generationen die jährlichen Reinigungs- und Entschlackungskuren mit Tees, Säften und Fastentagen durchgeführt werden. Die Reflexzonenmassage ergänzt diese Form der Gesundheitspflege sehr sinnvoll.

DER ARZT ENTSCHEIDET

Obwohl die Massage der Reflexzonen sehr wohl geeignet ist, Beschwerden an Organen und Körperteilen zu lindern oder zum Teil ganz zum Verschwinden zu bringen, sollte die Selbstbehandlung mit dieser Methode nur von Menschen ohne schwere Erkrankungen angewendet werden. Ihr Arzt oder Therapeut kann Ihnen zum selbstständigen Einsatz der Reflexzonentherapie als ergänzende Behandlung bei bestehenden Beschwerden »grünes Licht« und die erforderlichen Anleitungen geben. Handeln Sie also bei bereits bestehenden Gesundheitsstörungen nicht auf eigene Faust, sondern ziehen Sie einen Fachmann hinzu. Scheuen Sie sich nicht, von Ihrem Vorhaben zu sprechen, denn immer mehr Ärzte – auch schulmedizinisch orientierte – öffnen sich dieser altbewährten Heilmethode.

KEINE SELBSTDIAGNOSE

Erstellen Sie selbst keine Diagnosen. Falls Sie oder Ihr behandelter Partner bei der Massage einer Reflexzone Schmerzen empfinden, bedeutet dies noch nicht, dass das zugehörige Organ gestört oder gar erkrankt ist. Genauso kann es sein, dass diese Überempfindlichkeit einer Zone von einer momentanen Überbeanspruchung, von Ermüdung oder von einer vorangegangenen Verletzung am Fuß herrührt. Falls sich der Schmerz bei

Bei der Reflexzonenmassage gibt es keine Altersgrenze oder andere Kriterien, die gesunde Menschen von der Therapie ausschließen würden.

Späte Anerkennung: Einige tausend Jahre nach ihrer Entdeckung ist die Reflexzonenmassage auch bei uns üblich.

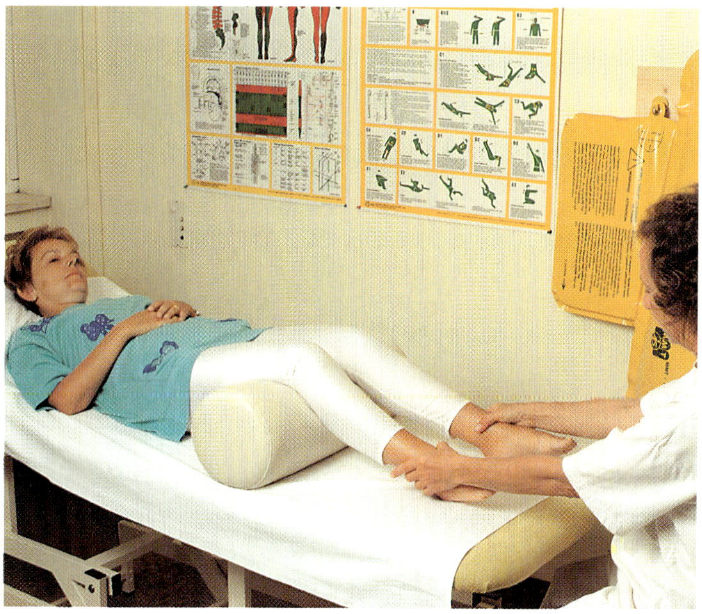

der Massage einer bestimmten Zone immer wieder einstellt und über längere Zeit bestehen bleibt, sollten Sie sicherheitshalber einen der Reflexzonentherapie gegenüber aufgeschlossenen Arzt zurate ziehen.

EIGENBEHANDLUNG UND PARTNERMASSAGE

Wenn Sie die Fußreflexzonenbehandlung gemeinsam mit einem Partner anwenden, haben Sie den Vorteil, dass Sie sich vollkommen entspannt den wohligen Effekten der Massage hingeben können. Bei der Selbstbehandlung ist dies nicht so gut möglich, wodurch die heilsamen Wirkungen der Fußreflexzonenmassage jedoch nicht geschmälert werden. Mit ein wenig Erfahrung in dieser Heilmethode lernen Sie, sich auch bei der Selbstmassage gut zu entspannen und zu lösen.

Führen Sie die Massage der Reflexzonen stets am ganzen Fuß durch, denn nur so erreichen Sie eine umfassende Harmonisierung des gesamten Organismus.

Eine bequeme, entspannte Haltung ist Voraussetzung für eine erfolgreiche Fußreflexzonenmassage.

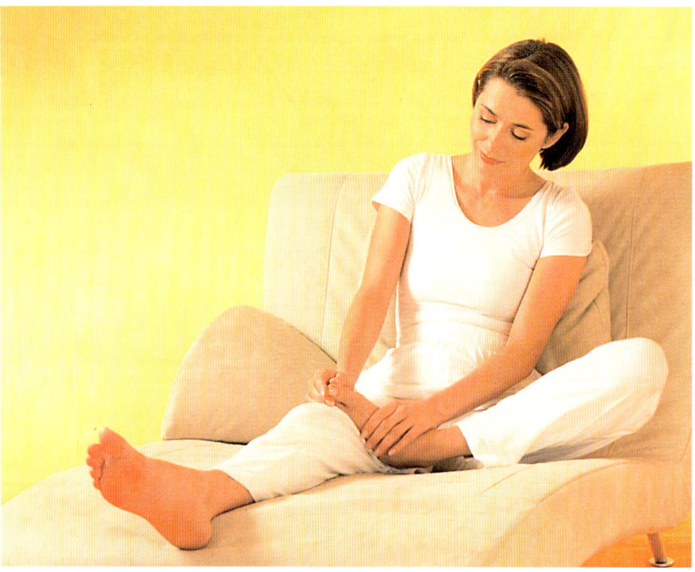

Wichtig für die Selbstmassage sind Gelenkigkeit und Beweglichkeit, so dass Sie in der Lage sind, Ihre Beine weit genug anzuwickeln und Ihren Fuß weit genug an den Körper heranzuziehen, um ohne Verspannungen und Anstrengung massieren zu können.

- Setzen Sie sich auf einen bequemen Stuhl mit gerader Rückenlehne ohne Armlehnen, um beim Massieren nicht behindert zu werden.
- Legen Sie den zu behandelnden Fuß über das Knie des anderen Beins, und ziehen Sie ihn mit beiden Händen an Ihren Körper heran (siehe Foto), aber nur so weit, wie es Ihnen ohne Anstrengungen und vor allem ohne Anspannung möglich ist.
- Massieren Sie bei der Selbstbehandlung noch langsamer als bei der Partnermassage, denn erfahrungsgemäß ermüdet man bei der Arbeit an sich selbst rascher.

Folgende Empfehlungen für die praktische Durchführung der Massage gelten sowohl für die Selbst- als auch für die Partnerbehandlung. Das Gleiche trifft für die Erläuterung der Grifftechniken zu.

Einige Behandlungsregeln

- Führen Sie die Massage in einem gut gelüfteten Raum durch, der jedoch nicht zu kalt sein sollte.
- Tragen Sie bequeme, warme Kleidung, die Sie nicht einengt. Gürtel und enge Hosenbünde sollten Sie vermeiden.
- Biegen Sie Ihre Knie bei der Selbstmassage nicht zu sehr ab, damit es nicht zu Spannungen in den Kniegelenken und zu Blockierungen des Energieflusses kommt. Genau diese wollen Sie ja abbauen.
- Zur Partnerbehandlung legt sich der zu Behandelnde auf eine Massageliege; falls nicht vorhanden, eignet sich auch ein höheres Bett oder ein Liegesessel. Die Knie sollten nicht herunterhängen oder durchgedrückt sein – legen Sie am besten eine Nackenrolle oder ein zusammengerolltes Handtuch unter die Kniekehlen.

- Blickkontakt ist wichtig bei der Partnerbehandlung, denn so können Sie schnell auf Änderungen in der Mimik des Behandelten reagieren, die auf Wohlsein oder auf Schmerz hindeuten.
- Wenn Sie möchten, können Sie leise, entspannende Musik bei der Massage hören; auch Sprechen während der Partnerbehandlung ist kein Problem – im Gegenteil ist es sogar wichtig, um Fragen oder Empfindungen auszutauschen.
- Wenn Sie wenig Zeit haben und ein Termin Sie drängt, sollten Sie auf die Massage verzichten und sie besser zu einem späteren Zeitpunkt durchführen. Zeitdruck behindert die Entspannung und die Harmonisierung des Energieflusses – Sie bringen sich so also um den eigentlichen Sinn und Zweck der Fußreflexzonenmassage.
- Verwenden Sie zur Massage keine Öle oder Cremes, denn dadurch wird der direkte Hautkontakt gestört, und Sie gleiten leichter von der Haut ab. Nach der Massage empfiehlt sich dagegen die Einreibung der Füße mit pflegenden Hautölen und -cremes.
- Massieren Sie immer sehr behutsam und vorsichtig. Nichts darf wehtun. Die besten Erfolge erzielen Sie bei der Fußreflexzonenmassage – wie auch bei allen anderen Massageformen – über Entspannung und Wohlbefinden.

KRÄFTIGE HÄNDE, LOCKERER FUSS

Bei der Massage der Fußreflexzonen haben stets beide Hände zu tun: Die eine stützt, die andere massiert. Der Daumen der massierenden Hand nimmt dabei eine Sonderrolle wahr, denn er stellt den Hauptkontakt zum Fuß her, über den die Massageimpulse an die Reflexzonen weitergegeben werden. Wichtig ist hier auch ein lockerer Fuß; er sollte nie starr und fest, sondern weich und beweglich in der stützenden Hand liegen. Zum Massieren tastet sich die Daumenkuppe vorsichtig in das Fußgewebe vor und gleitet wieder zurück – vergleichbar den Bewegungen einer kleinen Raupe. Während der gesamten Behandlung sollte der Daumen locker und beweglich bleiben und nie in seinen Gelenken vollkommen abgewinkelt werden.

AKTIV UND PASSIV

Um dem Wechsel zwischen Spannung und Entspannung während der Massage gerecht zu werden, gibt es eine aktive und eine passive Phase in den Bewegungen: In der aktiven Phase liegt die Daumenkuppe mit leichten Druck am Fuß und dringt sanft und vorsichtig in das Gewebe ein.

Gönnen Sie sich mindestens einmal im Monat eine Partnerbehandlung. Dabei können gestörte Energien leichter ausgeglichen werden.

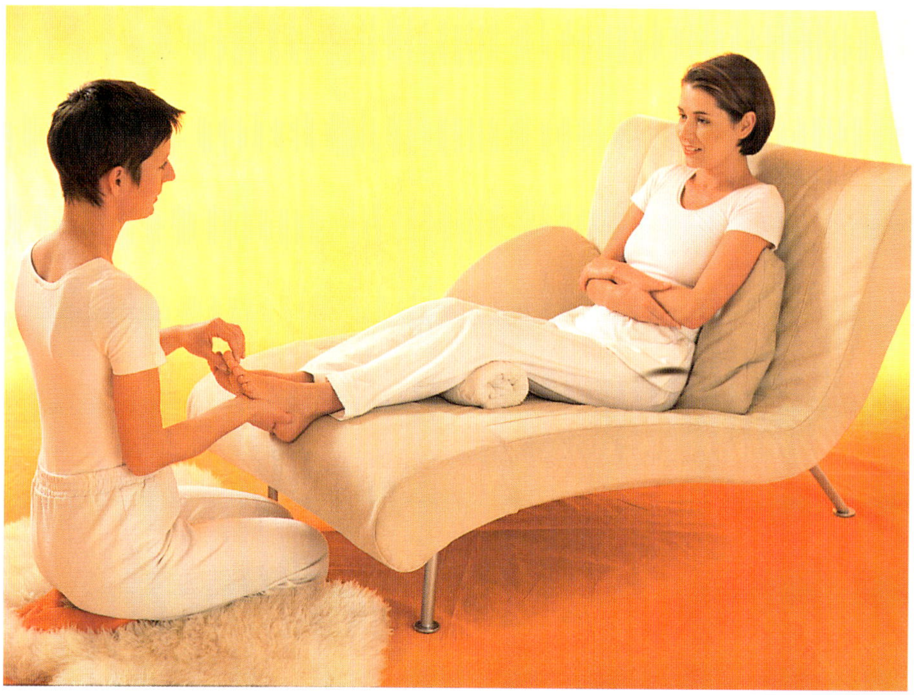

Danach gleitet der Daumen, bevor er rechtwinklig abknickt, durch Nachlassen der Spannung in seine ursprüngliche Lage zurück. Während dieser passiven Phase bewegt sich die massierende Hand ein klein wenig vorwärts (siehe Abbildung unten).
Im Wechsel von aktiver und passiver Phase sollte der Kontakt der Hand zum Fuß jedoch nie unterbrochen werden, denn dieser gleichmäßige Bewegungsrhythmus ist von großer Bedeutung für die Harmonisierung der Energien. Zu Anfang mag Ihnen dieser Massagegriff ungewöhnlich erscheinen. Haben Sie etwas Geduld, denn es dauert eine Weile, bis Sie und Ihr Daumen sich an dieses neue Bewegungsmuster gewöhnt haben. Sie werden jedoch bald zu Ihrem ganz eigenen Bewegungsrhythmus und Tempo finden.

Achten Sie auf einen direkten und ununterbrochenen Kontakt zwischen Hand und Fuß.

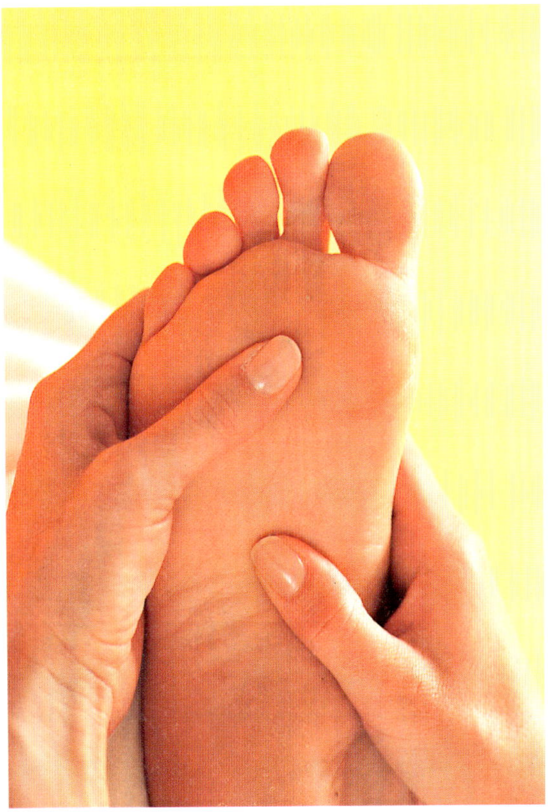

AKTIVIEREN UND BERUHIGEN

Normalerweise setzt man den aktivierenden Massagegriff wie gerade beschrieben ein, um die behandelte Reflexzone zu tonisieren und über diesen Impuls das zugeordnete Organ oder den zugeordneten Körperteil energetisch zu harmonisieren und die Selbstheilungskräfte anzuregen. In seltenen Fällen treten während der Massage Schmerzen und Befindlichkeitsstörungen auf. Dann kommt der beruhigende Arbeitsgriff zum Zug, bei dem Sie mit der Daumenkuppe unter gleichbleibendem, festem Druck so lange auf der schmerzenden Reflexzone verweilen, bis der Schmerz verschwunden ist. Sie oder Ihr Partner sollten dann nur noch den Druck des Daumens spüren. Diese sedierende Massagetechnik findet vor allem bei einfachen, akuten Alltagsbeschwerden wie Nackenverspannungen oder leichten Kopfschmerzen Anwendung.

HILFSMITTEL – JA ODER NEIN?

Im Gegensatz zu sonst üblichen Massagen von Muskeln und Gewebe werden bei der Reflexzonenmassage keine Massageöle verwendet. Sie sind überflüssig und können in einigen Fällen die Wirkung sogar behindern. Erst nach Beendigung der Massage sollten Sie Ihre Füße mit einem reichhaltigen, durchblutungsfördernden Hautfunktionsöl oder einer Salbe verwöhnen. Achten Sie dabei darauf, dass die verwendeten Pflegemittel vollkommen frei von chemischen Zusatzstoffen sowie Konservierungsmitteln sind und ausschließlich aus pflanzlichen Wirkstoffen bestehen.
Zur Massage der Fußreflexzonen ist inzwischen vielerlei technisches Hilfsgerät erhältlich: Rollen, Kugeln, Matten und Platten unterschiedlicher Form und Materialien. Sie sollen, zur Selbsthilfe eingesetzt, die Hand bei der Reflexzonenmassage ersetzen oder zumindest unterstützen. Dies ist nicht der Fall: Die wohl tuenden Effekte durch die Berührung und die Massage der menschlichen

Hand, die warm und gut durchblutet mit sanftem Griff behandelt, kann durch technische Hilfsmittel nicht ersetzt werden. Die Massage mit solchen Hilfsmitteln untergräbt die Möglichkeit der individuellen Dosierung des Drucks, sie läuft viel zu schematisch ab und kann nur ganz oberflächliche Wirkungen erzielen. Eine gezielte, einfühlende und auf die eigenen Bedürfnisse abgestimmte Massage wird dadurch nicht erreicht. Deshalb sollten Sie vom Einsatz solcher Geräte absehen.

DIE DAUER DER BEHANDLUNG

Sie sollten mindestens einmal pro Woche massieren, um in den vollen Genuss der gesundheitserhaltenden und die Selbstheilungskräfte aktivierenden Wirkungen zu kommen. Für eine vollständige Behandlung der Reflexzonen am Fuß müssen Sie etwa eine Stunde Zeit einplanen. Massieren Sie deutlich länger, besteht die Gefahr einer Überreizung der Zonen, bei sehr viel kürzerer Behandlungszeit sind die Reize hingegen oft zu ungenügend, um ihre volle Wirkung zu entfalten.

Nach jeder Massage sollten Sie den Fuß ausstreichen – das entspannt und beruhigt.

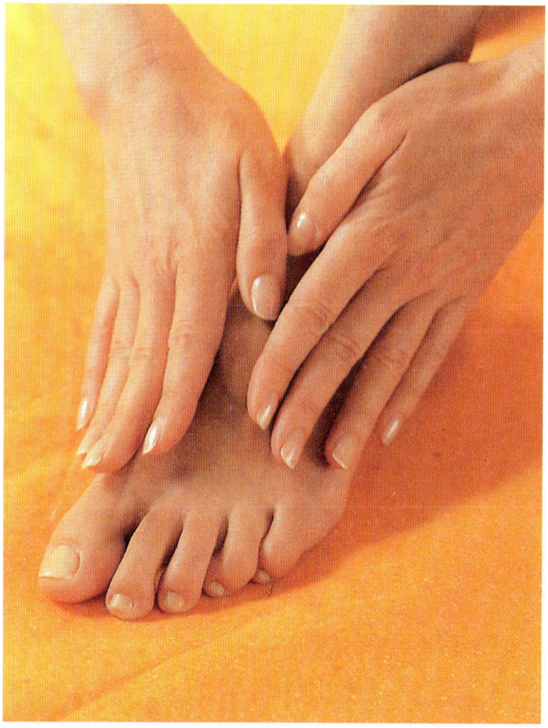

SO MASSIEREN SIE RICHTIG

- Massieren Sie mit beiden Daumen, und zwar von Anfang an, damit Ihnen die anfangs meist noch gewöhnungsbedürftige Grifftechnik beidhändig »in Fleisch und Blut« übergeht. Durch den wechselseitigen Einsatz beider Daumen lässt sich auch eine einseitige Überbeanspruchung vermeiden.
- Seien Sie nicht zu ungeduldig beim Einüben der Massagetechnik – das für Sie stimmige Tempo, die passende Druckintensität und der richtige Rhythmus ergeben sich nach kurzer Zeit von selbst.
- Beginnen Sie die Behandlung immer am rechten Fuß, denn er steht für die Gegenwart, für die augenblickliche Verfassung; der linke Fuß hingegen verkörpert das Vergangene und das im Gefühlsbereich Verborgene.
- Vor und nach der Massage sollten Sie beide Füße ausstreichen, indem Sie mit der einen Handfläche an der Innenseite des Fußes zart von den Zehen zur Ferse streichen und gleichzeitig mit der anderen Handfläche an der Außenseite des Fußes von der Ferse zu den Zehen streichen. Dieses Ausstreichen, das Sie nach der Massage einer jeden Zone durchführen sollten, unterstützt und folgt dem natürlichen Energiefluss in den Füßen.

GRENZEN DER REFLEXZONENMASSAGE

Die Massage der Reflexzonen hat auch ihre Grenzen, die sorgfältiger Beachtung und Einhaltung bedürfen. So gibt es bestimmte Grunderkrankungen und momentane Gesundheitsstörungen, die ihren Einsatz verbieten. Bei folgenden Erkrankungen und Leiden darf die Reflexzonenmassage zu keiner Zeit eingesetzt werden:

- Bei offenen Geschwüren, Entzündungen, Fußpilz, Krampfadern und anderen Verletzungen oder Gesundheitsstörungen, die eine direkte Behandlung am Fuß verhindern
- Bei schweren Herz-Kreislauf-Problemen (starker Bluthochdruck etc.)
- Bei schweren Infektionen und bei Beschwerden, die mit hohem Fieber einhergehen
- Bei Entzündungen im Bereich der Venen oder der Lymphgefäße
- Bei allen Erkrankungen, die eine Operation nötig machen
- Bei starken und wiederkehrenden depressiven Verstimmungen
- Bei Risikoschwangerschaften

Werdende Mütter sollten generell mit ihrem Arzt abklären, ob eine Massage der Reflexzonen anzuraten und im Sinne der Steigerung des Wohlbefindens von Mutter und Kind ist. In der Regel spricht nichts dagegen. Aber Sie müssen unbedingt darauf achten, dass Sie bei der Massage die Zonen der Beckenorgane aussparen.

RICHTIGES VERHALTEN BEI HEFTIGEN REAKTIONEN

Während der Massage der Reflexzonen kann es in seltenen Fällen zu unvorhergesehenen Reaktionen kommen, wie Schmerzen, Unruhe, Nervosität oder Kältegefühl. In solchen Fällen hilft Folgendes:

- Stechende oder ziehende Schmerzen sind Signale dafür, dass diese Zone blockiert und deshalb besonders empfindlich ist. Wenden Sie in diesem Fall umgehend die sedierende Massage an (siehe Seite 146), das kann die Schmerzen lindern.
- Werden Ihre oder die Füße des Partner im Verlauf der Massage feucht und trocknen länger nicht mehr, deutet dies auf eine nervöse Anspannung hin. Auch andere Zeichen wie schnelles Atmen und schneller Puls weisen darauf hin. Unterbrechen Sie dann die Behandlung, und wenden Sie zwischendurch den Spezialgriff an der Sonnengeflechtszone an (siehe Seite 153). Sobald Sie oder Ihr Partner wieder zur Ruhe gefunden haben und sich auch die Haut wieder trockener anfühlt, fahren Sie mit der Massage fort.
- Gegen Kälteempfindungen hilft das Auflegen von warmen Wolldecken (eventuell erwärmen Sie diese zuvor bereits auf der Heizung).

Machen Sie sich beim Behandeln bewusst, dass Ihnen mit der Massage ein großes Potenzial zur Verfügung steht, das einen sorgfältigen Umgang erfordert.

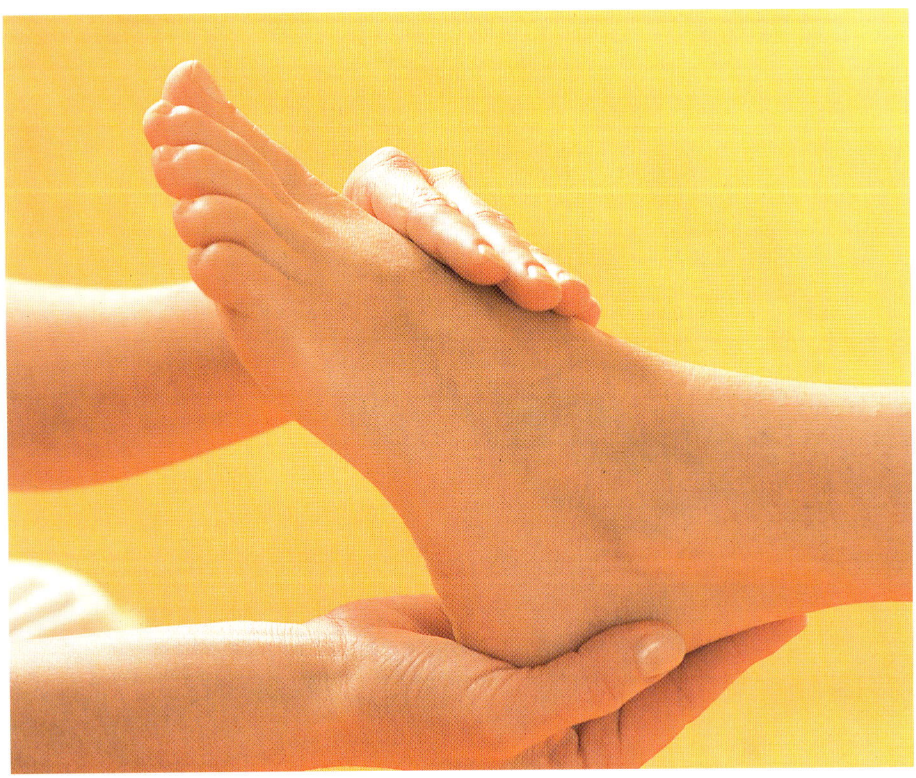

Die Massage der einzelnen Zonen

Auf den folgenden Seiten finden Sie einen kurzen Überblick darüber, wie und in welcher Reihenfolge Sie die einzelnen Reflexzonen an den Füßen – das Spiegelbild des Körpers – massieren. Der gesamte Massagezyklus, also die Behandlung aller genannter Zonen, beansprucht etwa eine Stunde. Bevor Sie beginnen, sollten Sie sich noch einmal die allgemeinen Empfehlungen zur Behandlung sowie den genauen Ablauf des Massagegriffs ins Gedächtnis rufen. Denken Sie auch an das Ausstreichen nach dem Massieren jeder einzelnen Zone.

KOPFZONEN

Die Kopfzonen befinden sich in beiden Füßen in den Zehen, und zwar links an der Linie des Großzehengrundgelenkes. Dabei nehmen die beiden großen Zehen eine Sonderstellung ein, denn sie sind das nochmalige verkleinerte Abbild des gesamten Kopfbereichs. Die Zehen stellen das größere Abbild des Kopfes dar. Die Oberseiten der großen Zehen entsprechen dem Gesicht – Mundhöhle, Nasen- und Rachenraum –, ihre Unterseiten, die Großzehenbeeren, stehen für die Hinterseite des Kopfes. Am zweiten und dritten Zeh liegen die Zonen der Augen, am vierten und letzten die der Ohren. Die Hirnanhangsdrüse lässt sich durch Massage der Großzehenbeere beeinflussen.

Heilanzeigen

Die Reflexzonenmassage der Kopfzonen kann folgende Störungen lindern:

- Nebenhöhlenprobleme, leichter Schnupfen und Halsschmerzen, Heiserkeit – Aktivieren der Zonen von Mundhöhle, Nasen- und Rachenraum
- Kurzsichtigkeit – stärkeres Aktivieren der zweiten Zehen
- Weitsichtigkeit – stärkeres Aktivieren der dritten Zehen
- Hormonstörungen, Periodenbeschwerden, Konzentrationsstörungen – Aktivieren der Großzehenbeere
- Kopfschmerzen – Aktivieren aller Kopfzonen

Ablauf der Massage

- Die Behandlung der Kopfzonen beginnt am rechten Fuß an der großen Zehe. Dann behandeln Sie der Reihe nach die Zehen bis zur kleinen Zehe – massieren Sie alle von oben, von unten und von beiden Seiten, am besten mit Daumen und Zeigefinger.
- Zur Massage der Zehenseiten empfiehlt es sich, die Zehen mit dem Daumen der anderen Hand zu unterstützen.
- Massieren Sie in dieser Weise an der großen Zehe den Gehirnbereich, an der zweiten und dritten die Zonen der Augen, an der vierten und letzten Zehe die Zonen der Ohren.
- Dann kommt die Zone der Mundhöhle und des Nasen-Rachen-Raumes an der Großzehe an die Rei-

Massieren Sie in dieser Reihenfolge: Großhirnbereich (1), Kleinhirn (2), Mundhöhle (ohne Abbildung), Hypophyse (3).

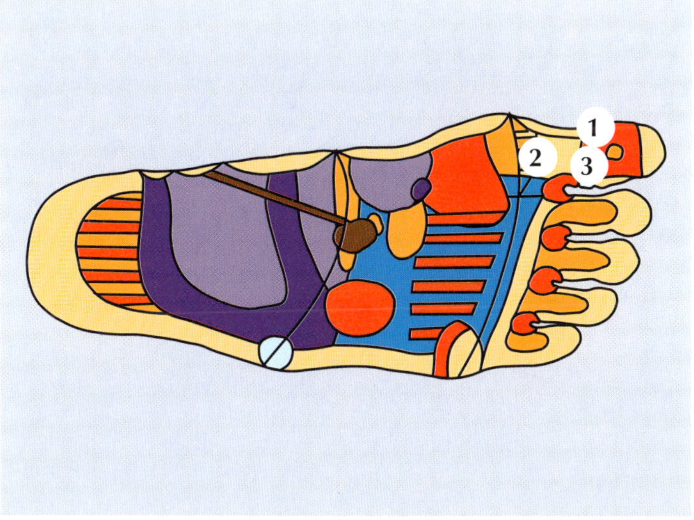

he; sie erstreckt sich vom Zehennagel bis zum Grundgelenk.

- Als nächstes massieren Sie die Hypophysenzone an der Großzehenbeere. Dazu legen Sie die Daumenkuppe ins Zentrum der Großzehenbeere und lassen den Daumen leicht kreisen.
- Danach massieren Sie die Kopfzonen des linken Fußes in der gleichen Weise.

Die Wirbelsäulenzone an den Füßen entspricht in ihrem Verlauf ziemlich genau der Form der Wirbelsäule.

ZONEN DER WIRBELSÄULE

Die Zonen der Wirbelsäule liegen an beiden Füßen an der Innenseite: Die Halswirbelzone geht vom ersten Gelenk bis zum Grundgelenk der großen Zehe. Die Brustwirbelzone reicht von dort bis zu einem Knochenvorsprung, dem Kahnbein. Die Lendenwirbelzone reicht bis unterhalb des Innenknöchels. Dahinter liegt die Zone von Kreuz- und Steißbein.

Die Wirbelsäulenzone verläuft an der Fußinnenseite, vom Großzehengrundgelenk bis zum hinteren Mittelfußbereich.

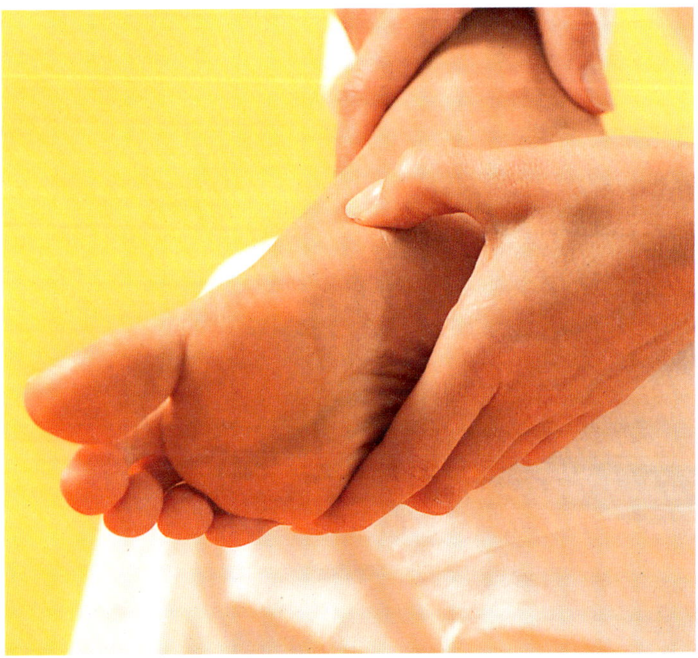

Heilanzeigen

Die Reflexzonenmassage der Zonen der Wirbelsäule kann folgende Störungen lindern:

- Verspannungen, Blockaden, Schmerzen im Bereich der Wirbelsäule
- Sedieren aller Zonen der Wirbelsäule

Ablauf der Massage

- Bei dieser Massage, wieder am rechten Fuß beginnend, dient die rechte Hand als Stützhand, die linke als Massagehand. Massieren Sie mit dem linken Daumen von der großen Zehe weg entlang der Reflexzone in Richtung Ferse. Wiederholen Sie dies 1- bis 2-mal.
- Dann nehmen Sie den Fuß in die linke Hand, fassen ihn eine Handbreit oberhalb des Knöchels und massieren von der Ferse ab in Richtung große Zehe. Ebenfalls 1- bis 2-mal wiederholen.
- Wenn Sie von der Ferse aus Richtung große Zehe massieren, spüren Sie etwa in der Mitte der Strecke deutlich einen Knochenvorsprung – das Kahnbein. Hier verweilen Sie eine Zeit lang mit Ihrem Daumen, bevor Sie weiter massieren.
- Massieren Sie in der beschriebenen Weise jeweils etwa 5-mal an der Wirbelsäulenzone entlang von den großen Zehen zur Ferse und wieder zurück. Anschließend gehen Sie zum linken Fuß über.

ZONEN VON SCHULTERGÜRTEL UND NACKEN

Die Zonen des Schultergürtels liegen entlang der Linie der Zehengrundgelenke auf der Fußsohle sowie am Fußrücken. Die Nackenzonen finden Sie auf der Fußsohle am Grundgelenk der großen Zehe.

Heilanzeigen

Die Reflexzonenmassage der Schulter- und Nackenzonen kann folgende Störungen lindern:

- Akute Verspannungsschmerzen an Schultern und im Nacken – Sedieren dieser Zonen

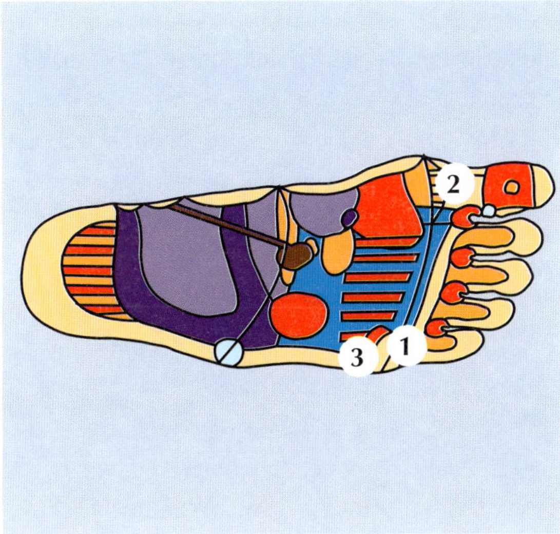

Massieren Sie in dieser Reihenfolge: Kleinzehen- (1), Großzehengrundgelenk (2), Nackenzone (3).

- Kopfschmerzen durch Verspannungen in diesem Bereich – regelmäßiges Sedieren dieser Zonen

Ablauf der Massage

- Massieren Sie am rechten Fuß beginnend vom Kleinzehengrundgelenk vor bis zum Großzehengrundgelenk; abwechselnd auf der Fußsohle und auf dem Fußrücken (siehe Abb. oben).
- Dann massieren Sie die Nackenzone am Grundgelenk der großen Zehe von der Innenseite des Fußes ausgehend bis zur zweiten Zehe.
- Die Schultergürtel- und Nackenzonen am linken Fuß massieren Sie genauso.

ZONEN DER OBEREN LYMPHBAHNEN

Diese Reflexzonen liegen zwischen den Zehen.

Einzelne Heilanzeigen

Die Reflexzonenmassage der Zonen der oberen Lymphbahnen kann folgende Störungen lindern:

- Aktivierung des Abwehrsystems – Aktivieren aller Zonen
- Kopfschmerzen – Aktivieren aller Zonen
- Asthma, Heuschnupfen – sanftes Aktivieren der Zwischenräume von zweiten und dritten Zehen sowie von dritten und vierten Zehen

Ablauf der Massage

- Zur Massage der Lymphzonen werden Daumen und Zeigefinger zugleich eingesetzt. Beginnen Sie am rechten Fuß, und massieren Sie jeden Zehenzwischenraum jeweils 3-mal, indem Sie mit einem Zangengriff von Daumen (auf der Fußsohle) und Zeigefinger (oben) entlang der Mittelfußknochen vor zu den Zehennägeln streifen.

Bei der Massage der Lymphzonen werden Sie Schmerzen verspüren. Das ist normal und liegt an der hohen Belastung des Lymphsystems.

- Massieren Sie danach den linken Fuß in der gleichen Weise.

ATEMWEGSZONEN

Die Reflexzonen der Atemwege liegen in den Furchen zwischen den Mittelfußknochen, die der Luft-

Die Lymphzonen an Fußunter- und -oberseite werden mit dem Zangengriff massiert (siehe auch Abb. S. 152 unten).

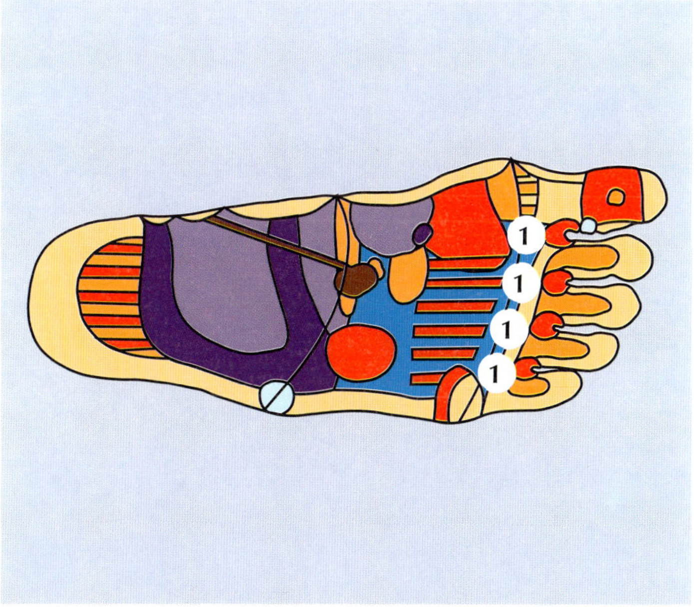

röhre zwischen dem ersten und zweiten Mittelfußknochen, die Zonen der Bronchien liegen in den restlichen Furchen. Die Lungenzonen finden Sie an der Fußsohle sowie am Fußrücken im Mittelfuß.

Heilanzeigen

Die Reflexzonenmassage der Atemwegszonen kann folgende Störungen lindern:

- Krampfhusten und Asthmaanfall – starkes Aktivieren der Luftröhrenzonen an beiden Füßen gleichzeitig mit Daumen und Zeigefinger
- Verspannungen, Atembeschwerden und Schmerzen im Bereich der Atemwege – gleiche Behandlung wie bei Krampfhusten

Ablauf der Massage

- Arbeiten Sie beginnend am rechten Fuß mit dem Daumen die einzelnen Mittelzehenfurchen durch. Massieren Sie dabei jeweils von den Zehengrundgelenken vor in Richtung Fußgelenk.
- Danach massieren Sie die Lungenzone; zuerst am Fußrücken, dann auf der Fußsohle, jeweils in Richtung Fußmitte.

Die Reflexzonen zur Behandlung der Atemwege liegen am Fußballen innen (Lungenzone) und außen (Luftröhre/Bronchien).

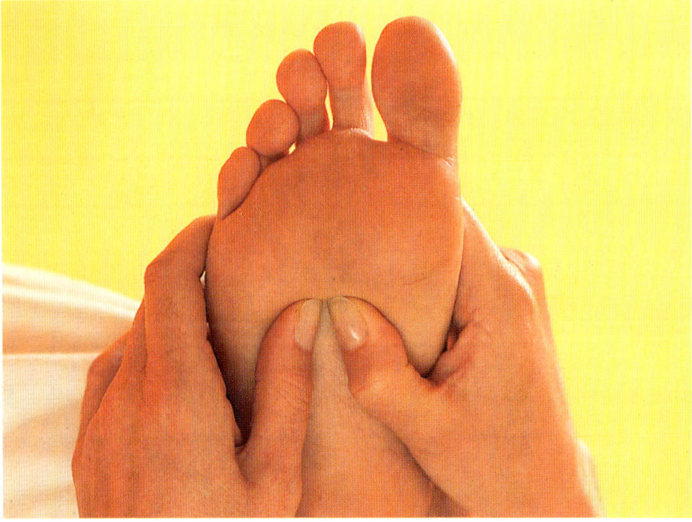

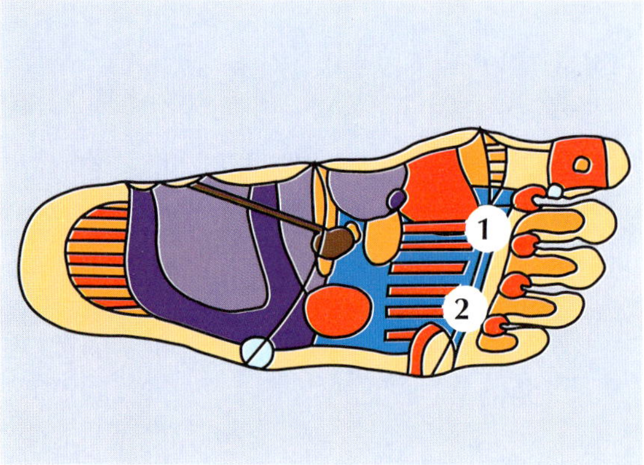

Zusätzlich zur Lungenzone (1) können Sie die Luftröhren-/Bronchienzone (2) massieren.

HERZ- UND KREISLAUFZONEN

Die Herzzone liegt an der linke Fußsohle unter den Zehengrundgelenken vom zweiten, dritten und vierten Zeh. Die Kreislaufzonen finden Sie in den Furchen zwischen den Mittelfußknochen auf beiden Fußrücken.

Heilanzeigen

Die Reflexzonenmassage der Herz- und Kreislaufzonen kann folgende Störungen lindern:

- Blutdruckprobleme (zu hoch oder zu niedrig) – Spezialgriff am Fußrücken, bei dem Sie mit einem leichten Zangengriff entlang der Furchen der Mittelfußknochen in Richtung der Zehenzwischenräume streifen
- Kreislaufstörungen – wie Blutdruckprobleme

Ablauf der Massage

- Massieren Sie einige Male sanft über die Herzzone; von der kleinen Zehe zur Fußmitte hin.
- Am rechten Fußrücken streifen Sie mit leichtem Zangengriff entlang der Furchen der Mittelfußknochen vor zu den Zehenzwischenräumen, um den Kreislauf und den Blutdruck zu harmonisieren.
- Den linken Fußrücken anschließend in der gleichen Weise massieren.

ZONEN VON SONNENGEFLECHT (SOLARPLEXUS) UND ZWERCHFELL

Die Zonen von Sonnengeflecht und Zwerchfell verlaufen in einem Bogen unterhalb des Quergewölbes auf beiden Fußsohlen. Die Massage des wichtigen Nervenzentrums Solarplexus (am Körper liegt es am Bauch oberhalb der Magengrube) beschränkt sich jedoch auf eine kleine Region direkt unterhalb des Ballens.

Heilanzeigen

Die Reflexzonenmassage der Zonen von Sonnengeflecht und Zwerchfell kann folgende Störungen lindern:

- Stress, Nervosität, Schlafstörungen, innere Unruhe, Ängste – Aktivieren der Zonen von Sonnengeflecht und Zwerchfell

Ablauf der Massage

- Beginnen Sie am rechten Fuß mit dem linken Daumen die Zone des Zwerchfells (der Bogen unter dem Quergewölbe) zu massieren; von der Außenseite hin zur Fußmitte. Einige Male Wiederholen.

Der Druckpunkt für das Sonnengeflecht liegt zentral am geometrischen Fußmittelpunkt.

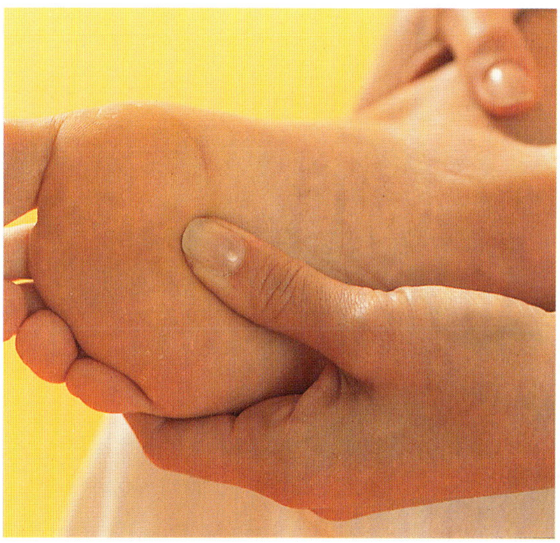

- Danach massieren Sie die Zwerchfellzone wie beschrieben am linken Fuß.
- Ein besonderer Griff: Legen Sie dazu Ihre beiden Daumenkuppen ohne festen Druck in die Grübchen unter dem Fußballen (bei Partnerbehandlung an beiden Füßen zugleich, bei Selbstbehandlung erst rechts, dann links). Die restlichen Finger liegen leicht auf dem Fußrücken und halten die Füße. Am besten verkreuzen Sie dazu die Arme.
- Entspannen Sie sich auch selbst bei diesem Griff so gut wie möglich, und verweilen Sie für 6 bis 8 Minuten in dieser Stellung. Konzentrieren Sie sich auf Ihre Atmung.

ZONEN DER VERDAUUNGSORGANE

Diese Reflexzonen befinden sich an der Fußsohle: die der Speiseröhre an beiden Füßen in der ersten Furche der Mittelfußknochen; die des Magens

Massage der Herz- und Kreislaufzonen: Beginnen Sie mit der Herzzone (1), und fahren Sie mit der Kreislaufzone (2) fort.

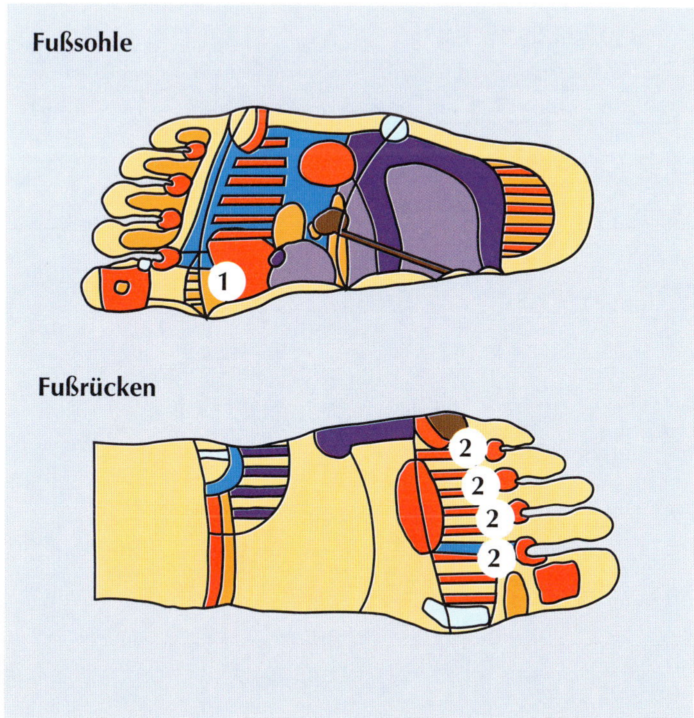

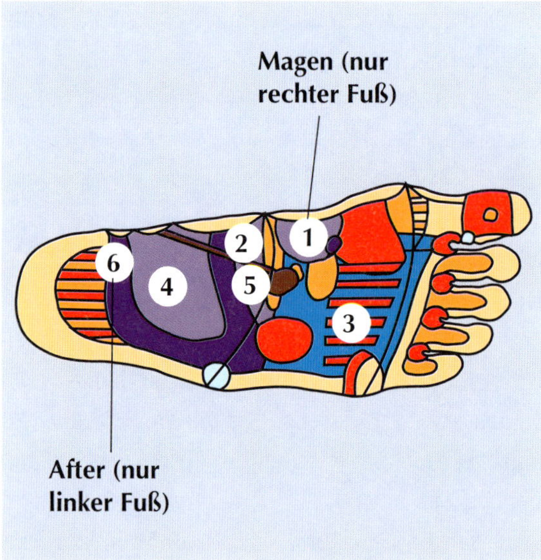

2 Zwölffingerdarmzone, 3 Leber- und Gallenblasenzone, 4 Dünndarmzone, 5 Dickdarmzone.

gleich unter dem Ballen der großen Zehe; direkt darunter liegt die Zone des Zwölffingerdarms. Die Leberzone liegt am rechten Fuß im Bereich der Mittelfußknochen; die Zone der Gallenblase finden Sie ebenfalls an der rechten Fußsohle zwischen drittem und fünftem Mittelfußknochen. Die Reflexzonen des Darms befinden sich im unteren Drittel der beiden Fußsohlen. Die Mastdarmzone liegt an beiden Fußinnenseiten unterhalb des Knöchels; direkt über ihnen finden Sie die Zone des Afters.

Bei dem Verdacht auf ein Magengeschwür dürfen Sie die Magenzone keinesfalls aktivieren.

Heilanzeigen

Die Reflexzonenmassage der Zonen der Verdauungsorgane kann folgende Störungen lindern:

- Reizmagen, Magenschleimhautentzündung – nur Sedieren der Magenzonen für jeweils 10 Sekunden
- Mangelnde Magensäurebildung – Aktivieren der Magenzonen
- Müdigkeit, Abgespanntheit – längeres Aktivieren der Leberzone
- Durchfall, Verstopfung – Aktivieren der Darmzonen
- Hämorrhoiden – Sedieren der Afterzonen
- Verdauungsstörungen, nervöse Reizzustände des Darms – Sedieren der Darmzonen

Ablauf der Massage

- Massieren Sie beginnend am rechten Fuß die Magenzone von der Fußinnenseite in Richtung Fußmitte. Anschließend bearbeiten Sie die Zone des Zwölffingerdarms, die direkt darunter liegt.
- Danach massieren Sie diese beiden Zonen am linken Fuß.
- Nun massieren Sie am rechten Fuß mit der linken Hand die Leber- und die Gallenblasenzone und zwar jeweils von der Fußaußenseite hin zur Fußmitte für je 2 Minuten.
- Jetzt massieren Sie zuerst am rechten, dann am linken Fuß die Zonen des Dünndarms von der Fußinnen bis hin zur Fußaußenseite.
- Danach massieren Sie die Dickdarmzone am rechten Fuß und wechseln dann auf den linken Fuß über.
- An der linken Fußinnenseite behandeln Sie zuletzt die Mastdarm- und Afterzonen. Danach kommt der rechte Fuß an die Reihe.

HARNWEGS- UND NIERENZONEN

Die Zonen der Nieren finden Sie an beiden Füßen etwa in der Mitte des Fußsohlengewölbes. Die Zonen der beiden Harnleiter finden Sie ebenfalls an beiden Fußsohlen, gleich an die Nierenzonen anschließend an der Sehne Richtung Ferse hin verlaufend. Diese Sehne können Sie ganz deutlich ertasten, wenn Sie die große Zehe strecken. Die Reflexzone der Blase liegt an der Fußinnenseite vor der Ferse, die Zone des Blasenschließmuskels findet sich direkt dahinter, in Richtung Ferse.

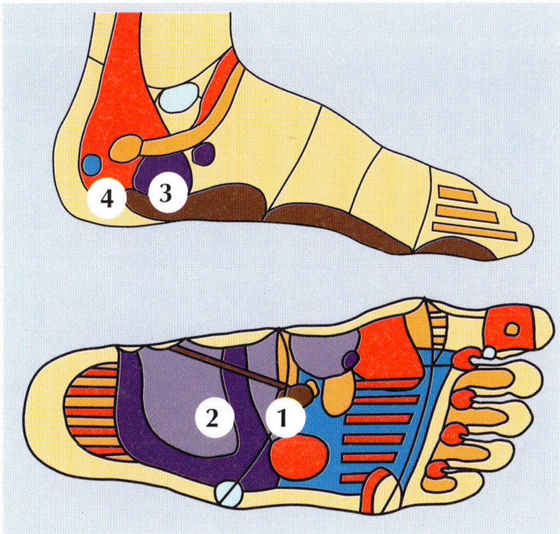

1 Nierenzone, 2 Harnleiterzone, 3 Blasenzone, 4 Blasenschließmuskelzone.

Heilanzeigen

Die Reflexzonenmassage der Harnwegs- und Nierenzonen kann folgende Störungen lindern:

- Nierengries – sanftes Aktivieren der Nierenzonen
- Harnträufeln – Aktivieren der Blasenschließmuskelzone
- Harnverhalten – Sedieren der Blasenschließmuskelzone
- Bettnässen – Aktivieren der Blasenschließmuskelzone

Ablauf der Massage

- Massieren Sie die Nierenzone am rechten Fuß mit dem rechten Daumen sanft und rhythmisch. Die linke Hand dient als Stützhand. Danach behandeln Sie, ausgehend von den Nierenzonen, mit dem linken Daumen die Harnleiterzonen bis zur Blasenzone.
- Die Blasenzone sowie die Blasenschließmuskelzone des rechten Fußes massieren Sie behutsam von der Fußsohle aus in Richtung Fußknöchel.
- Nun wiederholen Sie die Massage in allen Schritten am linken Fuß.

DIE ZONEN DER INNERSEKRETORISCHEN DRÜSEN

Die Zone der Schilddrüse liegt auf beiden Fußballen am Grundgelenk der großen Zehen. Die Bauchspeicheldrüsenzone liegt ebenfalls auf den beiden Fußsohlen zwischen jener des Zwölffingerdarms und jener des Dickdarms. Über der Nierenzone verlaufen die Nebennierenzonen halbkreisförmig schräg nach oben. Die Milzzone liegt auf der linken Fußsohle in etwa dort, wo auf der rechten Sohle die Gallenblasenzone zu finden ist.

Heilanzeigen

Die Reflexzonenmassage der Zonen der innersekretorischen Drüsen kann folgende Störungen lindern:

- Stärkung des Immunsystems – Aktivieren der Nebennierenzonen

Die Zonen für Harnwege und Nieren liegen in der Fußmitte und darunter in Richtung Ferse. Im Bild wird die Nierenzone behandelt.

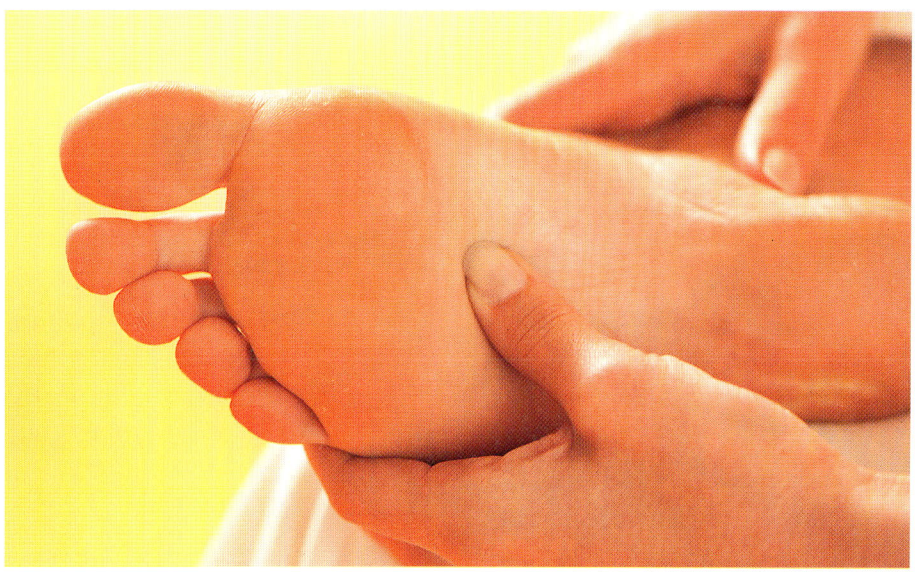

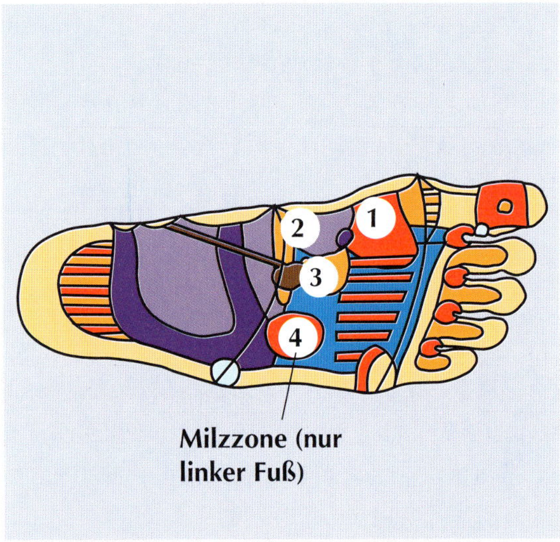

1 Schilddrüsenzone, 2 Bauchspeicheldrüsenzone, 3 Nebennierenzone, 4 Milzzone.

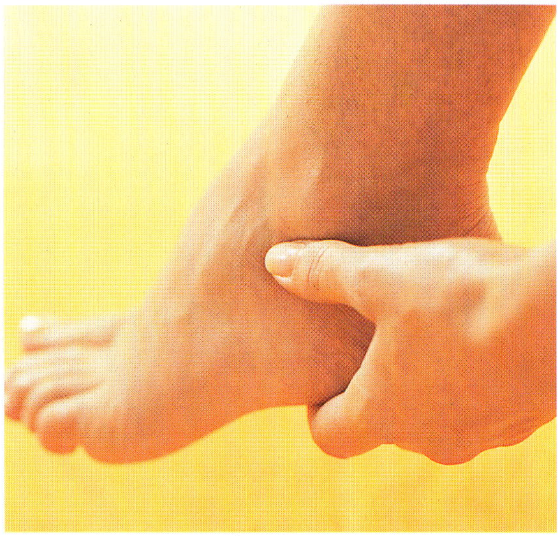

Unter dem Knöchel außen liegt die Zone für Hoden und Eierstöcke.

- Allergien (Asthma, Heuschnupfen, Kontaktallergien) – längeres Aktivieren der Nebennierenzonen
- Schilddrüsenunterfunktion – stärkeres Aktivieren der Schilddrüsenzonen
- Schilddrüsenüberfunktion – Sedieren der Schilddrüsenzonen
- Bauchspeicheldrüsenprobleme – Sedieren der Bauchspeicheldrüsenzonen

Ablauf der Massage

- Am rechten Fuß beginnen Sie mit der Massage der Schilddrüsenzonen unter rhythmischen Bewegungen des Daumens von der Fußmitte über den Ballen. Wechseln Sie dabei mehrmals Stütz- und Massagehand, und behandeln Sie anschließend die Schilddrüsenzonen am linken Fuß.
- Weiter geht es dann wieder am rechten Fuß mit der Massage der Bauchspeicheldrüsenzone, die Sie mit dem Daumen der rechten Hand sanft und rhythmisch aus der Fußmitte heraus behandeln. Im Anschluss massieren Sie diese Zone am linken Fuß.
- Nun behandeln Sie die Nebennierenzonen, zuerst am rechten und dann am linken Fuß.
- Zu guter Letzt erfolgt die Massage der Milzzone, bei der Ihnen die linke Hand als Stützhand, die rechte Hand als Massagehand dient: Behandeln Sie mit dem rechten Daumen an der Basis der Mittelfußknochen zur Fußmitte hin.

ZONEN DER BECKENORGANE

An den Fußaußenseiten liegen jeweils die Zonen der Hoden sowie die Zonen der Eierstöcke. An der Fußinnenseite, unterhalb des Knöchels, finden sich die Reflexzonen der Gebärmutter und die der Prostata. Die Linie, die diese beiden Reflexzonenbereiche miteinander über den Fußrücken verlaufend verbindet, ist die Zone des Eileiters.

Heilanzeigen

Die Reflexzonenmassage der Zonen der Beckenorgane kann folgende Störungen lindern:

- Periodenbeschwerden (Schmerzen, Krämpfe, etc.) – Sedieren aller Beckenorganzonen
- Unregelmäßige Menstruation – Aktivieren der Hypophysenzone und Aktivieren aller Beckenorganzonen

• Zur Linderung und Vorbeugung von Periodenbeschwerden, etwa unregelmäßiger Blutungen, massieren Sie jeweils immer 2 Tage vor dem Eisprung sowie 2 Tage vor Beginn der Menstruation.

Ablauf der Massage

• Die Massage der Beckenorganzonen beginnt wieder mit dem rechten Daumen am rechten Fuß mit der Reflexzone der Eierstöcke und Hoden.
• Danach wandern Sie mit Ihrem rechten Daumen über die Eileiterzone am Fußrücken hinweg zu den Reflexzonen von Gebärmutter und Prostata an der Fußinnenseite.
• Wiederholen Sie dies einige Mal und gehen Sie dann zum linken Fuß über.

Die Massage der Reflexzonen am Fuß ist damit beendet – streichen Sie noch einmal sorgfältig die Füße aus, eventuell auch die Beine bis zu den Oberschenkeln. Nach Beendigung des Behandlungszyklus aller Reflexzonen sollten Sie noch eine Weile ruhen – im Liegen oder bequem zurückgelehnt auf einem Sessel. Bedingt durch die große Entspannung während der Massage frieren Sie leichter. Legen Sie sich deshalb eine Wolldecke über oder ziehen Sie sich eine warme Strickjacke oder einen Pullover an.

MASSAGEKURZPROGRAMM

Obwohl es wesentlich besser ist, den vollständigen Massagezyklus wie eben beschrieben durchzuführen, können Sie in Einzelfällen, wenn beispielsweise die Zeit für das Vollprogramm nicht reicht, eine Teilmassage durchführen. Diese Massagekurzprogramm eignet sich ideal für Zwischendurch, etwa auf Autoreisen bei einer Pause, vielleicht auch im Flugzeug oder im Büro.
Massieren Sie dazu die Zonen der Wirbelsäule (siehe Seite 150), die Zonen von Sonnengeflecht und Zwerchfell (siehe Seite 153) sowie die Zonen der Beckenorgane (siehe Seite 156).

Nur zur Erinnerung: Denken Sie nach Beendigung der Massage der Zonen eines Organs oder Organkomplexes an das Ausstreichen!

Was für jede Form der Selbstbehandlung gilt, trifft auch auf die Fußreflexzonenmassage zu: Die Entspannung nach der Anwendung steigert die Heilungsaussichten und macht Sie fit für den Alltag.

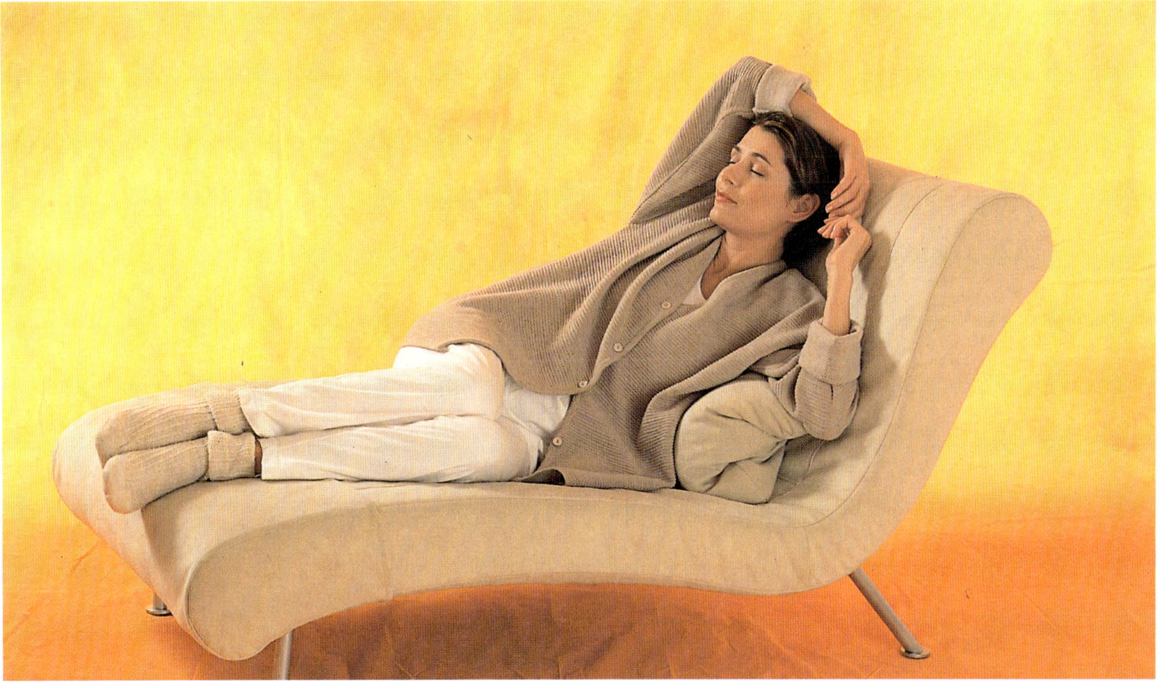

Über die Autorinnen

Birgit Frohn ist freie Journalistin mit den Schwerpunkten alternative Heilmethoden, Ethnomedizin und Naturheilkunde mit zahlreichen Publikationen in der Fach- wie in der Publikumspresse. Die Diplombiologin gilt dank ihrer guten Kontakte in der alternativen Medizinszene als Spezialistin auf diesen Gebieten.

Dr. med. Christiane Lentz ist Ärztin und Medizinjournalistin. Als Autorin und Redakteurin etlicher Fachbücher, vor allem in den Bereichen Ernährung und sanfte Heilmethoden, ist es ihr Interesse, medizinische Sachverhalte verständlich darzustellen, ohne die Grundlagen wissenschaftlicher Arbeit zu verlassen.

Hinweis

Das vorliegende Buch ist sorgfältig erarbeitet worden. Dennoch erfolgen alle Angaben ohne Gewähr. Weder Autorinnen noch Verlag können für eventuelle Nachteile oder Schäden, die aus den im Buch gemachten praktischen Hinweisen resultieren, eine Haftung übernehmen.

Bildnachweis

Alle Fotos stammen von Kristiane Vey/Agentur Jump, Hamburg, außer:
AKG, Berlin: 16 (Werner Forman), 25, 98, 99, 137; Bilderberg, Hamburg: 11 (Aurora); Fotoarchiv, Essen: 21 (Henning Christoph), 26 (Herbert Maeder), 34 (Andreas Riedmiller), 143 (Oswald Baumeister); © Südwest Verlag, München: 13 (Karl Newedel); Transglobe Agency, Hamburg: 22, 126 (Ben Simmons), 36 (Heinz Tschanz-Hofmann); Visum, Hamburg: 8 (Josep Pedrol), 10 (Thomas Pflaum), 12 (Michael Wolf), 17 (Rolf Nobel)

Impressum

Der Cormoran Verlag ist ein Unternehmen der Verlagshaus Goethestraße GmbH & Co. KG

Die Originalausgabe erschien 1997 im Verlag Das Beste

Dieses Buch entstand in Zusammenarbeit zwischen dem Verlag Das Beste GmbH, Stuttgart, und dem Südwest Verlag, München

Umschlaggestaltung: Heinz Kraxenberger, München
Umschlagbild: Michael Nagy, München

Printed in Slowakia

Gedruckt auf chlor- und säurearmem Papier

ISBN 3-517-09041-7

BESCHWERDENREGISTER

SACHREGISTER

AKUPRESSURPUNKTE